Je veux être un jeune centenaire !

Les incontournables pour se soigner et rester en bonne santé

Édition exclusivement réservée aux adhérents du Club
LE GRAND LIVRE DU MOIS

ISBN : 978-2-2861-10512-9

Dr Jean-Pierre Willem

Je veux être un jeune centenaire !

Les incontournables pour se soigner et rester en bonne santé

LE GRAND LIVRE DU MOIS

Sommaire

LES BILANS

Demain, j'aurai 100 ans !

L'Occident vieillit et l'espérance de vie n'a jamais été aussi longue. Toutefois elle semble marquer le pas. Mais dans quelles conditions de santé se retrouvent nos aînés et nous retrouverons-nous plus tard ? Vieillir en bonne santé est devenu l'un des principaux défis que se lancent aussi bien les États-Unis que l'Europe. Non seulement pour la santé de nos citoyens, mais aussi, de manière plus pragmatique, pour l'énorme impact sur l'économique, les soins, le développement social, le bien-être individuel et social dans les sociétés occidentales. Dans leur rapport sur le projet «Healthy Aging» cofinancé par la commission européenne, les auteurs soulignent qu'il est «indispensable d'augmenter les connaissances sur les moyens de promouvoir la bonne santé chez les personnes âgées et d'améliorer leur qualité de vie à un âge avancé. On pourra ainsi réduire l'impact du coût du vieillissement sur l'économie des pays». Un *anti-aging* permanent revient à se demander comment, le plus tôt possible, enrayer les facteurs essentiels qui causent un vieillissement prématuré et mettre en pratique les solutions maintenant reconnues qui permettent à l'organisme de garder le plus longtemps possible un fonctionnement optimal et une morphologie qui corresponde au plus beau potentiel de son âge réel.

La stratégie anti-âge au naturel consiste à prendre en compte les facteurs majeurs de vieillissement.
La médecine anti-âge est à la mode. Il n'y a qu'à taper sur un moteur de recherche sur internet les mots « anti-âge», «anti-aging» ou «anti-vieillissement » pour s'en convaincre. Le nombre de « centres » anti-âge est hallucinant, en exhibant des femmes sculpturales au sourire éclatant pour vendre des soins à des femmes et à des hommes de plus de 50 ans.

On veut tous allonger son espérance de vie, mais en gardant une bonne santé et une belle vitalité. Mais tout ne dépend pas des progrès de la médecine et de la génétique, il faut avant tout apprendre à changer ses habitudes de vie et se prendre en charge.

Bien vieillir, c'est conserver son «état de vitalité» sans médicaments qui ne sont que des béquilles. Pour vous situer, faites un état des lieux : vous sentez-vous globalement bien ? Le cerveau répond-il à toutes les sollicitations ? Les efforts et le lever du matin sont-ils difficiles ? Avec les années, tout l'enjeu est d'éviter d'entrer dans un « état de fragilité générale » connu des gériatres mais mal dépisté – souvent faute de temps - par les généralistes. Pour faire face à des problèmes de santé successifs, le corps puise dans ses réserves souvent mal compensées par les seuls apports alimentaires. Alors, il puise sur le système immunitaire, enzymatique, neurobiologique, et ne se remet pas complètement. Une litanie de signes émerge : Une déprime, un mal-être, une fatigue persistante, une fonte musculaire, des infections à répétition, une marche titubante, un caractère changeant... Autant de clignotants d'alerte à prendre en compte.

Bien vieillir, c'est faire le point sur sa santé – consulter régulièrement des médecins de terrain – et ajuster son mode de vie aux besoins corporels. Les uns devront adapter leur alimentation, les autres mieux gérer leur stress, leur environnement... Car un corps fatigué et stressé est un corps qui vieillit vite et mal.

Rappelons que l'état de santé est conditionné par trois éléments :

- La génétique
- La gestion du stress
- L'alimentation

Lutte illusoire contre le vieillissement

Il y a vingt ans, le simple fait de poser la question : «Peut-on retarder le vieillissement ?» faisait encore sourire.

L'*American Academy of Anti Aging Medicine* (AAM), créée en 1992 par 12 médecins américains, regroupe aujourd'hui près de 6 000 médecins et scientifiques dans 44 pays du monde. Ces 6 000 pionniers pensent que «le vieillissement n'est pas inévitable». Signe des temps, la pratique médicale antivieillissement sort du purgatoire et attire maintenant des praticiens de plus en plus jeunes et brillants.
S'il est de coutume de dire que l'homme tire de la conscience de sa condition mortelle sa supériorité par rapport à l'animal, il semble tout à fait légitime qu'il se préoccupe de retarder au maximum cette échéance. Aujourd'hui les possibilités d'intervention de la médecine sont immenses.

Dans un premier temps, la médecine a offert à l'humain le luxe de vieillir, c'est-à-dire de l'empêcher de mourir prématurément de maladie. Ceci étant acquis, la demande actuelle vis-à-vis de la médecine est de ne pas vieillir ! Au recul de l'échéance doit donc succéder celui de la déchéance due au temps. Au traitement de la maladie doit donc s'ajouter le traitement du patient dans sa globalité et son vécu quotidien. Plus que d'en masquer les stigmates, comme le fait avec talent la chirurgie esthétique, cette médecine doit viser les causes profondes du vieillissement et, pour paraphraser Alexis Carrel, se soucier autant d'ajouter de la vie aux années que des années à la vie.

L'espérance de vie

L'Occident vieillit et l'espérance de vie n'a jamais été aussi longue. Les Français sont à cet égard très bien placés puisque les projections effectuées pour 2025 les placent, avec 81 ans, dans le peloton de tête. La France ne comptera, à cette époque, pas moins de 150 000 centenaires.
Toutes ces données numériques n'étaient que des projections. Aujourd'hui, on réalise que l'espérance de vie stagne. Adieu les trimestres gagnés chaque année ! car si le vieillissement est un phénomène naturel, son accélération, elle, est bien liée à notre mode de vie (environnement pollué, alimentation déséquilibrée, stress quotidien…)
Chaque espèce animale a une durée de vie déterminée. Il n'est cependant pas toujours facile de la mesurer, mais elle existe.

La longévité observée dans les conditions scientifiquement crédibles est la suivante :

- Tortue de mer : 200 ans.
- Éléphant : 55 ans.
- Souris : 3 ans.
- Araignée (tarentule) : 20 ans.
- Termites : 60 ans.
- Poisson-chat : 60 ans.
- Grand duc : 60 ans.
- Mouche : 40 jours.
- Hamster : 3 ans.
- Chien : 18 ans.
- Cheval : 50 ans.

Ces chiffres n'ont qu'une valeur approximative et ils semblent sous-estimés pour certains organismes. Pour chaque espèce, on peut mesurer cette durée de vie par la quantité d'énergie consommée. Cette quantité varie entre 15 et 20 millions de calories par kilogramme de poids au cours de toute la vie.
L'homme est exceptionnel, car il consomme environ 40 millions de calories (au moins le double des animaux) et sa durée de vie maximale est de 120 ans.

Vivre plus vieux, mais à quel prix ? dans quel état ? Dès l'âge de 65 ans, qui peut prétendre échapper à tout handicap ?

Ce serait un spectaculaire retournement de tendance puisque, ces dernières années encore, l'OMS s'interrogeait sur le sens à donner à une longévité accrue allant de pair avec un état physique très dégradé. L'évolution est nette, constate aujourd'hui l'Organisation, qui juge la nouvelle particulièrement encourageante alors que la population du globe vieillit inexorablement. Le phénomène est certes essentiellement relevé pour l'instant dans les régions industrialisées, mais il s'agit néanmoins d'un signe positif pour l'ensemble de l'humanité, ses effets se matérialisant, lentement mais sûrement, dans les pays pauvres.

Les progrès économiques et sociaux de ce début de *siècle* devraient amener un changement. Depuis 1994, le redressement économique mondial gagne en ampleur, observe l'OMS. La lutte contre les maladies, le développement des médicaments auraient fait des progrès réguliers et parfois spectaculaires. Un nombre incalculable d'innovations médicales et scientifiques a vu le jour. Une diminution des incapacités liées aux maladies cardiaques et à certains cancers chez les personnes âgées est déjà perceptible. Les enquêtes réalisées, notamment aux États-Unis, font apparaître un recul significatif des invalidités et des handicaps. Les programmes de prévention et d'éducation remplissent leur office. Les avancées technologiques, la qualité des soins, les techniques de réadaptation vont encore améliorer les résultats, réduisant petit à petit mais sensiblement la dépendance des personnes âgées, selon l'OMS.

La guerre contre la mauvaise santé devra être menée sur deux fronts. Il s'agira de lutter, d'une part, contre les maladies infectieuses et, de l'autre, contre les maladies chroniques et dégénératives. Ce double combat oblige à prendre des décisions difficiles quant à la répartition des ressources. L'expérience montre, dit l'OMS, qu'en réduisant les dépenses consacrées aux maladies infectieuses, on constate qu'elles reviennent en force à une époque où les voyages et les échanges internationaux favorisent leur propagation. L'OMS remarque malheureusement que l'on ne pourra plus à l'avenir compter autant qu'auparavant sur les médicaments en raison de la propagation de souches d'agents pathogènes de la grippe, des hépatites, de la tuberculose et du paludisme résistant aux médicaments les plus actifs. À l'avenir, dit le *Rapport*, la lutte contre les maladies infectieuses va sans aucun doute reposer davantage sur les vaccins que sur les médicaments. Bien que l'on constate que là où on a vacciné systématiquement, les pathologies visées revenaient en force.

Le document diffusé par l'OMS réaffirme par ailleurs que le cancer va demeurer l'une des principales causes de décès dans le monde. En dépit des progrès considérables de la recherche et de la prévention, seul un tiers de tous les cas de cancers peut être guéri par un dépistage précoce associé à un traitement efficace. Les décès dus aux tumeurs du poumon et colorectales seront notamment plus importants en raison surtout du tabagisme et d'une mauvaise alimentation. Il en est de même pour les décès par cancer du poumon chez la femme, dans pratiquement tous les pays industrialisés. En revanche, les atteintes de l'estomac, en raison d'une meilleure conservation des aliments, du col de l'utérus, grâce au dépistage, du foie, du fait des moyens techniques d'investigation, devraient régresser.

L'espérance de vie n'est pas forcément l'espérance de santé

« Ce que les hommes craignent n'est pas la vieillesse, mais la maladie ». Ces propos d'Alexis Carrel, prix Nobel de médecine en 1912, prennent aujourd'hui toute leur valeur. En effet, grâce aux médicaments, l'apparence est déjà sauvegardée.

Dans son préambule au *Rapport sur la santé dans le monde pour 1997*, sous-titré « Vaincre la souffrance, enrichir l'humanité », le Dr Nakajima, ancien directeur général de l'Organisation Mondiale de la Santé, écrit : «Dans un monde en pleine mutation, certaines des attitudes à l'égard de la santé humaine, de la souffrance et des incapacités doivent être revues sans délai.

«La santé dépend de plus en plus de circonstances sociales et économiques, de technologies destinées à réduire le coût de la main-d'œuvre et de révolutions de l'information et de la communication sur lesquelles l'individu n'a que peu d'influence et que le secteur classique de la santé ne maîtrise pas davantage.

«Les habitants des pays pauvres acquièrent maintenant un grand nombre des modes de vie et des comportements malsains du monde industrialisé : activité sédentaire, exercice physique insuffisant, alimentation mal équilibrée, usage du tabac, de l'alcool et des drogues. Quant aux populations des pays riches, elles continuent à être exposées à tous ces risques. Ces problèmes sont aggravés par la diffusion internationale d'informations trompeuses sur les biens de consommation. Tous ces facteurs auront pour effet une augmentation mondiale des cas de mauvaise santé prématurée due à des maladies chroniques «.
«La qualité de la vie est au moins aussi importante que le nombre d'années de vie. Les gens sont en droit de miser davantage sur une espérance de santé que sur une simple espérance de vie «, ajoute le *Rapport,* qui souligne qu'il est urgent de mettre au point et d'incorporer dans le programme général (de santé mondiale) des activités qui fassent davantage prendre conscience de l'importance d'adopter un mode de vie sain et de préserver un environnement sain, pour inciter à promouvoir la santé en tant que composante des politiques sociales et protéger l'environnement. Pourtant « le secteur classique de la santé «, l'institution médicale, se garde bien de dénoncer les facteurs sociaux et économiques, les risques et les informations trompeuses qui réduisent l'espérance de santé, ce qui, en tant que gardienne de la santé publique, est son premier devoir !

Cet appel à changer les modes de vie, lancé par l'ancien directeur de la très officielle Organisation Mondiale de la Santé, implique de changer les mentalités. Concilier durée de vie et qualité de la vie, augmentation de l'espérance de vie et de l'espérance de santé, ne peut passer que par l'abandon du « tout-économique «. Car la pollution de l'air et de l'eau, de plus en plus meurtrière, est bien une conséquence d'une croissance économique incontrôlable, qui se justifiait en période de pénurie, alors qu'aujourd'hui elle ne sert plus qu'à accumuler de gigantesques masses monétaires, inutiles et nuisibles, qui ne trouvent plus à s'investir que dans la spéculation !
Mais comment calculer le coût humain réel de cette «croissance» qui flatte la mégalomanie et la soif de pouvoir des gestionnaires publics et privés et que les populations payent en «pauvreté, souffrances et incapacité», comme le rappelle et le montre le *Rapport sur la santé ?* La lutte pour la survie aux dépens de la vie, imposée par la compétition économique, engendre des maladies chroniques, mais aussi des stress et des déséqui-

libres psychiques ; dans le monde, au moins 400 millions de personnes souffrent de troubles mentaux et une grande partie d'entre elles est victime de troubles de l'humeur et de la personnalité, précise l'OMS.

Le coût humain doit devenir le seul critère économique, afin de vaincre la souffrance et enrichir l'humanité, car il n'est de richesse que l'homme. Certes, l'allongement de la durée de vie a été obtenu sans que soient supprimés les risques de misère morale et physique. Mais est-il acceptable d'être exposé dans la solitude au gâtisme, à l'arthrose et à l'usure générale s'interroge, dans *Le mythe de jouvence*, le Pr Philippe Meyer.

Des rêves d'éternité

Que ne ferait-on pas pour garder la jeunesse éternelle ? Les rêves d'éternité remontent à la nuit des temps. Faust, on le sait, avait vendu son âme au diable... Mais à défaut d'y accéder, on a, depuis presque aussi longtemps, fait des tentatives pour prolonger la vie.
Plus matérialistes, nos contemporains sont prêts à dépenser des fortunes pour gagner quelques années. En attendant la découverte du remède-miracle, des méthodes ultrasophistiquées sont pratiquées ici ou là avec des résultats aléatoires voire nuls à moyen terme et mortels à long terme. Nous évoquons les plus connues qui ont fait les beaux jours de leurs inventeurs mais rarement des demandeurs qui ont joué le rôle de cobayes.

Cellules fraîches et sérum de jeunesse

La cure du Dr Paul Niehans est certainement la plus célèbre, la plus recherchée, la plus chère… mais aussi la plus contestée de toutes les cures de ce type.
C'est probablement Paul Niehans qui fut le plus grand représentant de la thérapeutique par les cellules fraîches. Ce neveu du kaiser soigna toutes les célébrités de son époque, du chancelier Adenauer au pape Pie XII. Tout le gotha international s'est rendu dans la clinique de la Prairie à Montreux ou en Suisse. Depuis 1931 y sont passés Picasso, le général de Gaulle, Marilyn Monroe, Arturo Toscanini, Sophia Loren, Zinedine Zidane,

Johnny Hallyday et tant d'autres...Y compris le célèbre Pr Barnard qui a procédé à la première greffe cardiaque. Atteint par la radiothérapie, il s'est soumis aux fameuses injections.

Le rituel de la Prairie est immuable. On passe les deux premiers jours dans une sorte de clinique luxueuse où l'on vous fait un bilan de santé archi-complet. Puis, de là, on va à la clinique de la Prairie où, pendant 24 heures se poursuivent les tests, les examens et les questionnaires. Le médecin chef prescrit la cure à partir des résultats du bilan de santé. Les indications sont nombreuses. Outre retarder le vieillissement, le traitement passe pour agir très efficacement sur la stérilité, l'impuissance, les troubles cardiaques, les maladies rhumatismales, les pertes de mémoire, etc. Le traitement de revitalisation se fait par des injections quotidiennes de cellules fraîches de moutons noirs, technique appelée " cellulothérapie". Les résultats sont immédiats, paraît-il. Chaque matin, on doit satisfaire à un test antiallergique (c'est plus prudent) et à un contrôle médical complet. Huit jours après, on repart soi-disant régénéré.

Niehans pensait que, pour obtenir la recapitalisation des cellules, il fallait injecter des cellules fraîches entières. L'ennui de cette méthode, c'est que la cellule restant vivante au maximum une heure, il n'avait pas le temps, dans ce délai, de faire une analyse bactériologique complète et prenait le risque de transplanter des cellules mauvaises. Ce qui c'est, de fait, produit. On a recensé une trentaine de décès. De plus, l'implantation de cellules fraîches était presque aussi difficile qu'une greffe d'organe ; il y avait donc des risques de rejet et de choc anaphylactique. Pour rajeunir, c'était courir trop de risques (Dr David Davies, *Les centenaires des Andes*, Éd. Flammarion, 1975).

Il faut souligner que toutes les cures apportent un bien-être qui est dû à un dépaysement, une vie de farniente, dans un décor sécurisant. Une sorte de placebo !
Sa stratégie fut reprise dans certains pays d'Europe, y compris la France, d'une façon illégale. Et s'il n'a pas convaincu le monde scientifique, il semble que son prestige l'ait mis à l'abri d'un désaveu public. Il y a des pays qui, comme la France ou les États-Unis, sont totalement fermés à toute utilisation de ce qui est vivant et frais. Et de fait, il est très difficile de faire contrôler par un État une production vivante de ce type. Cela se

fait dans le cadre d'abattage d'animaux mais on peut aussi imaginer qu'on le fera un jour avec des embryons humains. On est sur un terrain glissant. Quoi qu'il en soit, les peoples continuent à affluer pour un coût de 15 à 25 000 Euros la semaine.

Un anesthésique : la procaïne

Le traitement d'Ana Aslan fut, en Roumanie, reconnu d'utilité publique, à tel point que le ministère de la Santé incita la population à le suivre de façon régulière, soit à l'Institut de gériatrie Otopéni, de Bucarest.
En quelques années, la Roumanie a attiré des milliers d'individus de tous les pays (50 000 pour la seule France depuis 1970) et appartenant à tous les milieux sociaux, venus profiter là de ce qui est pratiquement une institution nationale : les cures gériatriques du Pr Ana Aslan (membre de l'Académie) qui a souvent fait la une de l'actualité internationale et davantage encore celle de l'actualité officieuse. Son nom a très discrètement été évoqué dans le cas des présidents Brejnev et Tito, dont la vie aurait été prolongée suffisamment longtemps pour que le vide politique provoqué par leur disparition ne se fasse pas ressentir de façon trop soudaine.

Quels sont ces traitements, contestés par certains, portés aux nues par d'autres ?
Le monde entier découvrit les travaux du Pr Aslan qui se rendit célèbre en dévoilant, le 5 septembre 1956, au congrès de médecine de Karlsruhe, auquel participaient cinq cents médecins représentant treize nations, l'essentiel des résultats obtenus sur l'étude des processus du vieillissement humain et les traitements qu'on pouvait lui appliquer avec le plus grand succès, preuves à l'appui. Pour la première fois, il fut question du Gérovital H3, un produit à base de procaïne ou novocaïne (un dérivé synthétique de la cocaïne, apparenté à une vitamine H, d'où son nom H3, jusque-là utilisé comme anesthésiant local). Son pouvoir antalgique fut découvert par le Dr Aslan alors qu'elle soignait un étudiant perclus de rhumatismes. Sa méthode s'appuie sur un principe à triple effet : régénérer, maintenir et harmoniser les trois activités motrices de l'organisme : le bien-être physique, les facultés intellectuelles et la vie sexuelle.

Le Gérovital H3 allié aux techniques de physiothérapie, de thalassothérapie et d'hydrothérapie les plus modernes, n'a pas seulement pour but de soigner certaines des affections dues à l'âge, mais aussi de les prévenir.
Il s'agit donc d'un procédé médical, reconnu comme tel par de grands spécialistes (bien qu'il ne fasse pas l'unanimité : on lui reproche l'absence d'essais cliniques en double aveugle). Là aussi, il aurait fallu prendre en compte tout l'environnement naturel dont profitaient les curistes en mal de jeunesse. On sait que la procaïne, en tant qu'anesthésique, peut lever certains barrages énergétiques tels une cicatrice douloureuse, un foyer infectieux, surtout dentaire (granulome, abcès...) Une simple injection peut permettre de libérer certaines énergies locales bloquées.
Certaines migraines cèdent à une injection intraveineuse d'un millilitre de procaïne. Alors, pourquoi s'offrir un tel voyage ? Il suffit de rester à la maison et de consommer éventuellement de la procaïne vendue en France !

Les pathologies de terrain

- L'intestin, le deuxième cerveau
- L'inflammation
- Le stress oxydatif
- Les intolérances alimentaires
- Les enzymes

La notion de terrain

La notion de « terrain » biologique est reconnue depuis longtemps. La référence à la notion de terrain est une constante dans l'histoire de la médecine. Ne dit-on pas communément: « le microbe n'est rien, le terrain est tout », ou encore « il n'y a pas des maladies, il y a des malades ».

On ne saurait valablement traiter telle maladie ou tel désordre, apparemment localisé, sans envisager comme un tout indissociable l'homme malade, et son terrain qui lui est propre. En effet, ne convient-il pas de considérer chaque individu avec son psychisme, son comportement, ses particularités physiques, le milieu qui l'entoure, son bagage héréditaire et acquis, la gestion des multiples agressions de tous les jours qu'il subit, qu'elles soient psycho-affectives, alimentaires, infectieuses, environnementales (polluants) etc.

Tous ces éléments constituent le « bagage » d'un individu. Une bonne thérapeutique devra donc s'efforcer de définir au mieux son « terrain », pour pouvoir traiter en profondeur le patient. La maladie en cause, ses symptômes, n'étant probablement que la partie visible de l'iceberg, il faudra traiter au long terme les tendances morbides, en modérant ou stimulant excès ou insuffisances cachés de son terrain.

Seule, la thérapeutique de terrain permet de traiter les « tendances » aux affections. Elle permet d'éviter efficacement tant l'installation que le développement, les complications ou les rechutes d'affections les plus diverses.

L'intestin, le deuxième cerveau

Le système immunitaire

De dernières études ont démontré que l'intestin est un « deuxième cerveau » ; son rôle est prépondérant en ce qui concerne l'immunité.
Il faut savoir que le système immunitaire, indispensable pour nous protéger contre les maladies, est le plus compliqué des appareils de notre corps. Le bébé qui vient au monde ne possède pas un système immunitaire « terminé » : sa mère lui prête son immunité durant plusieurs semaines, jusqu'à ce qu'il soit assez développé pour le protéger. Et ce système devra le protéger tout au long de sa vie ! Car nous subissons de la naissance à la mort une multitude d'agressions extérieures que nous devons combattre avec les défenses immunitaires qui sont en nous et dont nous devons prendre soin.
Pour se défendre, l'organisme déclenche une réaction inflammatoire, qui se traduit par une production des anticorps. Selon le type d'agression, l'organisme met en place différents systèmes ;

Pour cela faire appel aux lymphocytes T (le thymus en est l'origine).

- **Le système TH1,** ou système de réponse cellulaire.
Il s'agit d'un système de protection essentiel contre les virus, les bactéries intracellulaires ou les cancers. Le problème avec ce système est l'inflammation et l'oxydation excessive qu'il suscite. On peut assimiler ce système à une « police antivirale et antitumorale ».
- **Le système TH2,** ou système de réponse tumorale.
Il permet de fabriquer des anticorps qui vont se fixer sur les antigènes et faciliter leur destruction (ou celle des cellules qui les hébergent),

soit provoquer des allergies. On reconnaît ce système indispensable pour éliminer les toxines, les bactéries et les parasites.
• **Le système TH3,** inepte et déclencheur d'auto-immunité.
Les cellules TH3 attaquent les cellules de l'organisme, et provoquent l'autodestruction des organes ; on est alors confronté à une auto-immunité, avec à la clé diabète, polyarthrite rhumatoïde, lupus érythémateux...

Aujourd'hui, on a listé plus de 60 maladies auto-immunes. Certaines maladies, comme l'athérosclérose, la sclérodermie, l'arthrose, la maladie d'Alzheimer, la maladie des tiques (ou maladie de Lyme) et bien d'autres seraient aussi des maladies auto-immunes...
En bref, le TH3 n'est qu'un électron libre, destructeur, vivant dans un état sans police que représente le système TH1. Pour que les choses s'améliorent, il est indispensable de multiplier cette police ! (TH1).

Le système immunitaire digestif

Le pilier rêvé d'une flore intestinale d'un système immunitaire efficace est une flore intestinale équilibrée. La production correcte de cellules immunitaires et d'immunoglobulines est garantie par les bactéries commensales bénéfiques de l'intestin. Ces dernières assurent avant tout l'équilibre de l'immunité. En cas de déséquilibre, le système immunitaire s'affole, entraînant souvent des allergies et/ou des intolérances alimentaires.
Quand il y a inflammation de l'intestin, alors la perméabilité digestive apparaît. Conséquence : de petits morceaux d'aliments s'immiscent entre les cellules de l'épithélium intestinal. Des réactions anticorps surviennent alors à l'égard d'aliments, générant des phénomènes divers.

L'apparition de maladies auto-immunes

Quand le système immunitaire est débordé, apparaît des maladies auto-immunes. Elles constituent aujourd'hui la troisième cause de maladie, après les pathologies cardio-vasculaires et les cancers. Notre mode de vie serait mis en cause. Toutefois, d'autres théories sont avancées. Il nous faut toutefois trouver une solution à ce problème qui provoque des maladies graves. Notre système immunitaire, présent pour nous défendre contre les agressions extérieures, peut se tromper et attaquer des anticorps censés nous protéger. Résultat : tout l'organisme est déséquilibré, et les métabolismes perturbés.

Plusieurs pistes sont à explorer :

- La piste génétique
- La piste intestinale
- La piste infectieuse
- La piste du stress

Le système immunitaire intestinal

La paroi de l'intestin grêle permet de faire barrière entre son contenu (bactéries, aliments…) et l'intérieur de l'organisme (organes, viscères…) Même les personnes en bonne santé présentent une barrière intestinale qui ne joue pas correctement son rôle, et laisse passer des macromolécules au sein de l'organisme, à travers la paroi de l'intestin. Leur accumulation peut provoquer des maladies plus ou moins graves. Ainsi, l'intestin grêle de certaines personnes en bonne santé laisse passer des molécules volumineuses (généralement des protéines), ce qui expliquait le fait que l'on retrouve dans leur sang des protéines issues du lait de vache et des œufs. Cette mauvaise étanchéité peut être responsable de nombreuses intolérances alimentaires, notamment au lait de vache, au gluten, à la levure de boulanger… et peut entraîner des maladies auto-immunes (polyarthrite rhumatoïde, diabète de type II, maladie de Crohn…).

De nombreux produits alimentaires industrialisés incluent dans leur composition des substances qui, souvent, sont allergéniques (additifs, contaminants protéiques…). Les procédés de cuissons modifient également la structure des protéines et de certains lipides, formant des molécules non assimilables par l'organisme, et qui peuvent donc entraîner des pathologies. Idem pour de nombreux médicaments chimiques, administrés de manière continue : ils provoquent une hyperperméabilité de l'intestin, et beaucoup de stress oxydant, par production de radicaux libres oxygénés.

L'hyperperméabilité intestinale mène à la fragilisation de notre système de défense immunitaire. Il ne faut pas oublier que la microflore intestinale assure la fabrication de la plupart des vitamines du groupe B, notamment les vitamines B3 et B6, indispensables pour l'immunité.

Approche thérapeutique

La vitamine B6 possède des propriétés immunomodulatrices et joue un rôle dans l'induction des maladies de stress oxydant, avec la vitamine B3. C'est pourquoi il faut veiller autant que faire se peut à maintenir sa microflore intestinale en bonne santé, car celle-ci favorise la synthèse des vitamines du groupe B, particulièrement B3 et B6 comme nous l'avons vu dans la partie précédente.
D'autre part, le magnésium est incontournable pour permettre la transformation des vitamines du groupe B en coenzymes actives.

Ainsi, pour que les fonctions des cellules puissent être efficaces, il convient d'absorber certains micronutriments : des acides gras essentiels, constituants des membranes cellulaires, des acides aminés, qui assurent le renouvellement des cellules, ainsi que des molécules antioxydantes, pour protéger les cellules. C'est l'ensemble de ces nutriments qui va permettre la vitalité et le bon fonctionnement de la muqueuse de l'intestin.
D'autres pistes sont à suivre pour corriger les perturbations immunitaires, dont l'intestin reste la plaque tournante. Pour enrayer l'hyperperméabilité de la paroi intestinale et la garder en bonne santé, il faudra appliquer quelques principes d'hygiène de vie simples :

- Supprimer les éléments agresseurs : agents pathogènes, intolérances alimentaires, *Candida albicans*, remèdes chimiques… ;
- Supprimer l'inflammation, et mener à bien une détoxication générale et hépatique ;
- Réensemencer l'intestin avec des souches probiotiques adaptées ;
- Garantir un apport enzymatique ;
- Assurer un apport nutritionnel et micronutritionnel (enzymes digestives, vitamines, acides aminés, minéraux, antioxydants…)
- Choisir une bonne hygiène de vie : ne consommer que des aliments bio, faire du sport, gérer son stress…

Traitement standard

Il sera modulé selon les symptômes de chacun.

- Enzy 20 : 2 fois 2 gélules avant repas
  pendant 2 mois
- Stimu + : (booste les défenses immunitaires) 2 fois 2 gélules
  pendant 2 mois
- Lyprinol (oméga 3) : 2 fois 2 gélules
- Orthoflore : 1 gélule le matin à jeun
  2 cures de 3 semaines par trimestre
- Propolis pure : 3 fois 2 gélules
  pendant 3 mois
- Pipercumine : (dysbiose intestinale) 2 fois 2 gélules
  pendant 2 mois
- Immuno régul (maladies auto-immunes) 2 gélules/jour
  pendant 6 mois
- Candi-régul : (candida albicans et mycoses) 2 fois 2 gélules
  de 3 à 6 mois selon l'ancienneté
- Silydium : (désintoxication hépatique) 1 gélule avant le repas
  pendant 2 mois
- Afalg : (aphanizomenon) 2 gélules par jour/1 semaine
  puis 2 fois 2 gélules pendant 15 jours
  enfin 3 fois 2 gélules pendant 3 mois

Par la suite, faire régulièrement des cures plus courtes.
Beaucoup de patients souffrants de pathologies variés ont été considérablement améliorés par la prise de Stimu + et Enzy 20

NB : Ce traitement type n'est qu'un aperçu de l'état de santé.
Il sera affiné lors de la description des pathologies en question.

L'inflammation

L'inflammation comprend quatre symptômes principaux :

- La douleur
- La chaleur
- La rougeur
- L'enflure (gonflement ou oedème)

Toutefois, nous sommes en mesure d'en lister une cinquième : la perte de fonction.
L'inflammation possède une importance à ne pas négliger dans les processus de défense et de protection. Elle a pour rôle d'arrêter et d'éradiquer les substances toxiques produites par toute atteinte, et à empêcher ainsi que les cellules saines soient atteintes. L'inflammation a pour but de maintenir l'homéostasie - capacité du corps à garder son équilibre physiologique interne, en dépit des contraintes extérieures. Quand tout va bien, l'inflammation éradique les déchets par le biais du foie, puis s'en débarrasse par les poumons, les reins, les intestins. Les déchets qui ne sont pas éradiqués parviennent dans les tissus conjonctifs, qui deviennent de véritables « cuves à déchets ». L'élimination de ces déchets s'opère la nuit, avec deux hormones pro-inflammatoires : l'hormone de croissance, (la STH) et la Désoxycorticostérone (DOC). Quand les déchets sont éliminés, le taux de cortisone dans le sang monte, pour neutraliser l'inflammation qui a gagné les tissus conjonctifs.
L'inflammation s'accroît lorsque le taux sanguin d'hormone de croissance et de DOC est trop élevé. Dans ce cas, les hormones corticoïdes, notamment le cortisol, ne peuvent effectuer leur mission anti-inflammatoire, tant que le taux des hormones pro-inflammatoires restera trop élevé.
La fabrication au long cours de cortisol et des corticoïdes qui apparaît dans les cas de stress récurrent est la cause de différents dysfonctionnements métaboliques et organiques comme l'hypertension artérielle, l'ulcère de l'estomac, l'ostéoporose, la chute des défenses immunitaires, la

contraction de différentes maladies allergiques, le diabète, l'obésité, les dermatites, les arthrites inflammatoires...
Cet état inflammatoire peut être empiré par d'autres éléments : excédent de déchets dans les tissus conjonctifs, qui engendrent une acidose. Cette sollicitation constante mène à l'usure les glandes surrénales. Les parois des vaisseaux sanguins sont alors perméables, et fabriquent une cascade d'acide arachidonique à l'origine du phénomène inflammatoire.
D'autre part, les manques en enzymes, en acides gras essentiels (AGE), en sels minéraux, en oligo-éléments et en vitamines empirent l'acidose locale ou générale.
Les macrophages et les neutrophiles s'immiscent dans la place inflammatoire au cours de l'inflammation, et fabriquent des radicaux libres oxygénés, générant la dégradation d'une multitude de molécules : protéines, acide hyaluronique, collagène... Ces phénomènes favorisent la fabrication des prostaglandines inflammatoires, et accroissent la perméabilité vasculaire.
Comme elle intervient indirectement ou directement dans les maladies inflammatoires dégénératives, l'augmentation exagérée de l'hormone de croissance est nocive. Tout le monde est au courant de ce qui est arrivé aux athlètes de l'ex Allemagne de l'Est.

Pathologies liées à l'inflammation

Le cancer

Même si l'inflammation est indispensable pour éradiquer les substances nocives, elle devient nuisible quand elle aide au développement de processus morbides comme le cancer. Le risque d'exacerbation du cancer s'accroît d'autant plus que l'inflammation se prolonge. Dans la plupart des maladies chroniques, on est confronté à une composante inflammatoire.
Des particules indigestes, des parasites, des agents chimiques irritants, des bactéries, des virus, peuvent être les éléments déclencheurs de ces inflammations. Leur présence provoque la libération de médiateurs inflammatoires comme les cytokines (interleukine 6 ou IL 6), les radicaux libres et les eicosanoïdes de la famille oméga 6.

La chimiothérapie et la radiothérapie activent un stress oxydatif, qui provoque un déséquilibre de la totalité du métabolisme. Pour enrayer l'exacerbation du processus tumoral, il s'avère indispensable de colmater les effets dus aux radicaux libres.

Les atteintes cérébrales

De nombreuses études ont mis à jour le fait que les individus qui sont victimes de dépression possèdent des niveaux élevés de cytokines pro-inflammatoires, comme l'interleukine 6 (IL 6).
Les seniors en bonne santé qui voient leurs taux d'IL 6 s'accroître le plus rencontrent une défaillance de la mémoire, comme l'a mis à jour une étude publiée en 2003 dans le journal médical « Neurology ».
Pour de très nombreux chercheurs, la maladie d'Alzheimer aurait une origine inflammatoire. Lors d'une réaction inflammatoire, les phospholipides membranaires sont dégradés en acide arachidonique pour donner naissance à des leucotriènes et des prostaglandines qui augmentent la perméabilité capillaire et potentialisent la réponse aux autres médiateurs de l'inflammation, faisant ainsi empirer le processus d'inflammation.

L'obésité

Il est très étonnant de constater que les individus sujets à un surpoids présentent des valeurs élevées d'interleukine 6 et de protéine C-réactive, deux marqueurs de l'inflammation.
La résistance à l'insuline, menant au diabète, et qui est souvent concomitante à l'obésité est de plus en plus souvent appréhendée en tant que maladie inflammatoire. Elle est généralement associée à un niveau élevé d'IL 6 ; cette cytokine pro-inflammatoire provoque des effets désastreux sur la masse graisseuse, car elle interdit aux cellules d'éliminer leurs réserves. Elle provoque également une augmentation des triglycérides (une certaine catégorie de graisses présente dans le sang), et d'une autre famille de graisses, les VLDL, dont la responsabilité dans le diabète n'est plus à démontrer.
Il faut noter que des taux élevés d'IL 6 et de protéine C-réactive constituent des marqueurs du diabète de type 2 (non insulinodépendant), et de la mortalité chez la personne âgée.

L'infarctus

Les infarctus et les angines de poitrine sont souvent liés à l'existence d'une inflammation. Cette dernière a des origines variées : cholestérol oxydé, présence d'homocystéine, un sous-produit toxique qui stagne dans les vaisseaux en cas de carence en vitamines B6, B9, B12, de choline, un nutriment essentiel et de bétaïne.
Chez les personnes victimes d'infarctus, on observe une réaction inflammatoire exagérée et diffuse, ayant un rôle prépondérant dans la maladie, en faisant appel de manière trop importante aux défenses : les neutrophiles, les monocytes et les macrophages.

Le stress oxydatif

S'il y a déficience en antioxydants, les radicaux libres agressent les membranes cellulaires, abîment les doubles liens des acides gras polyinsaturés, et changent leur structure. Ces attaques répétées annihilent la fonction de la membrane : perméabilité, transport, activité enzymatique. Ces conséquences néfastes nuisent aux protéines, aux globules rouges, aux organismes cellulaires (mitochondries)... Les radicaux libres peuvent également nuire aux acides nucléiques (ADN), entraver la transmission du patrimoine génétique, encourager le vieillissement et provoquer l'inflammation, la cataracte, le cancer et tout particulièrement l'athérosclérose.

LE RÔLE ESSENTIEL DE LA MEMBRANE CELLULAIRE

Depuis quelques décennies, on comprend mieux un grand nombre de processus biologiques. Il faut savoir que l'organisme est constitué de milliards de cellules, qui varient beaucoup selon leurs différenciations. Toutefois, elles possèdent toutes une structure complexe et vitale : la membrane cellulaire.
Cette structure est présente tout autour de la cellule, comme une peau. Elle est garante de sa cohésion. On l'appelle la membrane cytoplasmique. On la retrouve également autour de tous les organites cellulaires (mitochondrires, lysosome, appareil de Golgi, ribosome...) et du noyau.

Le mécanisme pathologique le plus mystérieux de certaines maladies a pu être expliqué à la lumière de nombreuses découvertes. On a enfin pris en compte l'importance de la membrane cellulaire et de ses propriétés mécaniques, notamment de sa souplesse dans l'explication de certaines maladies (comme le diabète, l'arthrose, le vieillissement, les troubles de l'immunité, les cancers...)
On a également souligné l'importance des agents oxydants, les radicaux libres, sur la destruction de cette membrane, sa perte de fluidité et la genèse de nombreux maux quotidiens. Quand un certain nombre de fonctions de base, au niveau cellulaire, ne sont pas totalement accomplies, surviennent des « maladies », différentes selon l'importance de l'atteinte du groupe cellulaire concerné.
Ces maladies, provoquées par la perte de fluidité de la membrane, sont plus traditionnellement estampillées comme d'origine métabolique, dégénérative, fonctionnelle ou idiopathique (cause inconnue).

Les acides gras sont à classer en deux catégories :

❶ **Les acides gras saturés (AGS),** entravant la fluidité des membranes cellulaires et provoquant les pathologies. Ces acides gras saturés ont tous leurs carbones combinés à deux atomes d'hydrogène ; toutes les liaisons sont chimiquement saturées. Dans l'espace, ces acides gras saturés sont rectilignes et rigides ; leur mélange est figé. On les retrouve sous forme solide. Ils sont présents, mais invisibles, sous forme de graisse, dans les viandes, les produits laitiers, le beurre de cacao, les margarines et les corps gras industrialisés.

❷ **Les acides gras insaturés (AGI)** sont des acides gras qui comprennent une double liaison (mono-insaturés) ou plusieurs doubles liaisons (poly-insaturés). À chaque double liaison, la chaîne carbonnée perd deux atomes d'hydrogène et réalise un angle de 120 ° présentant ainsi, selon le nombre d'atomes d'hydrogène disparus, plusieurs courbures ou angulations dans les différents plans de l'espace. Ils prennent une place importante dans l'espace, et se repoussent les uns les autres, ce qui leur permet d'être fluides, et d'augmenter les échanges de nutriments. Les poissons des mers froides, par un phénomène d'adaptation, possèdent une chair gorgée de graisses poly-insaturées. Toutefois, quand ils migrent plus au sud, leur taux d'acides gras poly-insaturés s'abaisse considérablement. La perte de fluidité des membranes joue un rôle pathogénique considérable ; elle peut donner une expression ubiquitaire selon les cellules atteintes. Elle est incriminée dans des maladies les plus variées, comme les maladies dégénératives, le diabète, les troubles du rythme, HTA, l'insuffisance rénale ou hépatique, les troubles immunitaires, les cancers...

Approche thérapeutique : comment enrayer le phénomène inflammatoire

Une supplémentation en acides gras oméga 3

Des études épidémiologiques et cliniques démontrent qu'une supplémentation en acides gras oméga 3 (EPA-DHA) a des effets bénéfiques dans toutes les inflammations. Cette action est à rapprocher de celle de certains médicaments anti-inflammatoires, qui empêchent la production des médiateurs de l'inflammation.

Les oméga 3 et oméga 6 que nous possédons dans notre organisme combattent de manière constante afin d'agir pour notre équilibre. Les oméga 6 favorisent le stockage des graisses, la rigidité des cellules, la coagulation et les réponses inflammatoires aux agressions venant de l'extérieur. Ils encouragent donc la synthèse de cellules graisseuses dès la naissance. Les oméga 3, en revanche, contribuent à la constitution du système nerveux, donnent davantage de souplesse aux cellules, et apaisent les phénomènes d'inflammation. Ils diminuent également la synthèse de cellules adipeuses. Il faut savoir que l'équilibre de la physiologie est fortement lié à une bonne répartition entre les oméga 3 et les oméga 6.
Le meilleur moyen d'agir contre les radicaux libres et de protéger la fluidité des membranes cellulaires est de consommer des antioxydants, notamment en consommant des huiles de poisson et d'autres substances antioxydantes, telles que le curcuma.

Le curcuma : un puissant anti-inflammatoire

Il s'agit d'un rhizome que l'on consomme entier ou que l'on fait sécher avant de le réduire en poudre. Chez les Indiens, on en consomme environ 1, 5 à 2 g par jour (ce qui représente un quart à une demi-cuillerée à café). Le curcuma entre dans la composition du fameux curry, qui recèle également du gingembre et du poivre. C'est une des épices les plus prisées dans la médecine ayurvédique pour ses propriétés anti-inflammatoires. Nul autre aliment n'est aussi puissant pour combattre l'inflammation que la poudre de curcuma. Tout ça grâce à une certaine molécule, la curcumine, qu'elle contient. Elle inhibe la croissance d'un très grand nombre de cancers en laboratoire : côlon, foie, estomac, sein, ovaire, leucémie… Cette substance aurait la capacité de bloquer l'angiogénèse, en bloquant la formation des petits vaisseaux venant « nourrir » le cancer, et provoque la mort des cellules cancéreuses, via un processus bien connu de suicide des cellules, appelé apoptose. Ainsi, on ne peut s'étonner qu'au même âge, les Indiens aient huit fois moins de cancer du poumon que les Occidentaux, neuf fois moins de cancer du côlon, cinq fois moins de cancer du sein, ou dix fois moins de cancer du rein, bien qu'ils soient exposés à de nombreuses substances cancérigènes que l'on trouve dans l'environnement, et dans un contexte alimentaire pire qu'en Occident.

Toutefois, on a remarqué que le curcuma, consommé seul, est mal assimilé. Il faut le mélanger avec du poivre, comme on le fait pour le curry, sinon il ne franchit pas la barrière intestinale. Il faut savoir que le poivre multiplie par 2000 l'absorption du curcuma par l'organisme !

Enfin, pour mémoire, notons que l'inflammation est indispensable pour empêcher le processus infectieux ou agressif ; toutefois, si cette inflammation persiste, c'est là que d'autres maladies apparaissent.

Traitements *(labo Phyt'Inov)*

Durée : 1 mois sauf dans un contexte de maladie chronique
(colites, arthrite…)

- Apport d'oméga 3
  Lyprinol : 2 fois 2 gélules
  Ou EPA Krill : 2 fois 2 gélules
- Relancer les défenses immunitaires
  Stimu + : 2 fois 2 gélules
- Restaurer le système enzymatique
  Enzy 20 : 2 fois 2 gélules
- Vitamine C : 2 à 3 cp/jour

Le stress oxydatif

Le stress oxydatif correspond à une surcharge en radicaux libres oxygénés. La protection cellulaire est un élément essentiel à la survie de la cellule. Pour assurer nos dépenses énergétiques, nos cellules ont besoin d'oxygène. Cet oxygène est réduit en eau, mais une partie échappe à la transformation complète et donne des molécules très agressives pour nos cellules. Si 95 % de l'oxygène consommé sert à la « respiration » cellulaire, au niveau des mitochondries, avec production d'H_2O, un faible pourcentage va suivre la voie de fabrication des radicaux libres. En temps normal, la production de radicaux libres est limitée et bien contrôlée. Les radicaux libres de l'oxygène assurent notre défense en activant la réponse immunitaire.

On distingue les formes actives de l'oxygène (oxygène singulet, anion superoxyde, radical hydroxyle) et les radicaux libres oxygénés (radical alcoxyle, radical hydroperoxyle).
L'anion superoxyde est le plus abondant, mais reste modérément réactif. Le radical hydroxyle est par contre beaucoup plus destructeur, tout comme les radicaux libres oxygénés.
L'oxygène singulet semble avoir une toxicité limitée à l'épiderme, favorisée par l'action du rayonnement UV.
De nombreux facteurs tels les métaux lourds, la pollution, le tabac, les irradiations (UV, rayons X), les médicaments, les infections.., sont de grands pourvoyeurs de radicaux libres.
Les molécules composées de nombreuses doubles liaisons telles qu'on les trouve dans les acides gras insaturés sont des proies faciles pour les radicaux libres « voleurs » d'électrons. Ceux-ci attaquent en particulier, de façon quasi constante, les lipides, en provoquant leur oxydation. L'attaque se produit sur les lipides des organismes vivants, principalement sur ceux qui constituent des membranes biologiques. Les acides gras polyinsaturés sont une cible privilégiée pour les agressions radicalaires.

Face à ces molécules agressives, l'organisme dispose de moyens de défense anti-radicalaire : le système anti-radicalaire est constitué de deux lignes de défense : l'une, enzymatique, dont la synthèse dépend de nos capacités génétiques, mais dont le fonctionnement nécessite des cofacteurs comme le cuivre, le zinc, le manganèse, le sélénium, et l'autre, non enzymatique, avec les « piégeurs » de radicaux libres que sont les vitamines A, E, C et les flavonoïdes.
C'est l'alimentation qui fournit à l'organisme les molécules antioxydantes. Elles sont de nature très diverses, et comme nous ne savons pas synthétiser la plupart d'entre elles, il faut donc aller les chercher dans notre ration alimentaire, et plus particulièrement dans sa fraction non énergétique, là où se trouvent ces molécules. Les fruits et légumes en sont largement pourvus.
L'organisme possède des systèmes de défense naturelle anti-radicalaires, mais ils sont parfois insuffisants ou défectueux : l'âge, mais aussi des agents extérieurs vont rompre cet équilibre et laisser libre cours à l'activité destructrice des radicaux libres.

Mais un autre danger existe, c'est celui de l'agression et de la détérioration des phospholipides membranaires par les radicaux libres.
Les radicaux libres sont donc impliqués dans le vieillissement accéléré des cellules, et sont responsables de l'apparition de nombreuses maladies dites « dégénératives » : cancer, athérosclérose, dégénérescence cérébrale, maladies inflammatoires, cataracte, et de nombreuses pathologies aiguës.

De plus, ils déséquilibrent la synthèse des prostaglandines, ce qui favorise les inflammations chroniques, accélère le vieillissement cellulaire et crée une déficience immunitaire. Autant de facteurs qui contribuent aux processus de cancérisation cellulaire.
Toutes les cellules de notre organisme sont concernées par ce type d'attaques, mais celles du système nerveux le sont plus particulièrement, car leurs membranes sont riches en acides gras polyinsaturés particulièrement sensibles aux RL, et ayant des affinités avec ces derniers.
Plus insidieuse est l'action des radicaux libres sur les acides nucléiques. Les chaînes d'ADN ou d'ARN peuvent être cassées, avec des pertes ou des modifications de bases. Habituellement, il existe un système enzymatique de réparation, mais il peut être débordé, et les modifications subies deviennent définitives, avec troubles de la codification. C'est ainsi qu'on

a pu suspecter de telles lésions dans certaines maladies, en particulier l'Alzheimer.
Les radicaux libres sont donc à l'origine d'un grand nombre d'atteintes structurales et fonctionnelles, au niveau des membranes cellulaires, mais aussi jusqu'aux noyaux.

Augmentation de la production des radicaux libres

Une hyperproduction de radicaux libres peut résulter de multiples facteurs, comme par exemple:

La radiothérapie produit de nombreux effets néfastes au niveau des tissus sains, environnant la tumeur.
Les rayonnements provoquent une excitation des couches électroniques ce qui augmente l'instabilité de la molécule O_2. Les séances d'irradiation favorisent donc la production de radicaux libres. Un mécanisme identique se produit en cas d'exposition solaire. En effet, les rayons lumineux et les ultraviolets provoquent directement la production de radicaux libres au niveau cutané. On assiste alors, en cas de bain de soleil prolongé, à une per-oxydation lipidique, responsable de la formation de dérivés toxiques, qui réalisent un pontage souvent irréversible des fibres de collagène et d'élastine. Le soleil, par accroissement des oxydations radicalaires, participe aux phénomènes de vieillissement de la peau.
On assiste aussi à une hyperproduction de radicaux libres en cas d'absorption de molécules étrangères à l'organisme. Ces métabolismes sont appelés xénobiotiques. L'absorption de médicaments, notamment certains antibiotiques, les anxiolytiques on la chimiothérapie anticancéreuse provoque la formation de nombreuses espèces radicalaires.
La consommation d'alcool et de tabac, la pollution, de mauvaises règles diététiques (excès de corps gras, de protéines animales...) favorisent aussi une augmentation de la genèse des radicaux libres.
La pollution atmosphérique, les métaux toxiques, l'abus d'alcool, la cigarette et le tabac, l'exercice physique prolongé et trop intense, l'exposition à l' ozone, les séjours prolongés en altitude, les produits chimiques : médicaments, solvants, les dérivés nitrés, les pesticides et les benzopyrènes, l'acidose métabolique provenant de l'alimentation, le surmenage,

les maladies aiguës inflammatoires, une alimentation trop carnée et acidifiante, les corps gras polyinsaturés raffinés : les vitamines F, présentes dans les acides gras insaturés, sont indispensables, mais elles doivent être naturelles et être en présence de vitamine E, ce qui n'est plus le cas des huiles végétales raffinées, des produits allégés ni des corps gras trop chauffés, la cuisson au four à micro-ondes, la conservation des aliments par ionisation.

Diminution des défenses

On observe une baisse des moyens de protection antiradicalaire dans un certain nombre de cas :

- une carence en oligoéléments ou en vitamines antioxydantes par insuffisance d'apport, malabsorption ou trop grandes dépenses énergétiques.
- une baisse du potentiel enzymatique des superoxydes dismutases (SOD), catalase, et glutathion peroxydase, habituellement chargées de la protection cellulaire. On l'observe en cas de maladie ou en phase de convalescence et lors du vieillissement.

Les maladies causées par les radicaux libres

- Les radicaux libres sont produits par un mécanisme somme toute banal, et de façon incessante dans tous les tissus de l'organisme, ce qui le rend potentiellement omniprésent en pathologie médicale.
- Les phénomènes oxydatifs, en particulier ceux liés au vieillissement vont pouvoir atteindre n'importe quel organe.

En fait dans l'état actuel de nos connaissances, leur implication pathologique reste encore circonscrite à certains organes fragiles où l'on rencontre des mécanismes oxydatifs intenses.
Voici une liste, non exhaustive, des maladies pouvant être occasionnées par le processus agresseur de radicaux libres. Certaines seront développées dans les chapitres ultérieurs.

Au niveau du système nerveux

- vieillissement cérébral et maladie d'Alzheimer,
- maladie de Parkinson,
- sclérose en plaques,
- maladie de Creutzfeldt-Jakob,
- accidents vasculaires cérébraux,
- épilepsie,
- spasmophilie.

Au niveau du système cardio-vasculaire

- athérosclérose (infarctus du myocarde, artérite des membres inférieurs),
- hypertension artérielle,
- insuffisance cardiaque (par atteinte du muscle lui-même).

Au niveau du vieillissement

- global,
- de la peau (avec augmentation des risques de cancer),
- de l'œil : cataracte,
- ostéo-articulaire : arthrose,
- musculaire.

Au niveau de la cancérisation

- des cellules sanguines et des organes,
- aggravation des complications des traitements par radiothérapie et chimiothérapie.

Au niveau des malformations

Au niveau du système ORL et pulmonaire

- polypes du nez et des sinus,
- asthme,
- bronchites chroniques,
- emphysème.

Au niveau du système digestif

- ulcères gastroduodénaux,
- cirrhose du foie,
- diabète.

Au niveau de l'immunité et des maladies inflammatoires

- défenses amoindries,
- fragilité aux infections,
- accélération de l'évolution du sida,
- les radicaux libres favorisent également le développement des prions, responsables d'encéphalopathies dégénératives spongiformes,
- ils participent au développement de réactions allergiques et inflammatoires aiguës,
- maladies inflammatoires chroniques auto-immunes : polyarthrite rhumatoïde, lupus érythémateux.

Pour booster l'immunité, prendre Stimu + 3 fois 2 gélules pendant 2 mois. Les résultats sont exceptionnels.

Mise en évidence des radicaux libres

La démonstration directe de l'existence des radicaux libres est difficile car ils ont une durée de vie très courte liée à leur grande réactivité. Elle est tout de même possible par des techniques lourdes et difficiles d'application. En revanche, il est relativement aisé de constater la réalité du phénomène par des moyens indirects. On utilise fréquemment comme repère le dosage

des enzymes antioxydantes circulantes et celui des produits de dégradation des oxydations lipidiques. Parmi ceux-ci on mesure volontiers le M.D.A. (malone-dialdéhyde).
Le M.D.A. est un lipopéroxyde que l'on peut dépister simplement par un prélèvement sanguin. On le mesure par des réactions colorées avec de l'acide thiobarbiturique. Le taux de M.D.A. est un assez bon indicateur des lipopéroxydations, même s'il n'est pas totalement spécifique. Ces faits sont corroborés par l'expérimentation animale. On a démontré, en effet, que le rat âgé possède une teneur plasmatique en malone-dialdéhyde double par rapport à celle du rat jeune. En effet, lors du vieillissement le potentiel enzymatique s'épuise et les défenses anti-radicalaires sont de plus en plus dépassées. Il est donc souhaitable en vieillissant de se préserver des radicaux libres en prenant des substances antioxydantes.
Au dosage du M.D.A., on préfère actuellement celui des alcanes respiratoires qui reflètent mieux l'intensité des phénomènes de peroxydation. La mesure des alcanes (éthane et penthane) contenus dans l'air expiré est en effet une méthode d'évaluation très fidèle des processus d'oxydation lipidique, notamment hépatique, même si elle réclame une technologie complexe.

Les moyens de protection naturelle de l'organisme

La production de radicaux libres est donc inévitable, c'est le prix à payer d'un mode de vie aérobie basé sur des métabolismes oxydatifs.
L'organisme compense cette production par deux moyens : en utilisant d'une part de véritables «piégeurs» naturels des radicaux libres (vitamines E, C, A, bêta-carotène), mais surtout par la mise en route d'un double système enzymatique.

Première barrière défensive : les enzymes, dont les plus importantes, sont :

- la super oxyde dismutase (SOD), dont l'efficacité et la production dépendent du zinc, du cuivre et du manganèse,
- la glutathion peroxydase (GPX), dépendante elle-même du sélénium,
- la catalase.

Deuxième barrière défensive : les « piégeurs » de radicaux libres (RL).

Ils forment avec les RL des composés stables les empêchant ainsi de nuire, en voici une liste non exhaustive :

- La vitamine E qui possède une capacité de réparation du matériel génétique cellulaire. Son action est renforcée par l'apport en sélénium et en bêta-carotène (dose journalière 250 mg),
- La vitamine C qui participe en plus au maintien des défenses immunologiques (prendre de 500 mg à 2 g par jour, en cas de désintoxication),
- La vitamine B3, pour ses propriétés antioxydantes. De plus, c'est la seule vitamine qui fait baisser le taux du mauvais cholestérol (LDL) et augmenter le bon cholestérol (HDL),
- La vitamine A, mais toxique à haute dose,
- Le bêta-carotène, synergique et complémentaire des vitamines C et E,
- Les oligoéléments antioxydants dont le sélénium, le zinc... ,
- la vitamine P, moins connue, mais non moins indispensable,
- les acides aminés tels que le glutathion (cystéine et méthionine),
- les indoles.

L'acide alphalipoïque, un puissant antioxydant que l'on pourrait définir comme « antioxydant universel ». De plus, il renforce l'efficacité d'autres antioxydants comme la vitamine E, la vitamine C et le glutathion. Enfin, il aurait la faculté de piéger les métaux toxiques qui peuvent être présents dans les cellules (arsenic, cadmium, mercure).

Le coenzyme Q10

Le coenzyme Q10 joue un rôle essentiel dans la production d'énergie par la mitochondrie (la centrale énergétique de la cellule).

La forme bioactive du coenzyme Q10, ubiquinol, bien mieux assimilée par l'organisme et les cellules que la forme classique (ubiquinone) s'avère être la seule forme de CoQ10 à avoir des propriétés antioxydantes. La synthèse du CoQ10 par l'organisme diminuant avec l'âge, l'apport direct de cette forme bio-disponible et active plutôt qu'une forme intermédiaire contribue à maintenir un métabolisme optimal et à soutenir les défenses naturelles de l'organisme.

Pourquoi ces deux barrières de défenses naturelles antioxydantes sont-elles souvent insuffisantes ?
Si nos aliments sont issus de l'agriculture intensive, ils sont carencés ou subcarencés dès le départ. Ils sont dévitalisés par les pratiques agro-industrielles (raffinage, additifs, certains modes de conservation physique), puis ils sont encore appauvris par certains modes de préparation culinaire (stockage et trempage prolongés, cuissons trop intenses ou trop prolongées, etc.). Il en résulte une insuffisance d'apport d'éléments antioxydants : vitamines A, E, C, oligoéléments (surtout sélénium et zinc), flavonoïdes, indoles et glutathion.

Examens à effectuer

Stress oxydant complet. Il comprend :

1. Antioxydants plasmatiques

- Vitamines E (alpha et gamma-tocophérols)
- Caroténoïdes (alpha et bêta carotènes, lycopène, lutéine, zéaxanthine, bêta-cryptozanthine)
- Vitamine C (ascorbate plasma et urine)
- CoQ 10
- Glutathion érythrocytaire : répare les cellules endommagées.
- Orac assay (Caro)
- Frap assay (Prif)

2. Marqueurs du dommage oxydatif

- Malonydialdéhyde (MDA) : risque thrombogène
- Carbonyl protéines plamatiques
- Allantoine (déchet oxydatif du muscle)
- 8 OHdG urinaire (dommage oxydatif de l'ADN)

Tous ces marqueurs peuvent être effectués au labo Philippe Auguste

Traitements

Au *labo Longevie*
Autres antioxydants spécifiques :

- Pour la femme : Femoxyr - 1 cp par jour
- Pour l'homme : Androxir - 1 cp par jour
- Pathologies lourdes : Master-Ao - 2 cp par jour, c'est un antioxydant universel. En prendre 2 à 3 mois suivant l'importance de la pathologie.
- Radicolyse (*labo Phyt'Inov*) : 2 fois 2 gélules pendant 1 mois, puis 2 fois 1 gélule.

Au *labo Phyt'Inov*

- Ail-coenzyme Q 10 : 2 fois 2 gélules (pathologies cardio-vasculaires).
- Vitamine C : 2 à 3 grammes par jour (certains en prennent 30 gr !).
- Enzy 20 (enzymes digestives) restaure les carences enzymatiques – 2 gélules avant les 2 repas.
- Afalg (algue aphanizomenon) : 2 gélules/jour pendant 1 semaine – 2 fois 2 gélules pendant 15 jours puis 3 fois 2 gélules.
- Pipercumine (inflammation intestinale) : 2 fois 2 gélules.
- Orthoflore (restaurer la flore intestinale) : 1 gélule le matin à jeun.
- Propolis pure : 3 à 4 fois 2 gélules.
- Silydium (foie) : 1 gélule avant les repas.
  Préventivement, faire une cure d'un mois 3 fois par an.
  Si pathologie : cure de 3 mois.

Au *labo Han Biotech*

- Kitonorm (présence de métaux lourds)
  6 à 12 gélules pendant 3 semaines, à renouveler si nécessaire.

Au *labo Le Stum*

- Xenosulf : (la chélation des métaux lourds)
  +Ginko Biloba en teinture mère : 2 fois 40 gouttes (antioxydant et protection des micro-vaisseaux).

Voir chapitre sur les métaux lourds.

Les intolérances alimentaires

Un phénomène en pleine expansion

Les allergies et les intolérances alimentaires ne cessent de se faire plus fréquentes. Quinze à vingt pour cent de la population est ou sera touchée par la maladie allergique, à tout âge. Tous les organes peuvent être concernés.
Il est avant tout nécessaire de faire la nuance entre allergie et intolérance. L'allergie est davantage visible, voire évidente : elle se manifeste rapidement par des troubles tels que diarrhée, conjonctivite ; alors qu'une intolérance alimentaire se manifeste par une réaction moins rapide (deux jours minimum), mais qui peut perdurer plusieurs années, entraînant des séquelles au niveau de la digestion, sans toutefois en avoir forcément conscience. Toutefois, on ne naît pas intolérant : on le devient, et pour plusieurs raisons qui ne sont pas encore toutes répertoriées. Ce qui est sûr, c'est qu'il y a eu augmentation de ces intolérances, depuis que notre consommation de nourriture industrialisée a explosé.

Trop d'hygiène peut favoriser les intolérances alimentaires

Le fait de vivre dans un univers trop désinfecté, aseptisé, n'a pas tendance à favoriser le développement de nos défenses immunitaires.
De même, la prise trop précoce et trop systématique d'antibiotiques, peut être également la cause d'apparition d'intolérances alimentaires et d'allergies. Le système immunitaire n'a pas le temps de développer son système immunitaire.

De nouveaux aliments sur le marché

Depuis quelque temps, on assiste à une « invasion » de fruits exotiques, tels que le kiwi. Or, pour certains sujets, ces produits sont allergènes ; idem la moutarde et certaines épices, présentes dans de nombreuses sauces et aliments industrialisés, et responsables de causer des allergies. De nombreux produits industrialisés contiennent des additifs potentiellement allergènes. Et nous ne sommes pas toujours à même de comprendre la liste des ingrédients figurant sur la liste « composition du produit ». D'ailleurs, dans la plupart des cas, nous ne savons même pas que nous sommes allergiques à un produit ou à un autre. Nous vous conseillons de manger le plus possible d'aliments que vous cuisinez vous-même, sans additifs, et à effectuer des tests pour déterminer vos intolérances nutritionnelles.

Attention à la cuisson des aliments

La cuisson des aliments n'est pas toujours bénéfique, notamment en ce qui concerne les aliments contenant des protéines, notamment lorsqu'ils sont associés à une molécule sucrée. Car leur structure est modifiée par la cuisson. Il se forme alors des molécules « de Maillard », non assimilables par l'organisme. Mieux vaut éviter de faire griller les viandes et de faire chauffer les huiles, notamment les huiles contenant des acides gras insaturés, comme l'huile de colza, de tournesol ou de maïs.

Prenez garde aux polluants environnementaux

Les produits de synthèse étant de plus en plus courants, on est hélas de plus en plus amené à être en contact avec les polluants environnementaux. Citons entre autres l'aluminium, le baryum, le plomb, le mercure, le phosphore et le manganèse. Les nouveaux produits de synthèse qui ne cessent de se multiplier contiennent des polluants environnementaux qui étaient moins courants auparavant. On trouve des polluants environnementaux dans l'atmosphère, dans les amalgames dentaires, dans la fumée des cigarettes et dans les vaccins (aluminium). En s'accumulant dans l'organisme, les métaux lourds l'empêchent de faire correctement son travail pour maintenir le corps en bonne santé.

Certaines maladies apparaissent également à cause de l'accumulation de ces polluants, notamment des troubles du comportement, comme l'hyperactivité, la schizophrénie, l'épilepsie.

Des tests peuvent être effectués en laboratoire pour déterminer à quel aliment vous êtes intolérant.

Traitements des intolérances alimentaires

- Éviction des aliments intolérants durant plusieurs mois jusqu'à obtenir la tolérance (minimum 6 mois)
- Restaurer la flore intestinale
  - Othoflore : 1 gélule le matin à jeun
  - Propolis pure : 3 fois 2 gélules
  - Pipercumine : 2 fois 2 gélules
- Restaurer le système enzymatique
  Enzy 20 : 2 fois 2 gélules
- Relancer les défenses immunitaires
  Stimu + : 2 fois 2 gélules

Prise en charge des intolérances alimentaires

Le concept des intolérances alimentaires est récent et bien identifié, malgré les nombreuses confusions avec l'hypersensibilité et les allergies. Il faut reconnaître que les intolérances alimentaires se déploient sur un terrain complexe qui fait appel à une médecine du terrain ou médecine holistique qui prend en compte l'ensemble de l'organisme. C'est à ce prix que les patients peuvent retrouver le chemin de la santé.

Le docteur Kousmine affirmait que « la médecine actuelle ne s'occupe pas de la santé. Elle n'a d'intérêt que pour les maladies ».

En premier lieu, rappelons que l'allergène ne serait qu'un facteur déclenchant, tandis que l'inflammation chronique de la muqueuse serait l'élément déterminant. C'est ainsi que tout l'organisme doit être pris en considération depuis les dents jusqu'au rectum.

Quant à l'hyperperméabilité de la paroi intestinale, qui résulte d'une agression de la muqueuse (éléments étrangers, toxiques, contexte auto-immun, infection bactérienne ou virale chronique) ou d'une élévation du NGF (Neuronal Growth Factor), elle signe la présence d'un terrain inflammatoire et prolifératif en voie de reconstruction tissulaire. Cette hyperperméabilité et porosité de la paroi intestinale provoquent le transfert d'antigènes alimentaires ou bactériens vers les globules blancs logés dans les plaques de Peyer. Des Immuno-globulines G (IgG) font leur apparition et peuvent provoquer des réactions en cascade avec des symptômes très divers qui accompagnent les intolérances alimentaires (prise de poids, migraines, diabète II, arthralgies..:).
Dès lors qu'on évoque l'inflammation intestinale, le premier objectif sera d'« éteindre le feu » qui génère un ensemble de processus pathologiques, ce qui suppose la prise en considération de trois cibles:

- L'éviction des aliments non acceptés durant 3 à 6 mois ;
  La neutralisation des germes pathogènes, en particulier
  le plus redoutable le Candida albicans est très difficile à enrayer.
  En premier lieu, il est indispensable d'alcaliniser le terrain
  et d'éviter la prise de sucres raffinés, qui nourrissent
  les champignons, et de céréales qui contiennent de l'amidon.
  Candi-regul : 2 gélules avant les 2 repas, 3 à 6 selon l'ancienneté
  du candida albicans.
  Labo Phyt'Inv
- La restauration de la muqueuse intestinale, par l'apport de pré
  et probiotiques.

Il est également intéressant d'avoir recours aux huiles essentielles pour tuer les virus, les bactéries et les parasites : Lysovir (HE Niaouli, HE Origan, HE Cannelle, HE Melaleuca) , 2 gélules aux trois repas pendant 10 jours, puis 2 fois 2 gélules pendant 1 mois.
Laboratoire Phyt-Inov

Les métaux lourds, le gluten, les caséines de lait

Les métaux lourds incriminés dans les pays industrialisés sont particulièrement concernés par une hausse des troubles du comportement. La cause

serait l'intoxication lente aux métaux lourds, due principalement aux rejets de mercure et de plomb en quantités considérables par l'industrie dans l'atmosphère, à la présence de divers métaux dans les amalgames dentaires (mercure, étain, argent...), les cigarettes (cadmium), les vaccins en général (aluminium) et, plus particulièrement, le vaccin rougeole-oreillon-rubéole – ROR (mercure).
Les métaux lourds, en s'accumulant dans l'organisme, ont en effet une action inhibitrice sur une classe d'enzymes, les peptidases, destinées à la dégradation complète d'un ensemble de protéines alimentaires provenant du gluten et de la caséine (présentes dans les produits laitiers et dans la viande de veau et de bœuf).
Chez certains enfants génétiquement prédisposés et atteints de troubles graves du comportement ou d'autisme, on a justement identifié une carence de ces mêmes enzymes. On a constaté que, lorsque ces enzymes sont inhibées par excès de métaux lourds, des psychopathologies (hyperactivité constante, dépression grave, troubles du comportement) peuvent apparaître chez des enfants jusqu'alors sains.
Lorsque les protéines des céréales contenant du gluten et celles du lait de vache ne sont pas complètement dégradées, elles franchissent la paroi intestinale et se retrouvent dans le système sanguin. Ces «peptides opiacés» vont se comporter dans l'organisme comme certains morphiniques et se fixer sur les récepteurs biochimiques du cerveau spécifiques à ces substances. En occupant et en saturant les récepteurs opiacés, les peptides provenant du gluten et des caséines (80 % de phosphoprotéines) causent des dérèglements du comportement et favorisent le développement de maladies envahissantes du comportement.
Dès lors que la muqueuse a été débarrassée des éléments agressifs (intolérances alimentaires, candida albicans, métaux lourds, flore pathogène), on peut restaurer la muqueuse intestinale.

L'hyperperméabilité de la paroi intestinale

Elle provient soit d'une altération de la muqueuse (par un parasite, une inflammation auto-immune, une infection bactérienne ou virale sévère), soit d'une élévation du *Neuronal Grouth Factor* (facteur de croissance des neurones).

Elle favorise le transfert d'antigènes alimentaires ou bactériens vers les globules blancs des plaques de Peyer. Des IgG (Immuno globuline G) apparaissent et peuvent provoquer des réactions en cascade avec des symptômes très divers, comme la migraine, une prise de poids, la cellulite, les vertiges, une baisse de la tension artérielle, des malaises, etc.
Ces anticorps orientent le thérapeute afin qu'il recherche la cause de la perméabilité. Mais dès lors qu'ils ne sont que des conséquences, le clinicien ne saurait attribuer à tous ces symptômes un rôle direct dans le syndrome d'intolérance alimentaire.
Il est d'ailleurs possible que les IgG dirigés contre les aliments jouent un rôle physiologique dans la régulation des réponses immunitaires et dans la tolérance.

Restaurer l'ensemble du terrain

Pour bénéficier d'un état de santé optimal, il est nécessaire de colmater les symptômes dus aux troubles métaboliques.

Le stress

Toute situation stressante se répercute au niveau de l'intestin. La frustration, la colère, la peur créent une usure biologique par fuite de magnésium et perturbent les neuromédiateurs (dopamine, sérotonine, noradrénaline) qui jouent un rôle important dans la gestion de notre humeur.
Prendre : Quiet Full, 2 gélules, 2 fois par jour (*labo Phyt-Inov*). Il contient : magnésium, taurine, les vitamines B, et Griffonia simplicifolia, (riche en tryptophane), lithium et zinc.

Le foie

C'est le partenaire incontournable de l'intestin.
Toute perturbation de l'un se répercute sur l'autre. Cet organe effectue un nombre impressionnant de transformations chimiques. Il reçoit, traite et filtre le sang qui provient du tube digestif. Ce cycle « entéro-hépatique » assure entre autres le recyclage des acides biliaires.

Pour renforcer la fonction hépato-vésiculaire, il faut faire appel aux plantes à action cholérétique et cholagogue plus des huiles essentielles qui réparent les hépatocytes.
On trouve l'ensemble de ces ingrédients dans un produit : Silydium, 1 gélule avant les repas pendant 1 mois (*labo Phyt'Inov*).
Pour les pathologies hépatiques : de 3 à 6 mois (selon les transminases).

Les enzymes

Sans les enzymes digestives, aucune vie organique ne serait possible. Ce sont des catalyseurs de réaction, qui décuplent les réactions biochimiques de notre digestion.
La complexité de la digestion se dissimule dans les propriétés des enzymes, substances providentielles ayant la propriété d'accélérer les réactions chimiques sans y participer tout en agissant à la température du corps. Ne participant pas à la réaction, on les retrouve identiques à elles-mêmes à la fin de la réaction et capables de réagir de nouveau. Ce sont des catalyseurs.
Ensy 20 : 2 gélules avant les repas pendant 2 mois (*labo Phyt'Inov*).

Autres nutriments

- Éviter les aliments incriminés durant de longs mois, puis reprise sous forme de rotation.
- Restaurer la flore intestinale après avoir éliminé les germes pathogènes par la prise de prébiotiques et de probiotiques (Orthoflore).
  - Enzy 20, prendre 1 à 2 gélules, le matin, à jeun, pendant 1 mois, à renouveler, *(labo Phyt-Inov)*.
  - *Propolis pure,* 2 gélules, 3 fois par jour.
  - Afalg (algue Aphanizomenon), 2 gélules, 3 fois par jour.
- Ne pas oublier de stimuler le couple hépato-vésiculaire : Silydium, 1 gélule avant les repas durant 2 à 3 mois. (*labo Phyt'Inov*).

Les champignons médicinaux

Leur efficacité passe par la stimulation des lymphocytes T, des monocytes, des macrophages et des lymphocytes *Natural Killers*. L'association à un régime comportant l'éviction des aliments incriminés et pauvres en polyamines ainsi qu'une correction de la carence en vitamine D3 augmente l'efficacité des champignons.

Durée : 3 mois :

- Le *Phellinus linteus* contient un polysaccharide qui stimule les lymphocytes B et T. Il accroît les réactions cytotoxiques spécifiques et non spécifiques (*Natural Killers*). Il favorise l'apoptose de certaines cellules cancéreuses.
- *Le Coriolus versicolor* détruit les cellules anormales par le système immunitaire TH1. Il inhibe les métallo-protéases, des enzymes qui agressent le tissu conjonctif et le détruisent.
- *L'Agaricus blazei* stimule le système TH 1. *(labo Bio Champi)*

Un complément alimentaire : Allergarum

Complément alimentaire à base de germes probiotiques Lactobacillus Plantarum K1. Souche spécifique et brevetée propice au maintien et à l'entretien de la fonctionnalité du système immunitaire, à la prévention et à la régularisation des manifestations des intolérances allergiques et alimentaires.

Allergarum stimule et renforce l'activité du système immunitaire tout en optimisant sa réactivité et en régulant l'expression des manifestations de type inflammatoires.

Mode d'emploi : 2 à 4 cuillerées-doses (2 à 4 grammes) par jour le matin au lever et le soir au coucher. À consommer directement ou dans un liquide pendant 3 mois. *(labo Han Biotech)*

→ Lire mon livre : *Les intolérances alimentaires*, éd. Trédaniel.

Les enzymes

Une enzyme est une molécule, le plus souvent une protéine produite par les cellules et dont le rôle est d'accélérer des millions de fois les réactions biochimiques du corps humain. Sans enzymes, ces réactions chimiques demanderaient un temps bien supérieur (une réaction d'une seconde avec une enzyme prendrait 12 jours sans elle) et la vie serait tout simplement impossible.
Ayant la faculté unique de se lier à une substance pour opérer la transformation puis de s'en détacher pour recommencer ailleurs la même opération, les enzymes assurent tous les processus dynamiques de la vie et garantissent la pérennité de toutes nos fonctions vitales.

Plusieurs dizaines de milliers d'enzymes s'activent ainsi dans notre corps; elles sont nécessaires pour digérer les aliments, stimuler le cerveau, fournir l'énergie cellulaire et drainer tous les tissus, les organes et cellules.
Au sein de l'organisme il existe 3 grands types d'enzymes :

- Les enzymes excrétoires : sécrétées par des cellules, elles ont une action spécifique éloignée de leur origine de production.
- Les enzymes intra-cellulaires : elles quittent les cellules lors d'atteintes cellulaires et servent de marqueurs au niveau sanguin afin de suivre l'évolution des atteintes cellulaires.
- Les enzymes spécifiques du plasma : dotées de fonctions importantes au niveau de la coagulation et des défenses immunitaires.

La grande majorité des molécules sur lesquelles agissent les enzymes ou qui influencent l'activité des enzymes sont apportées par l'alimentation. C'est donc à ce niveau que doivent s'exercer en priorité ces catalyseurs. Deux voies sont possibles : la micronutrition (suppléments vitaminiques et minéraux) et la macronutrition (aliments).

Elles agissent en très petite quantité. Une molécule d'enzyme transforme quelques centaines à quelques millions de molécules de substrat par minute. Elles demeurent intactes à la fin des réactions.
Les enzymes sont spécifiques, elles ne catalysent qu'un seul type de réaction (spécificité d'action).
Les enzymes sont nombreuses : plus de 2500 ont déjà été identifiées et il en reste sans doute bien d'autres à découvrir.
Ces enzymes sont extraites de végétaux ou de cellules organiques jeunes (salive, pancréas externe, duodénum...).

Enzymes pancréatiques

Le pancréas est une glande mixte à la fois exocrine et endocrine. De nombreuses enzymes digestives sont synthétisées et sécrétées par le pancréas exocrine. Elles participent activement à la digestion des glucides, lipides et protéines.

- **L'amylase,** cette enzyme du suc pancréatique et de la salive, est une endoglycosidase qui transforme l'amidon et le glycogène en dextrine et en maltose au cours de la digestion intestinale et libère des oligosides dont l'hydrolyse sera poursuivie par les oligosaccharidases des bordures en brosses des cellules intestinales.
- **Les protéases pancréatiques** sont des endopeptidases clivant les chaînes polypeptidiques pour les réduire à l'état de petits peptides pour devenir des acides aminés libres.
- La lipase, présente dans le suc pancréatique, le suc intestinal, le sang et les extraits des principaux viscères, hydrolyse les graisses en acides gras et en alcool.
- **La trypsine,** également contenue dans le suc pancréatique, ne peut exercer son effet protéolytique qu'en présence d'entérokinase, elle-même contenue dans le suc duodénal. Elle permet de nettoyer les plaies, d'éliminer les cellules détruites et de lutter contre les cellules cancéreuses.
- **L'alpha-chymotrypsine :** elle résulte de l'activation du chymotrypsinogène par la trypsine dans le duodénum. Comme cette dernière, elle termine la digestion des protéines. Elle est utilisée comme anti-inflammatoire afin de hâter

la résorption des œdèmes, des hématomes ou pour améliorer localement la circulation sanguine ou lymphatique.

Origine végétale

La papaïne est une enzyme protéolytique extraite de la papaye. Elle possède un effet protéolytique semblable à celui de la pepsine. La pepsine comme la papaïne, ne peuvent être actives qu'en milieu très acide (estomac après le début de la digestion). Elle est également vermifuge et anti-inflammatoire.

La bromélaïne est une substance extraite de l'ananas. Elle inhibe les prostaglandines E2 et favorise la synthèse des prostaglandines E2. Elle dissocie les plaques de cholestérol et de fibrine. Elle est employée avec succès dans les problèmes digestifs et à hautes doses dans les maladies cardio-vasculaires (angine de poitrine, infarctus, artérite des membres inférieurs et thromboses).

La **rutine** est extraite de la plante nommée Rue (ruta graveolens). Elle élève considérablement la résistance des parois des capillaires sanguins.

Au moment de leur sécrétion, les enzymes formées par une grande protéine (apoenzyme) sont inactives, c'est lors de leur couplage avec un coenzyme (partie non protéinique souvent métallique, par exemple : zinc, cuivre...), qu'elles deviennent actives.

Les coenzymes

Les coenzymes sont des cofacteurs indispensables au fonctionnement de certaines enzymes. Elles sont fort variées. La plupart des coenzymes sont élaborées à partir de précurseurs, qui sont des vitamines, substances que l'organisme humain est incapable de synthétiser et qui doivent être apportées par l'alimentation.

Importance d'une bonne digestion

De multiples facteurs peuvent nuire à la digestion : une alimentation déficiente, une suralimentation d'aliments cuits et traités, la consommation de boissons alcoolisées, une infection, le stress, une grossesse etc...
Or une digestion inadéquate ou incomplète peut entraîner un certain nombre de maux comme fatigue, constipation, brûlures d'estomac, maux de tête, gonflement.
S'il est parfois difficile d'avoir une hygiène de vie totalement irréprochable, il reste néanmoins essentiel pour être en bonne santé d'avoir un bon système digestif.
En effet celui-ci permet la libération optimale des nutriments contenus dans les aliments que nous mangeons, indispensables pour produire l'énergie, fabriquer et réparer les tissus, maintenir un système immunitaire fort. Et nous savons qu'il est possible d'aider notre organisme à améliorer son processus digestif grâce aux enzymes alimentaires.
Les enzymes font partie intégrante du processus digestif. Dès lors que les aliments entrent dans la bouche, les enzymes sont activées, désagrègent les aliments en unités de plus en plus petites jusqu'à ce qu'elles soient absorbées par les parois intestinales. Ces enzymes proviennent de deux sources : les aliments eux-mêmes (crus et fermentés) et l'organisme humain.
Or, au fur et à mesure que les années passent, notre organisme secrète de moins en moins d'enzymes digestives. Par ailleurs, les techniques modernes de traitement des aliments et les cuissons détruisent pratiquement 100 % des enzymes naturelles des aliments.
Digérer des aliments dépourvus d'enzymes demande un effort considérable au corps humain. Les organes de la digestion doivent fournir un travail supplémentaire. La digestion requiert une très grande énergie qui pourrait être consacrée à d'autres fonctions du corps.
Des études montrent que des déficiences en enzymes digestives participent activement à l'apparition de nombreuses maladies chroniques.

Les ennemis des enzymes

- Les radicaux libres produits en excès
- les pesticides
- la plupart des médicaments chimiques pris au long cours (biphosphonates, IPP, statines, pilules oestroprogestives, antibiotiques, immunosuppresseurs)
- le tabac
- les polluants des airs, des eaux et des sols
- certaines radiations, radiothérapie, les chimiothérapies, agressives pour les cellules
- les molécules alimentaires et bactériennes, en provenance d'un intestin grêle devenu trop perméable (dysbiose)

Indication des enzymes

Très peu de médecins prescrivent des enzymes, substances essentielles pour débloquer des situations et restaurer la santé.
Les enzymes présentent de nombreuses actions aussi intéressantes que variées et tant préventives que curatives. Elles n'occasionnent ni effets secondaires, ni accoutumance. Elles peuvent être présentes dans les maladies chroniques dans lesquelles elles assurent non seulement une prévention mais également un traitement des états inflammatoires : rhumatismes, troubles digestifs, maladies cardiovasculaires, trouble du sommeil, mycoses, viroses, gastrite, surpoids et cellulite...
On peut les prescrire dans une litanie de pathologies variées :

- **Atteintes vasculaires** au sein de la sphère circulatoire. Elles agissent aussi bien au niveau veineux qu'artériel : atteinte des coronaires, séquelles d'AVC, thromboses, thrombophlébites....
- **Maladies virales :** grâce à leurs propriétés antivirales, elles seront efficaces dans les cas d'herpès, de grippe, hépatites, maladie de Lyme, Epstein-Bar... couplées à des huiles essentielles à phénols.
- **Cancers :** elles agissent de manière curative, mais surtout en prévention des métastases, (bropaïne, un remède composé de bromélaïne et de papaïne, donne des résultats exceptionnels).

- **États inflammatoires :** rhumatismes, fibromyalgie, burn out, intoxications, maladies auto-immunes, allergies, intolérances alimentaires, tendinites, stase lymphatique, stress, états infectieux
- **Blessures diverses :** elles accélèrent les processus de guérison en cas de gonflement, d'œdème, de contusion, d'inflammation locale
- **Fatigue inexpliquée** (encrassage de l'organisme, encombrement intestinal...)
- **Mauvaise haleine**
- **Constipation**

Dysfonctionnement enzymatique

Il est largement impliqué dans le développement des maladies d'encrassage, qu'elles soient ou non malignes ; même si l'encrassage s'exerce à d'autres niveaux, dans le milieu extra-cellulaire et sur bien d'autres éléments du milieu intracellulaire. Le blocage plus ou moins complet de certaines cascades enzymatiques représente une des causes principales de pathologies. Ainsi les enzymes interviennent au départ de pathologies graves et ultérieurement dans les processus d'encrassage.
Environ 20 % de ces enzymes franchissent la barrière digestive et exercent des actions que ne peuvent réaliser les propres enzymes du patient. L'ensemble des enzymes contribuent ainsi à un confort digestif, combattent la paresse intestinale et renforcent les défenses de l'organisme.
Nous conseillons des médicaments contenant de nombreuses enzymes diversifiées pour couvrir un maximum d'actions spécifiques. Je vous recommande Enzy 20 qui contient une vingtaine d'enzymes aptes à réguler tous les métabolismes et relance les mécanismes d'auto guérison.

Conseils d'utilisation : l'absorption intestinale des enzymes n'étant que de 30 %, les quantités recommandées doivent être élevées afin d'atteindre le but curatif désiré. L'ingestion doit se faire avec beaucoup d'eau et entre les repas.

- Enzy 20 : 2 fois 2 gélules avant les repas durant 2 mois. À renouveler *(labo Phyt-Inov)*

Les pathologies assimilées à la vieillesse

- Alzheimer (la maladie d')
- Andropause
- Arthrose
- AVC (accident vasculaire cérébral)
- Cancer
- Dépression nerveuse
- Diabètes (les deux diabètes)
- Infarctus du myocarde
- Infections
- Insomnie ou troubles du sommeil
- Maladies auto-immunes
- Maladies liées aux métaux lourds
- Ménopause
- Surpoids
- Ostéoporose
- Sexualité (troubles de la)
- Thyroïde

Alzheimer (la maladie d')

Il y a plus de cent ans (1907), soit un demi-siècle après le début de la révolution industrielle (vers 1 850), Alois Alzheimer décrivait les lésions neuropathologiques de la maladie qui porte son nom : les plaques séniles extra-cellulaires et les dégénérescences neurofibrillaires observées pour la première fois chez une patiente atteinte d'une démence dont les premiers symptômes étaient apparus à l'âge de 51 ans.

Aujourd'hui, la maladie d'Alzheimer (MA) représente un problème majeur de santé publique dans les pays développés et un véritable défi médical et ce pour deux raisons :
❶ Sa prévalence très élevée dans les pays en développement ayant adopté le mode de vie à l'occidentale est proportionnelle à l'espérance de vie.
En France, selon l'INSEE, on estime le nombre de cas à environ un million avec 220 000 cas annuels supplémentaires. Il y en aurait plus de 4 millions aux États-Unis.
Dans le monde : 40 millions de cas et on prévoit un doublement du nombre de cas tous les 20 ans (81 millions en 2 040).
❷ Son caractère totalement incurable, comme d'ailleurs la plupart des autres maladies neurodégénératives (myasthénie, sclérose en plaques [SEP], sclérose latérale amyotrophique [SLA], maladie de Parkinson...).
La maladie d'Alzheimer appartient à la classe des maladies dites neurodégénératives. Elle est définie comme une démence d'évolution insidieuse et progressive avec des lésions cérébrales particulières. Ces lésions, les plaques séniles – et les dégénérescences neurofibrillaires, – perturbent le fonctionnement des neurones et aboutissent à leur mort.

Constitution du cerveau et des neurones

L'élément constitutif principal du cerveau est le neurone. Le reste est constitué de cellules gliales (astrocytes, oligodendrocytes, microglie, cellules épendymaires, cellules de Schwann...) ou de cellules de soutien chargées de nourrir et protéger le neurone. Il y a environ 100 milliards de neurones dans notre cerveau et environ deux fois plus de cellules gliales. Un neurone est constitué comme toutes les cellules, d'un cytoplasme (liquide) entouré d'une membrane cellulaire, et en son centre se trouve le noyau de la cellule renfermant l'ADN.

Ainsi un neurone est constitué de plusieurs parties :
❶ Un corps cellulaire comprenant la partie principale du cytoplasme et le noyau cellulaire.
❷ Des dendrites, sortes de ramifications partant du corps cellulaire et en connexion avec de nombreux autres neurones.
❸ Un axone, sorte de long prolongement du corps cellulaire qui peut atteindre plusieurs dizaines de centimètres voire davantage, qui entre en relation avec le neurone suivant par l'intermédiaire d'une synapse. Le long de l'axone circule l'influx nerveux, et lorsque celui-ci arrive à la synapse, il déclenche une libération de neurotransmetteur dans l'espace intersynaptique. Ce neurotransmetteur va être repris par le neurone suivant, ce qui va déclencher à son tour la production d'un influx nerveux le long de son axone jusqu'à la synapse suivante, et ainsi de suite.

Les axones sont souvent entourés d'une gaine de myéline, substance essentiellement graisseuse chargée de protéger l'axone et de permettre le libre passage de l'influx nerveux.
Les corps des neurones sont tous regroupés à la périphérie du cerveau, formant la substance grise. Les axones se trouvent donc dans la partie interne formant la substance blanche. Ce sont eux qui vont constituer l'essentiel de la moelle épinière et des nerfs.
L'influx nerveux y circule depuis le corps cellulaire jusqu'à la synapse. Cet influx est un véritable petit courant électrique. La membrane cellulaire est porteuse d'une différence de potentiel entre le milieu interne et externe de la cellule : les ions positifs sont d'un côté de la membrane et les ions négatifs sont de l'autre côté. L'influx nerveux vient d'une inversion de cette différence de potentiel qui se déplace le long de l'axone (inversion de côté des ions positifs et négatifs). Les lipides de la membrane se

comportent comme des condensateurs et les protéines comme des résistances. La différence de potentiel est due aux différences de concentration entre les milieux intra et extra-cellulaires en sodium (Na) et potassium (K). C'est dire l'importance de la qualité des lipides et protéines, et aussi des apports suffisants en sodium et potassium pour assurer une bonne communication.

C'est cet influx nerveux qui envoie les ordres du cerveau vers la périphérie et aussi de la périphérie vers le cerveau
Les neurotransmetteurs sont des substances chimiques, sortes d'hormones, libérées au niveau des espaces intersynaptiques. Il existe de nombreux neurotransmetteurs différents. Ce sont : l'acétylcholine, la dopamine, la noradrénaline, l'adrénaline, la sérotonine, la glycine, la GABA, le glutamate, l'aspartate, les enképhalines… Chacun a une fonction différente :

- Les enképhalines participent à l'intégration des informations relatives à la douleur,
- La dopamine nous permet de démarrer le matin,
- La noradrénaline nous pousse à continuer,
- La sérotonine est l'hormone de la sérénité et sa baisse provoque émotivité, insomnie, manque d'entrain, états dépressifs.
  Elle est fréquemment diminuée dans la maladie d'Alzheimer.

Ces 4 neuromédiateurs nécessitent l'intervention de la vitamine B6.

Les plaques séniles

Elles sont constituées d'un foyer plus ou moins homogène, constitué par l'accumulation d'un produit de la dégradation d'une protéine, *l'Amyloïde Precursor Protein* (Précurseur de la protéine amyloïde), un des constituants de la membrane des neurones.
À l'état normal, la dégradation de cette protéine produit, en faible quantité, un fragment appelé peptide *amyloïde* ou *peptide A*β qui est résorbé.
À la suite d'agressions diverses (antigènes), une quantité anormale de ce peptide se constitue et n'est pas résorbée. Il s'accumule alors entre les neurones pour former le cœur des plaques séniles.
Ce dépôt s'enveloppe de débris de prolongements neuronaux, ce qui explique la toxicité du peptide amyloïde pour les neurones.

Les dégénérescences neurofibrillaires

Elles sont constituées d'une variété de protéines désignées sous le terme de protéines *tau*, qui jouent un rôle important dans la circulation des molécules à l'intérieur des neurones. Ces protéines *tau* contiennent un taux anormal de phosphore (elles sont dites hyperphosphorylées) : elles s'agrègent pour former des filaments épais qui gênent le fonctionnement du neurone et finissent par entraîner sa mort.

Régions du cerveau affectées

Les lésions de la maladie d'Alzheimer ne touchent pas toutes les régions du cerveau de la même manière. Leur apparition et leur extension dans le cerveau se font dans un ordre déterminé.
Elles apparaissent pratiquement toujours au niveau de régions cérébrales situées sur la face interne du cerveau. En particulier les régions *hippocampiques*, parce que leur forme ressemble à celle d'un hippocampe.
De là, les lésions gagnent les parties postérieures du cortex cérébral, au niveau des zones qui coordonnent entre elles les informations, visuelles, auditives, sensorielles... (zones dites d'association), dont le fonctionnement sous-tend le langage, l'exécution des gestes, la reconnaissance des objets ou des personnes.
Ces régions jouent un rôle essentiel dans la mémoire et dans la vie émotionnelle.
C'est la localisation des lésions qui détermine l'ordre d'apparition et la progression des symptômes.

Rôle de l'acétylcholine

L'acétylcholine est impliquée dans la mémoire, l'attention et l'action.
La maladie d'Alzheimer est caractérisée par une baisse de l'acétylcholine ainsi que par une anomalie portant sur certains récepteurs cellulaires (appelés nicotiniques) de l'acétylcholine. Cette baisse serait due à l'action d'une enzyme l'acétylcholinestérase (AChE) qui dégrade l'acétylcholine. Les traitements actuels de la maladie d Alzheimer comme l'Aricept

agissent sur cette enzyme : ils inhibent l'action de l'enzyme permettant ainsi le maintien du taux d'acétylcholine au niveau des synapses.
Une équipe de chercheurs de l'INSERM a publié, dans le *British Medical Journal*, un article expliquant que les médicaments anticholinergiques, prescrits aux personnes âgées pour des incontinences urinaires, produisent des troubles comparables à un début de maladie d'Alzheimer. Ces médicaments affectent particulièrement la mémoire immédiate et le langage.
Le principal neuromédiateur impliqué dans le mécanisme d'inhibition calcique est l'acétylcholine avec comme supports la vitamine B3 le tryptophane et la vitamine B6. La synthèse de l'acétylcholine à partir de la choline nécessite la vitamine B1.
Mais d'autres neurotransmetteurs sont impliqués dans la transmission de l'influx nerveux aux côtés de l'acétylcholine. Ce sont :

- le GABA acide gamma aminobutyrique : neuromédiateur anticonvulsivant
- la sérotonine produit un effet inhibiteur au niveau du cerveau, et intervient dans la maîtrise de l'humeur
- la noradrénaline
- la dopamine avec pour cette dernière un impact particulier dans la maladie de Parkinson

Précurseur de l'adrénaline et de la noradrénaline.

La médecine officielle préconise le Donépézil, (Aricept), la rivastigmine (Excelon) et la galantamine (Reminyl). La Haute Autorité de Santé vient d'en contester l'« efficacité ».
Ces médicaments augmentent l'activité de l'acétylcholine dans le cerveau, mais aussi, malheureusement, au niveau des organes périphériques, ce qui peut provoquer des effets indésirables surtout en début de traitement.

Ce mécanisme anticholinestérasique qui bloque l'enzyme acétylcholinestérase (empêchant ainsi la destruction de l'acétylcholine après le passage de l'influx nerveux) ne permet plus au récepteur de se détacher de l'acétylcholine pour se préparer à recevoir une nouvelle molécule d'acétylcholine ; il y a donc accumulation d'acétylcholine au niveau de la fente synaptique et interruption de fait de la transmission de l'influx nerveux mais une interruption associée à de nombreux signes d'hyperexcitabilité de la fibre nerveuse par dépolarisation intempestive de la membrane post-synaptique. Le récepteur cholinergique épuisé d'être sollicité en permanence par l'acétylcholine finit par se détacher de celle-ci.

L'interruption de la transmission de l'influx nerveux s'accompagne d'un syndrome convulsif en rapport avec l'œdème tissulaire (par accumulation d'ions sodium Na + dans le secteur extra-cellulaire) ; ce mécanisme de blocage des canaux K + est en fait un stade d'aggravation du mécanisme d'inhibition calcique. En effet le canal Na+ /K+/H+ est magnésium-dépendant et son blocage prédispose à la rupture de la barrière hémato-encéphalique (BHE) : le dernier rempart dans la protection.

Par ailleurs le fait qu'une augmentation du calcium intracellulaire soit associée à l'action neurotoxique du peptide β amyloïde a conduit certains auteurs à considérer les inhibiteurs calciques (IC) comme pouvant jouer un rôle neuroprotecteur au stade précoce de la MA : il n'en est et n'en sera malheureusement rien car l'inondation intracellulaire par le calcium est déjà synonyme de mort cellulaire ! Ce constat confirme d'une part le bien-fondé de la responsabilité du trouble du métabolisme du calcium dans la mort cellulaire, d'autre part qu'il convient dans ce cas non pas d'user d'inhibiteur calcique (IC) mais d'optimiser en amont la biodisponibilité du calcium, objectif impossible à atteindre par les IC et plus généralement par tous les traitements symptomatiques ; rappelons que le mécanisme d'inhibition calcique crée la rigidité cadavérique !

La grande famille des médicaments inhibiteurs calciques

Ce sont :

- les β bloquants (Avlocardyl, Sectral)
- les neuroleptiques
- les antidépresseurs imipraminiques
- les statines (Tahor, Crestor)
- les IPP (Inhibiteur de la pompe à protons) dans RGO (reflux gastro œsophagien), gastrite
- la plupart des anticoagulants
- les diurétiques
- les biphosphonates (Fosamax, Actimel, Didronel)

dans l'ostéoporose.

Ces mêmes inhibiteurs calciques peuvent devenir des bloqueurs de canaux potassium (pharmacologiquement comparables aux anticholinestérasiques). Mais qu'ils soient anticholinestérasiques ou inhibiteurs calciques, tous ces corps sont des inhibiteurs de la chaîne respiratoire mitochondriale (CRM) et donc du cycle de Krebs.

Nutriments du cerveau

Un neurone est une cellule vivante, elle a donc besoin de nourriture, d'eau, d'énergie et d'oxygène pour vivre. En leur absence, elle dégénérera et mourra. La cellule nerveuse est constituée de 70 à 80 % d'eau, ce qui est énorme. Cette eau est aussi très importante pour la conservation et la transmission de l'information comme nous le montrent les derniers travaux de la physique quantique. Par ailleurs, la membrane cellulaire est constituée de phospholipides. La qualité des lipides (graisses) est importante pour que la membrane puisse remplir son rôle. Elle doit être perméable pour laisser entrer dans la cellule les informations qui la concernent ainsi que les nutriments utiles à son entretien sans être non plus trop perméable et laisser tout entrer, ou encore être trop imperméable et ne plus rien laisser passer... Ces deux extrêmes peuvent être nuisibles à la survie de la cellule.

Les synapses sont un lieu d'activité intense par libération des vésicules des neuromédiateurs, activation des récepteurs, capture, etc. Dans cette classe de pathologies on pourrait citer toutes les anomalies de la neurotransmission synaptique, qui dépendent fortement de la souplesse des membranes pré et postsynaptiques et de la mobilité des récepteurs.

Le cerveau, premier consommateur d'oxygène chez le mammifère, est un organe dont les membranes cellulaires sont particulièrement riches en acides gras polyinsaturés à longue chaîne. Il possède à ce titre un système de protection anti-radicalaire très puissant. Mais lors du vieillissement ce potentiel de protection diminue et les cellules du système nerveux central perdent alors peu à peu leur intégrité.

On sait que les altérations membranaires d'origine radicalaire perturbent aussi les échanges ioniques, notamment le système de pompe à sodium-potassium. De nombreuses anomalies rencontrées dans le cerveau du sujet âgé, ainsi que les phénomènes de vieillissement cérébral, d'ischémie et même la maladie d'Alzheimer, seraient la conséquence d'agressions continues par les radicaux libres. La prise d'antioxydants au long cours doit permettre de ralentir fortement les processus d'involution cérébrale consécutifs à des détériorations oxydatives.

Anomalies microscopiques

L'examen anatomopathologique révèle deux altérations majeures :

- les plaques séniles siégeant en dehors des neurones
- les dégénérescences neurofibrillaires siégeant à l'intérieur des neurones.

Les trois phases du développement de la maladie

Les lésions cérébrales de la maladie d'Alzheimer, comme celles de toutes les maladies neurodégénératives, se développent de façon insidieuse et très progressive. On peut ainsi distinguer trois phases dans l'évolution de la maladie.

❶ Au départ, les lésions cérébrales se constituent très lentement, sans donner aucun symptôme clinique : c'est la phase préclinique, complètement silencieuse, dont la durée est évaluée à quinze-vingt ans, mais qui pourrait même être plus longue.

❷ Lorsque les lésions cérébrales atteignent un certain degré d'intensité et d'extension, les premiers symptômes apparaissent. Dans l'immense majorité des cas, du fait du siège initial des lésions dans les régions hippocampiques, ce sont des troubles de mémoire et des modifications du comportement. Peu à peu ces troubles s'accentuent et d'autres déficits intellectuels peuvent apparaître, en particulier des troubles du langage, mais l'activité quotidienne est largement respectée et seules les activités les plus complexes sont affectées. Cette *phase prédémentielle* dure en moyenne deux à quatre ans.

❸ Lorsque les déficits intellectuels atteignent plusieurs fonctions et que leur sévérité interfère de façon nette avec la vie quotidienne, la troisième phase, dite *démentielle*, est atteinte. Selon la définition internationale, ce n'est qu'à partir de cette phase que le diagnostic peut être porté avec une probabilité suffisante (on parle alors de maladie d'Alzheimer probable). Selon la sévérité des déficits cognitifs et du retentissement sur la vie quotidienne, la démence est qualifiée de légère, modérée ou sévère.

La mort survient dans un délai moyen de huit à dix ans, soit du fait de maladies associées (cancer, maladies cardio – ou cérébro – vasculaires) soit de broncho-pneumopathie lorsque le malade est devenu grabataire.
Le dysfonctionnement cérébral dû à la maladie se traduit par trois types de symptômes : les troubles cognitifs (intellectuels), les modifications du caractère et du comportement et le retentissement sur la vie quotidienne.
Les fonctions cognitives sont les fonctions qui nous permettent de comprendre et d'agir sur le monde : mémoire, langage, exécution des gestes, reconnaissance des objets et des personnes, capacité d'abstraction, de planification, de contrôle des tâches et de leurs objectifs (fonctions exécutives), bref un nouvel habit pour les fonctions intellectuelles.
Les différents types de symptômes ne sont pas indépendants les uns des autres, ils interagissent entre eux. Ainsi, la présence de troubles affectifs (démotivation, dépression) contribue à restreindre les activités quotidiennes, d'où, en retour, une baisse de l'estime de soi et l'apparition ou le renforcement des idées dépressives, et, en définitive, une aggravation du dysfonctionnement cognitif.
La fréquence et la sévérité des différents symptômes varient selon le stade de la maladie.

Les premiers signes de la maladie

La mémoire est la première fonction cognitive à être affectée par la maladie d'Alzheimer. Si ces altérations sont devenues emblématiques, elles ne sont pas les seules à exister. L'entourage de la personne en décèle bien d'autres dès les prémices de la maladie.
La maladie d'Alzheimer débute le plus souvent par des troubles de la mémoire. La personne a du mal à se rappeler les événements qui se sont produits dans les heures ou les jours précédents et à mémoriser des informations nouvelles.

- **La mémoire des faits récents,** c'est-à-dire la mémoire à court terme (ou encore mémoire de travail), est la plus précocement touchée. Rappelons qu'elle permet de maintenir en mémoire pendant un temps court (2 minutes) des éléments nécessaires à une opération cognitive. On en déduit que lorsqu'elle est atteinte de façon importante, de nombreux actes de la vie quotidienne sont perturbés.

- **La mémoire à long terme** est altérée de façon différente selon que l'acquisition de cette mémoire est implicite ou explicite. Rappelons que le mode d'acquisition explicite se fait de façon consciente et volontaire mémoire épisodique et mémoire sémantique), contrastant avec le mode implicite qui, lui, se fait sans effort d'acquisition par la répétition d'un geste (mémoire procédurale).

C'est la mémoire explicite qui est précocement altérée, gênant ainsi l'apprentissage. Plus précisément, au tout début de la maladie, c'est la mémoire épisodique qui est la plus altérée, plus que la mémoire sémantique, rendant difficile la conservation des épisodes de la vie du sujet, d'autant plus qu'ils sont récents.

L'entourage proche, le conjoint, les enfants sont rapidement sensibles aux troubles affectant le langage aussi bien écrit qu'oral. Les troubles du langage écrit s'observent à travers des fautes d'orthographe ou l'emploi de lettres capitales pour écrire son courrier. Les troubles du langage oral s'observent au cours des conversations. Il manque des mots. Un mot est utilisé à la place d'un autre.

La désorientation dans l'espace et le temps interpelle rapidement. Placée dans de nouveaux lieux, la personne se repère de plus en plus difficilement. Face à de nouvelles situations, elle a du mal à s'adapter. Pour pallier les dangers auxquels cette faiblesse l'expose, la personne ne s'éloigne plus de sa rue ou de son quartier. Elle a du mal à retenir la date du jour.

Le comportement et l'humeur se modifient sensiblement. Il s'agit plus souvent d'une apathie que d'une agressivité. La personne a de fréquentes sautes d'humeur. Souvent anxieuse, elle devient irritable, agressive, attitude renforcée par l'altération du sommeil. Parfois, prenant conscience de sa dégradation intellectuelle, elle développe une véritable dépression.

La personnalité mute : tendance à s'isoler, à se replier sur elle-même. Les activités qui l'intéressaient auparavant sont abandonnées : plus de jardinage, plus de bricolage, la garde des petits-enfants n'allume plus aucune étincelle d'envie.

Les marqueurs de la maladie d'Alzheimer (M.A)

Les marqueurs neuropathologiques et neurochimiques, caractéristiques de la MA, sont hélas de constatation post mortem et l'imagerie médicale n'est pas décisive pour le diagnostic ; même les tests cognitifs de dépistage « précoce » ne sont d'aucun secours pour une prise en charge médicamenteuse efficace. Force restera donc à la prévention, laquelle — est plus logique mais suppose un changement du mode de vie. On décrit dans la MA deux types de marqueurs principaux : les plaques séniles et les dégénérescences neurofibrillaires.

C'est ainsi que l'on peut affirmer que la maladie d'Alzheimer est une maladie du métabolisme des protéines : ce métabolisme protéique semble bloqué, comme figé, synonyme de mort du neurone et donc de l'arrêt de fonctionnement de ses organes vitaux, à savoir :

- la membrane cellulaire responsable des échanges avec l'extérieur,
- la mitochondrie est le siège de la respiration cellulaire et de la production d'énergie assurée par l'Adénosine triphosphate (A.T.P) à partir de l'oxygène ; l'ATP représente l'énergie universelle dont la cellule a besoin pour assurer le maintien des grandes fonctions vitales de l'organisme (digestion, respiration, transmission de l'influx nerveux...).

Cette énergie, initialement dévolue à la santé et à la vie cellulaire, est désormais détournée en cas de maladie d'encrassage pour assurer quasi exclusivement la défense immunitaire et l'élimination des molécules étrangères et ce, via les réactions d'hypersensibilité et les mécanismes de phosphorylation-déphosphorylation. Ainsi se trouve menacée lentement mais sûrement la vie de la cellule car à force de passer le plus clair de son temps à pourchasser et combattre l'ennemi on s'essouffle, on s'épuise et on risque à tout moment d'y laisser sa propre vie.

Presque tous les médicaments consommés à doses pondérables et au long cours induisent en un premier temps une hyperperméabilité intestinale et un stress oxydant par production de radicaux libres oxygénés.

Les traitements symptomatiques, contribuent à faire reculer l'échéance d'un vrai traitement de la cause et, finissent par induire un phénomène d'échappement thérapeutique (loi d'inversion) en recourant à une polymédication, qui ne fait qu'aggraver le stress oxydatif. Toutes ces substances chimiques sont des inhibiteurs de la chaîne respiratoire mitochondriale.

et du cycle de Krebs. Elles peuvent conduire à l'apoptose et à la mort cellulaire.
On a répertorié plusieurs classes pharmacologiques inhibitrices de la chaîne respiratoire, et donc génératrices de mort cellulaire.

La barrière hémato-encéphalique (BHE)

Pour nous protéger de l'ensemble des éléments étrangers agressifs, l'organisme dispose de cinq filtres successifs :

- Les cellules intestinales : ce sont les cellules dendritiques des entérocytes ;
- Les cellules du tissu réticulo-endothélial composées de monocytes et de macrophages ;
- Les cellules vasculaires composées de cellules endothéliales vasculaires ;
- Les cellules sanguines composées de monocytes et de lymphocytes B ;
- Enfin les cellules du système nerveux central qui constitue la barrière hémato-encéphalique.

Deux types cellulaires composent la BHE. Les cellules microgliales et les astrocytes sont des CPA (cellules présentatrices d'antigène) de la barrière hémato-encéphalique ; c'est la rupture de cette barrière sous l'assaut des antigènes qui est responsable de la mort neuronale. De topographie exclusivement périvasculaire et organisées en réseau, ce sont elles qui forment la véritable BHE du système nerveux central. Leur rôle est de protéger les neurones des substances étrangères susceptibles de pénétrer dans le cerveau ou la moelle épinière par le liquide céphalo-rachidien et donc par le sang. Pour ce faire, les astrocytes forment un épithélium « très étanche » en jonctions serrées qui tapisse les parois des ventricules cérébraux et de la moelle épinière. Outre leur fonction de protection, les astrocytes jouent un rôle majeur dans le maintien du fonctionnement des synapses neuronales et dans les processus de mécanismes conduisant à la rupture de la BHE. Elle ne remplit plus son rôle de filtre empêchant l'entrée des nombreux antigènes.

Aucune neurogenèse n'est possible en cas de rupture de cette barrière (sauf au niveau des nerfs du système nerveux périphérique) et les neurones détruits sont irrémédiablement perdus ce qui se produit dans la maladie d'Alzheimer, SLA, Parkinson, SEP.

C'est ainsi qu'on peut affirmer qu'en partie la maladie d'Alzheimer est une maladie iatrogène résultant de la prise au long cours de produits chimiques (statines, biphosphonates, IPP, pilules contraceptives, antidépresseurs, hypotenseurs…).
Le prolongement factice de la durée de vie dans les pays occidentaux (en raison de l'utilisation de traitements symptomatiques) explique l'extraordinaire prévalence de la MA et des maladies de stress oxydant.,

En effet, si ces pays peuvent se prévaloir de l'une des espérances de vie les plus élevées au monde (seul le Japon fait mieux), c'est notamment en raison d'une facilité d'accès aux soins sans équivalent dans les autres pays. Car il s'agit avant tout de soins utilisant des médicaments symptomatiques qui, ne s'attaquent pas à la cause de la maladie, mais induisent des effets indésirables cumulés au long cours et dont certains sont très inquiétants et délétères pour la cellule.

Tous ces médicaments, chimiques destinés à colmater les signes cliniques qu'ils inhibent le métabolisme cellulaire, font reculer l'échéance d'un vrai traitement étiologique. Il reste un organe qui, lui, n'est accessible ni aux traitements médicamenteux, ni même à la chirurgie : c'est le système nerveux central et périphérique, avec comme conséquence l'explosion des cas de MA qui représente une sorte d'impasse médico-sanitaire, une ultime décharge de décantation de toxines que l'organisme n'est plus en mesure d'évacuer. Mais entre-temps, les cancers auront frappé, de même que les pathologies cardiovasculaires, les maladies auto-immunes, les diabètes, l'ostéoporose…

Pour prévenir toute dégradation des neurones, il convient d'abord de fournir au cerveau les éléments donc il a besoin pour son bon fonctionnement :

- Une bonne eau, peu minéralisée,
- De sucres lents, et les aliments à index glycémique bas,
- De protéines d'origine animale (poissons, volailles) et végétale (légumineuses),
- De nutriments : vitamines, minéraux, oligoéléments,
- De l'oxygène,
- Des fibres : pectine des fruits, alginates des algues amides,
- Des graisses poly insaturées (oméga 3),
- Une protection par les antioxydants,
- Une bonne circulation cérébrale à l'aide de Ginkgo Biloba,
- Un régime méditerranéen,
- Une alimentation essentiellement biologique.

Éviter ces éléments risquant de le détériorer :

- Les sucreries et l'aspartam,
- Les métaux lourds (aluminium, cadmium, mercure…),
- Les lieux pollués, et les champs électromagnétiques, de basse fréquence, les écrans cathodiques, les micro-ondes,
- Les médicaments inutiles ou dangereux pour le cerveau.

Nettoyer l'organisme de ses toxines et autres toxiques :

- En améliorant la digestion (enzymes) et le foie,
- En faisant de l'exercice physique.

Aider le cerveau à retrouver son bon fonctionnement :

- En gérant le stress,
- En prenant un bon sommeil,
- En luttant contre la fatigue et en prenant du repos,
- En prenant du temps pour soi et ses loisirs,
- En entretenant sa mémoire par des activités ludiques (scrabble, cartes, lecture, musique…).

- En régularisant la tension artérielle, le diabète, les excès de cholestérol et de triglycérides,
- En entretenant son autonomie et en continuant de faire soi-même ses courses, ses démarches administratives, etc.
- En prenant des compléments (vitamines, oligoéléments, minéraux), des plantes, de l'homéopathie susceptible de venir renforcer la mémoire.

Traitement

Un complexe de vitamine B

La vitamine B6 (acide folique) est essentielle au métabolisme des protéines et des acides aminés. Elle intervient dans la protection de la cellule nerveuse et dans la formation de l'hémoglobine. On la trouve dans les poissons, l'ail, le jambon, les noix et les noisettes, les pommes de terre et la banane.
La vitamine B3 participe à la production énergétique et au bon fonctionnement du système nerveux. Elle a une action vasodilatatrice qui permet d'améliorer la circulation cérébrale. On la trouve dans le foie, les anchois, le poisson, les dattes, les figues, les avocats, les prunes et les céréales complètes.
La vitamine B1 est importante pour le métabolisme des glucides et pour la communication entre les neurones par l'intermédiaire de l'acétylcholine. On la trouve dans les viandes de porc, les noix, les noisettes, les petits pois, les légumineuses, les algues et la levure.
La vitamine B9 intervient dans la protection des cellules nerveuses et la fabrication des globules rouges. Elle permet le renouvellement et l'oxygénation des cellules, ainsi que la synthèse des neurotransmetteurs. Elle se trouve dans le foie, les œufs, les légumes verts, les lentilles, les épinards, le maïs et les châtaignes.
La vitamine B12 est indispensable pour le bon fonctionnement des neurones, la synthèse des protéines et la fabrication des globules rouges. La vitamine B12 ne se trouve que dans les produits animaux : poisson, huîtres, bigorneaux, foie, rognon entre autres.

Par ailleurs, les carences en vitamines B sont fréquentes chez les personnes âgées : 50 % d'entre elles seraient carencées en vitamine B1, 15 à 30 % en vitamine B6, 10 à 30 % en vitamine B9, et 11 % en vitamine B12. D'autant plus qu'une alimentation pauvre en vitamines B9 et B12 augmente le risque - deux ou trois fois - d'atrophie cérébrale ou de maladie d'Alzheimer dans les dix ans.
En effet, ces vitamines en limitant le taux d'une substance connue pour son effet nocif sur la mémoire, l'homocystéine, substance pro-inflammatoire évitent le déclin intellectuel. Il est donc intéressant de consommer de ces vitamines dans notre alimentation quotidienne.

Les oméga 3 et 6

Les acides gras jouent un grand rôle dans notre cerveau. Elles constitueraient environ 50 % du poids sec de notre cerveau. Ce sont surtout des acides gras essentiels que l'organisme ne peut pas fabriquer, dont surtout l'acide alpha-linolénique appelé aussi acide gras 3 ou oméga 3. Ces graisses sont retrouvées surtout au niveau :
Des membranes cellulaires qui sont constituées de phospholipides. Elles permettent, entre autres, le libre-échange avec le milieu extra-cellulaire (nutriments, informations, élimination des déchets) et la bonne transmission de l'influx nerveux par la dépolarisation membranaire.
Des gaines de myélines entourant et protégeant les axones.

Parmi les acides gras polyinsaturés, deux sont « essentiels » l'organisme ne sachant pas les fabriquer, ils doivent impérativement être apportés par l'alimentation. Ce sont les acides linoléique (tournesol, maïs, pépins de raisin) et alpha-linoléique (noix, lin, colza). Une fois absorbés, ils sont transformés en d'autres acides gras. L'acide linoléique donne naissance aux acides gras de la série oméga 6. L'acide alpha-linolénique est à l'origine de tous les acides gras de la série oméga 3.
Dans les pays occidentaux aujourd'hui, les habitudes alimentaires conduisent à un apport excessif des acides gras essentiels de la série oméga 6. Le déséquilibre flagrant entre oméga 3 et oméga 6 s'explique en premier lieu par la consommation excessive d'huile de tournesol notamment (mais aussi maïs, soja, pépins de raisin).

Plus que la quantité d'acides gras apportée, c'est avant tout la notion de balance d'apport entre oméga 6 et oméga 3 qui importe. Idéalement, le rapport des acides gras oméga 6/oméga 3 devrait être le 4 pour 1. Certains auteurs préconisent même 2 pour1.
Prendre EPA-Krill 2 fois 2 gélules
ou Lyprinol (Krill + moules fraîches) 2 fois 2 gélules (plus efficace)

La prise d'acides gras polyinsaturés s'accompagne d'antioxydants.

Les antioxydants

Le déclin des fonctions intellectuelles et cognitives est étroitement lié à un processus oxydatif important ; c'est-à-dire à une action prépondérante des radicaux libres par rapport aux antioxydants.
Les radicaux libres viennent agresser le cerveau, favorisant son vieillissement et aussi générant la maladie d'Alzheimer. Les antioxydants, en s'opposant aux radicaux libres permettraient de prévenir cette maladie et les antioxydants constitueraient bien un excellent traitement préventif de cette maladie.

On considère en effet qu'un faible taux d'antioxydants est un facteur de risque de démence et que, au contraire, un niveau élevé de certains antioxydants, surtout le sélénium et les vitamines A, C et E, pourrait assurer une protection cérébrale et retarder l'apparition des troubles cognitifs.

• ***La vitamine A (et son précurseur le bêta-carotène).*** On la trouve sous forme de rétinol dans les produits d'origine animale, surtout dans les œufs. Elle est sous forme de bêta-carotène ou pro-vitamine A dans les produits d'origine végétale comme les fruits et les légumes. Ce bêta-carotène sera ensuite transformé en vitamine A dans l'intestin.
La vitamine A peut-être considérée comme unc hormone dans la mesure où elle est capable de moduler un grand nombre de gènes. Parmi ces gènes, on trouve ceux qui codent pour les protéines qui participent à la potentialisation à long terme (PLT) qui s'accompagne d'un profond remodelage des circuits neuronaux. Les synapses qui changent de taille. Ces synapses nouvelles s'activent alors qu'elles étaient silencieuses. Cette forme de plasticité synaptique sous-tend le stockage des informations à long terme.

La vitamine A participe également à la formation des protéines nécessaires à la neurogénèse.

• ***La vitamine C.*** 2 à 3 grammes par jour *(labo Phyt'Inov).*

• ***La vitamine E.*** L'accumulation anormale du peptide bêta-amyloïde est caractéristique de la maladie d'Alzheimer. In vitro, la vitamine E protège les cellules nerveuses de l'action cytotoxique du peptide bêta-amyloïde et préserve la composition lipidique des membranes des neurones. Chez l'homme, pour des personnes au stade précoce de la MA, une étude comparative conclut au ralentissement de l'évolution de la maladie par le traitement par de fortes doses de vitamine E (2000 LII/jour).

• ***L'acide alpha-lipoïque*** serait l'antioxydant universel. Il est très puissant et neutralise de nombreux radicaux libres. Il recycle également la vitamine C, la vitamine E, le Coenzyme Q10 et le Glutathion après leur utilisation leur redonnant leur efficacité antioxydante. Il permettrait enfin l'élimination de nombreux métaux lourds.

- R. Alpholipoic Acid	1 gélule/jour
- Femoxir (antioxydant pour la femme)	1 cp/jour
- Androxir (antioxydant pour l'homme)	1 cp/jour
- Master-Ao (le maître des antioxydants)	2 cp/jour

Ces 4 produits pendant 3 mois au *labo Longevie*

• ***Le Coenzyme Q10*** est aussi un des antioxydants les plus efficaces en protégeant à la fois les mitochondries et les membranes cellulaires de l'agression des radicaux libres. Il protégerait tout à la fois le système cardio-vasculaire et le système nerveux.

- Ail coenzyme Q10	2 fois 2 gélules *(labo Phyt'Inov)*
- Ou Co-Qtion 10	2 gélules aux repas *(labo Le Stum)*

Durée 2 mois.

• ***Les flavonoïdes.*** Les flavonoïdes sont ces poly phénols d'origine végétale que l'on trouve dans le vin rouge, le thé, les fruits et les légumes. Leur fort pouvoir antioxydant est connu depuis longtemps. Restait à mettre en relation pouvoir antioxydant et fonctions cognitives.
Le thé vert contient en très grande quantité des catéchines dont la plus active se nomme l'épigallocatéchine gallate (EGCG) qui présente des activités antioxydantes exceptionnelles. Cette molécule est 200 fois plus antioxydante que la vitamine E.

• ***Le sélénium.*** Différentes recherches ont prouvé le rôle protecteur du sélénium dans de nombreuses maladies :
C'est la glutathion-peroxydase, enzyme clé des défenses intracellulaires, qui protège les membranes cellulaires et le noyau contre l'oxydation due aux agressions des radicaux libres. Or le sélénium est le coenzyme de la glutathion-peroxydase.
C'est un puissant antioxydant qui protège la cellule contre les effets toxiques des métaux lourds (arsenic, mercure, plomb), de l'alcool, de la fumée du tabac et des pollutions atmosphériques diverses.
Renforce l'immunité en collaboration avec la vitamine E, par l'amélioration de l'activation et de la prolifération des lymphocytes B et par un renforcement du fonctionnement des cellules T.

• ***Épices antioydantes :*** gingembre, clous de girofle, cannelle, curcuma, cumin, poivre noir.

Les acides aminés

Les acides aminés sont les molécules principales qui entrent dans la constitution des protéines. Nous avons vu que les protéines forment ou sont à l'origine des hormones, des neurotransmetteurs, des cytokines, des prostaglandines, des interleukines qui entrent dans les systèmes de défense de l'organisme.

La Phénylalanine. Elle est précurseur de la Tyrosine et de catécholamines qui interviennent dans la synthèse de neurotransmetteurs dont la L-Dopa. Elle favorise ainsi l'apprentissage et la mémorisation.

La Méthionine. La méthionine intervient dans le métabolisme de la choline, de l'adrénaline et de la mélatonine. On la trouve dans le cerveau sous forme de S-Adénosyle-Méthionine (*SAMe*). Elle est indispensable au fonctionnement optimal du cerveau. Elle permettrait d'agir contre les états anxio-dépressifs et le vieillissement cérébral. Cet acide aminé protège contre les métaux toxiques. Enfin avec les vitamines B6, B9 et B12, elle intervient dans la synthèse des neurotransmetteurs et dans la qualité des phospholipides des membranes cellulaires, dont celles des neurones. La méthionine est un acide aminé soufré essentiel, qui ne peut être fabriqué par notre organisme.

L'acide Glutamique. C'est à la fois un acide aminé et un neurotransmetteur. Il se trouve en grande quantité principalement dans l'hippocampe, zone centrale du cerveau qui joue un grand rôle dans la mémorisation. Il est donc un excellent stimulant de la mémoire.
La glutamine est synthétisée à partir de l'acide glutamique. Toutefois les acides glutamiques (E620 à 625) intensifient le goût des aliments, mais peuvent déclencher chez les individus sensibles des paresthésies, des palpitations, des céphalées : c'est le fameux « syndrome du restaurant chinois ».

La Taurine. Elle serait le second acide aminé dans la région de l'hippocampe, juste après l'acide glutamique. Elle intervient comme régulateur de l'activité électrique du cerveau. C'est dire son importance sur les processus de mémorisation. Elle stabiliserait également les membranes cellulaires ainsi que certains neurotransmetteurs. Elle aide à faire face aux situations stressantes en limitant les sécrétions d'adrénaline et de noradrénaline. Elle favorise aussi l'entrée du magnésium dans les cellules. Enfin, la taurine joue un grand rôle dans la détoxication de l'organisme par le foie.

Le Tryptophane. C'est un acide aminé très important pour le système nerveux. C'est un précurseur de la sérotonine, sous sa forme 5 Hydroxy Tryptophane (5HTP). Il permet de régulariser le moral, l'anxiété, l'appétit et le sommeil. On le retrouve dans les poissons, les œufs, les laitages, les arachides et le soja. On le trouve aussi dans une plante : le Griffonia simplicifolia, et dans le lactosérum. Il est vendu aussi sous forme de 5HTP.
Tyrosine : antioxydant et antiparkinsonien, précurseurs de 2 neurotransmetteurs (dopamine et noradrénaline qui interviennent dans l'initiative et la recherche du plaisir comme l'ocytocine).

Oligo-éléments

Les oligo-éléments sont des métaux et des minéraux existants à l'état de traces dans notre organisme. Ils y sont pourtant indispensables parce qu'ils interviennent comme cofacteurs ou enzymes dans de nombreuses réactions chimiques. Ils ne peuvent pas être synthétisés par l'organisme.
Les meilleures sources de sels minéraux assimilables se trouvent dans les végétaux, les fruits et les légumes crus, les céréales complètes, les fruits secs et les oléagineux (noix, noisettes, amandes…).

Le Cobalt. C'est un oligo-élément indispensable pour la fabrication des globules rouges. C'est aussi un constituant de la vitamine B 12. Il aurait aussi un effet vasodilatateur améliorant la circulation sanguine.

Le Calcium. Le calcium est le minéral le plus présent dans le corps (1,5 kg). Il assure la perméabilité des membranes et permet conjointement avec le magnésium, le potassium et le phosphatidylinositol, la transmission de l'influx nerveux et donc le maintien de la vie cellulaire.

Le Phosphore. Son action est souvent associée à celle du magnésium. Mais l'excès de phosphore (caséine des laits et fromages) bloque le calcium.

Le Sélénium. Par ses nombreuses actions, le sélénium permet de lutter contre les processus de vieillissement cérébral notamment par les radicaux libres, mais aussi d'assurer de bonnes fonctions cognitives et un équilibre de l'humeur. Dans la maladie d'Alzheimer, de nombreuses observations ont montré que la concentration en sélénium cérébral était inférieure de près de 50 % à celle des témoins non atteints par cette maladie.

Le Zinc. Le zinc est un oligo-élément primordial par son intervention dans un très grand nombre de réactions chimiques dans l'organisme et principalement au niveau de la synthèse protéique et celle de l'ADN. Il intervient dans plus de 200 réactions chimiques comme enzyme ou cofacteur. Il permet ainsi la multiplication cellulaire et par là même, le renouvellement des tissus. Il est au centre de tous les processus immunitaires. Il protège le thymus, organe essentiel pour les défenses de notre organisme (Lymphocytes T). Et enfin c'est un antioxydant puissant car il lutte contre les effets nocifs de certaines toxines et certains métaux lourds.

Le Magnésium. Au niveau du système nerveux, le magnésium est impliqué dans les courants ioniques et la stabilisation des membranes cellulaires. Sa présence permet la bonne circulation de l'influx nerveux le long des axones. Il est souvent présenté comme un excellent nutriment intervenant dans la prévention du vieillissement du cerveau. Il est important pour l'équilibre psychique et émotionnel ainsi que pour la gestion du stress.

Le Silicium organique. Au niveau cérébral, le tissu de soutien contient également du silicium. Ce dernier permettrait de maintenir l'équilibre du système nerveux. De plus, le silicium élimine l'aluminium en le précipitant, ce qui lui confère une action protectrice supplémentaire pour le cerveau. Il diminue avec l'âge. La sclérose, le vieillissement et de nombreuses pathologies dégénératrices sont liées à sa chute.

Le Ginkgo Biloba

Chez l'homme aussi, l'extrait de cet arbre préhistorique a fait ses preuves ! L'étude de référence est l'étude multicentrique américaine (étude Lebars, 1997) qui a comparé sur le plan cognitif, comportemental et clinique, deux groupes de patients souffrant de démence (70 % Alzheimer, 30 % démence vasculaire). Un groupe reçoit de l'extrait de Ginkgo, l'autre pas. Amélioration cognitive, amélioration socio-comportementale, stabilisation clinique sont au rendez-vous chez plus d'un tiers des personnes qui ont reçu l'extrait.
Il présente chez l'animal, plusieurs propriétés qui lui confèrent une action neuroprotectrice globale :

- il est antioxydant, c'est-à-dire qu'il piège les radicaux libres, en particulier ceux impliqués dans les processus neurodégénératifs ;
- il a un effet protecteur contre la mort neuronale programmée (appelée apoptose) des cellules de l'hippocampe, structure clé des fonctions mnésiques ;
- il est capable de préserver la densité des synapses des cellules de l'hippocampe ;
- enfin, son action bénéfique a récemment été reconnue dans différents mécanismes impliquant la protéine bêta amyloïde à l'origine des plaques séniles, surabondantes dans la maladie d'Alzheimer.

À prendre en teinture mère 1 flacon 250 ml 2 fois 50 gouttes

- **CDP-choline :** La CDP-choline est une substance naturellement présente dans l'organisme. Elle active la biosynthèse de phospholipides structurels dans les membranes neuronales, augmente le métabolisme cérébral et agit sur les niveaux de divers neurotransmetteurs dont la noradrénaline et la dopamine. La CDP-choline a un effet neuroprotecteur dans les situations d'hypoxie et d'ischémie, améliore la performance cognitive et la mémoire dans le vieillissement cérébral.

Prendre 2 gélules de 100 mg/jour pendant 3 mois.

• **Huperzine A :** alcaloïde naturel extrait de la plante chinoise Huperzia serrata. C'est la plante de la pharmacopée traditionnelle chinoise utilisée dans le traitement des démences de type Alzheimer.
Ses effets, selon des études contrôlées et randomisées réalisées en Chine, seraient d'améliorer la mémoire, les fonctions cognitives et les comportements des personnes atteintes de la maladie d'Alzheimer. Au cours d'une étude clinique randomisée et multicentrique à laquelle ont participé 103 sujets, les chercheurs ont observé une amélioration significative après huit semaines chez les sujets qui utilisaient l'huperzine À part rapport à ceux ayant reçu un placebo. L'huperzine A agirait en limitant la destruction de l'acétylcholine en inhibant l'enzyme acétylcholinestérase.
Prendre 2 gélules de 50 mg/jour pendant 3 mois.

Compléments alimentaires

• Renforcer la fluidité membranaire (oméga 3) :
Lyprinol 2 fois 2 gélules
• Booster l'immunité : Stimu+
2 fois 2 gélules
• Relancer le système enzymatique : Enzy 20
2 gélules avant 2 repas
• Stimuler le foie : Silydium
1 gélule avant les 2 repas
• Restaurer la flore intestinale : Orthoflore
1 gélule le matin à jeun
• Désinfecter les intestins : Propolis
3 fois 2 gélules
• Restaurer l'ensemble des systèmes : l'algue aphanizomenon (Afalg)
2 gélules 1 semaine
2 fois 2 gélules 15 jours
Puis 3 fois 2 gélules
• Apporter la sérénité : Quiet full
2 fois 2 gélules
• Redynamiser : Vitamine C
2 à 3 grammes par jour. Traitement de 2 à 3 mois selon l'évolution.

Tous ces produits au *labo Phyt'Inov*

Andropause

L'andropause reste assez méconnue. Si elle est bien l'équivalent de la ménopause chez la femme, elle toucherait moins de 10 % de la population masculine à partir de la soixantaine selon les quelques études scientifiques à disposition. D'aussi faibles statistiques s'expliquent par le fait que les symptômes frappant la gent masculine sont souvent inavoués ou sous-estimés.

L'homme n'ose pas l'évoquer, n'ose pas en parler ou parfois ne veut même pas la reconnaître. Pourtant, l'andropause existe bien chez la majorité des hommes.

En réalité, l'andropause toucherait près de 20 % des hommes après 60 ans et plus de 40 % après 70 ans. Il faut dire qu'on a souvent cru que la persistance de la genèse des spermatozoïdes impliquait qu'il n'y ait pas d'équivalent de la ménopause chez l'homme. Pourtant, il existe bien une insuffisance hormonale caractéristique de l'andropause.

Elle peut revêtir des aspects multiformes mais les troubles de la libido sont constants. Une prise en charge bien conduite et dédramatisée préparera à une deuxième partie de vie épanouissante.

L'andropause regroupe un ensemble de phénomènes physiques et biologiques liés à la baisse progressive, parfois dès 45 ans, de la sécrétion de l'hormone mâle. Cette baisse survient à un âge très variable, certains hommes sont en effet « encore jeunes » à 75 ans, alors que d'autres n'ont plus de désir vers la cinquantaine.

Cette hormone a de nombreuses actions parmi lesquelles le maintien de la masse musculaire et la prévention de l'ostéoporose. Autres conséquences de sa carence, une diminution de la résistance à la fatigue.

L'andropause associe manque d'énergie, baisse du désir sexuel et faiblesse du sperme. Comme chez la femme, il peut y avoir des bouffées de chaleur, des sueurs nocturnes, des épisodes d'insomnie, de la nervosité et une prise de poids.

Car la testostérone, véritable clé de la virilité, est l'hormone qui vous fait devenir homme et, si elle est bien dosée, le rester. C'est une hormone dite sexuelle parce qu'elle attise le désir et améliore les performances sexuelles, mais elle a aussi bien d'autres effets bénéfiques pour la santé.

Les signes physiques et cliniques d'insuffisance en testostérone

- Un état anxieux où des détails peuvent être dramatisés,
- Des hésitations excessives, difficultés à prendre des décisions,
- Un manque de détermination, de prise d'initiative,
- Performances physiques diminuées,
- Un relâchement et une atrophie musculaire,
- Un corps mou et obèse,
- Des tendinites faciles aux tendons mis à contribution (genoux et tendon d'Achille),
- Des bouffées de chaleur surtout lors de réunions ou d'autres moments de stress,
- Une diminution de la libido,
- Une dysfonction érectile avec une diminution de la fréquence des érections et de l'érection matinale,
- Modification de la silhouette : relâchement de la sangle abdominale et tendance à la prise de poids avec perte de force et de volume musculaire,
- Baisse de l'énergie, ainsi qu'une récupération plus lente après un effort physique ou intellectuel,
- Diminution de la volonté d'entreprendre et de l'agressivité masculine spécifique qui se traduit parfois par une hypersensibilité, une émotivité de type féminin pouvant conduire à la dépression, voire à la dépendance de stimulants (tabac, café, alcool, médicaments, etc.). Apparition ou aggravation de troubles vasculaires et veineux,
- Évolution péjorative du bilan lipidique et du bilan glycémique, selon le mode de vie et les prédispositions génétiques,
- Apparition ou aggravation de la calvitie, surtout s'il existe un terrain génétique.

La calvitie masculine est due à un excès de dihydrotestostérone, l'hormone mâle la plus virilisante et qui dérive de la testostérone (l'hormone qui donne la pilosité et la barbe), relativement à la testostérone (l'hormone qui donne du muscle et de bons os).

La testostérone

La testostérone est entre autres, l'hormone du muscle. Un corps en bonne santé est un corps ferme aux muscles toniques, doté d'un taux optimal de testostérone ; par contre, un corps mou et relâché est typique d'un taux de testostérone bas. C'est le cas de la plupart des hommes âgés, notamment par manque de testostérone, et c'est un signe que leur santé est devenue moins bonne. C'est aussi pour cette raison qu'on ne peut se passer, tôt ou tard, de prendre de la testostérone.

La testostérone muscle tout, aussi bien le cœur, qui est un muscle, que les artères dont la paroi, à l'exception d'une fine couche intérieure appelée endothélium, est également et essentiellement musculaire. Un taux de testostérone bas favorise tant l'athérosclérose par vieillissement prématuré des parois des artères que les maladies cardiaques par dépérissement du muscle cardiaque. La testostérone protège le système cardiovasculaire. Plusieurs études scientifiques ont montré chez l'homme que plus le taux de testostérone est élevé dans son sang, moins il risque de mourir. La testostérone fortifie également les os, augmentant leur densité minérale. Mentalement, elle peut améliorer la mémoire en augmentant le nombre des connexions entre les neurones (les cellules cérébrales) et l'humeur.
Par ces effets, la testostérone s'oppose en partie au vieillissement et aux maladies liées à l'âge telles que l'obésité, le diabète, les maladies cardiovasculaires, l'ostéoporose, la maladie d'Alzheimer, la dépression des 40 ans qui ne répond pas aux antidépresseurs. Traditionnellement, on considère que seuls les hommes très âgés sont pauvres en testostérone. Ce point de vue est actuellement dépassé. Une déficience en testostérone peut survenir à tout âge ; même le nouveau-né et le tout petit enfant peuvent être déficients en testostérone. S'ils ne présentent pas un pic élevé de testostérone à la naissance et deux mois après, ses organes génitaux peuvent ne pas bien se développer et leur comportement en être affecté : comme la cryptorchie, qui est la non-descente des testicules dans le scrotum, et un comportement moins masculin. L'adolescent et le jeune adulte peuvent

être déficients en testostérone et ne pas voir se développer correctement les muscles, la barbe et la pilosité.
En moyenne, à partir de l'âge de 18 ans, l'adulte perd toutes les quatre secondes une cellule de Leydig capable de produire de la testostérone. S'il possède environ 7 millions de ces cellules à 18 ans, leur nombre chute à 2 millions à l'âge de 80 ans.
En général, chez la plupart des hommes, entre 30 et 40 ans le taux de testostérone disponible pourrait être en carence dans le sang et les tissus et engendrer des plaintes pouvant justifier une supplémentation modeste au début.

Tests de laboratoire : le bilan hormonal de l'homme

Dosage de la testostérone plasmatique

Le dosage radio immunologique de la testostérone plasmatique est le meilleur moyen d'explorer la fonction leycligienne.
La testostérone plasmatique est le meilleur élément d'étude de la sécrétion endocrine du testicule.
La formation et la maturation des cellules de Leydig sont sous la dépendance de la lutéotropine (LH) antéhypophysaire.
Pour les épreuves fonctionnelles de stimulation de la sécrétion de testostérone et d'androgènes, on pourrait *se* servir de **LH** mais les préparations commerciales de cette hormone sont chères. On préfère utiliser la gonadotrophine chorionique (HCG) qu'on extrait facilement d'urine de femme enceinte, et dont les préparations commerciales ont à la fois les activités FSH et LII.

Les FSH *(Folliculinostimuline)* **et LH** *(hormone lutéinisante)*
Il est bien de compléter le bilan hormonal masculin par les dosages de la FSH et de la LH, deux hormones gonadotrophiques d'origine hypophysaires qui stimulent la fabrication de testostérone par les testicules. Leur dosage permettra de connaître l'origine d'une baisse de la testostérone :

- **FSH et LH basses :** la baisse de testostérone est d'origine hypophysaire. L'hypophyse ne fait pas son travail. On parle alors d'origine centrale (hypophyse).
- **FSH et LH élevées :** la baisse de testostérone est d'origine testiculaire. Ceux-ci sont normalement stimulés par les TSH et LH hypophysaires, mais ils ne répondent pas à cette stimulation. On parle d'origine périphérique (testicules).

Le dosage de la SBG plasmatique

La SBG (Sex Binding Globulin) est une protéine qui, dans le plasma, fixe une grande partie des hormones sexuelles (testostérone et estradiol). Cette fixation ne permet plus à l'hormone d'exercer son action sur les tissus-cibles : on peut résumer ceci en disant que seule la fraction libre des hormones sexuelles possède une activité biologique.
Le testicule adulte sécrète 6 à 10 mg de testostérone par 24 heures. Une petite fraction circule libre dans le plasma, le reste est lié à l'albumine ou surtout, spécifiquement, à la Sex Binding Globulin (SBG). Lorsque la concentration de cette protéine augmente (hyperthyréoses, traitements œstrogéniques), la fraction libre de la testostérone diminue.
Sous l'action d'une 5 α réductase, il y a transformation en dihydrotestostérone au niveau de certains organes-cibles. Les hormones androgènes agissent sur le développement des caractères sexuels primaires et secondaires et ont également une action favorisante sur l'anabolisme protéique. Le catabolisme a lieu dans le foie, où les hormones androgènes sont transformées pour l'essentiel en 17-oxo-stéroïdes et rejoignent dans l'urine les I7-oxo-stéroïdes surrénaliens. Une partie des catabolites de la testostérone garde la fonction alcool sur le carbone 17. L'androstanediol urinaire est un reflet fidèle du métabolisme périphérique de la testostérone.

Le dosage de l'androstanediol plasmatique

Ce produit n'est formé ni par les ovaires, ni par tes testicules, ni par les glandes surrénales, mais dans les tissus-cibles des hormones sexuelles mâles, tes tissus sur lesquels agissent ces hormones, c'est un marqueur de cette action.

Cliniquement on pose le diagnostic de « déficience en testostérone » sur les plaintes et signes physiques du patient, combinés à un taux de testostérone faible. Pour confirmer ce diagnostic, on prescrit un traitement d'essai à la testostérone. Si, le patient ne présente plus ni plaintes ni signes physiques, et pas de signes de surdosage (ni à l'examen physique, ni à l'entretien et dans les tests de laboratoire), on peut considérer alors que le diagnostic est confirmé et le traitement, justifié.

Autres tests

Seul le dosage sanguin de la testostérone bio disponible renseigne sur le degré de déficience en hormone mâle. Normalement il est de 10 à 30 mm/l.
Aujourd'hui, des tests salivaires et urinaires destinés à mesurer les concentrations hormonales sont disponibles : (*labo Philippe Auguste*).

- Les hormones sexuelles : œstrogène, progestérone et testostérone.
- La DHEA et sa forme active « S-DHEA ».
- Le cortisol, hormone surénalienne.
- La mélatonine.

Ces tests sont d'un grand intérêt et d'une fiabilité exceptionnelle.

L'administration de testostérone est indiquée lorsque les taux sanguins d'hormone bio disponible sont inférieurs à 1 ng/ml. Elle sera toujours initiée par un médecin qui effectuera un toucher rectal, une échographie prostatique, le dosage du PSA, de la prolactine et éventuellement de la LH si besoin.

Ce traitement réactive l'axe hypothalamo-hypophyso-gonadique et en conséquence majore la sécrétion testiculaire d'hormone mâle.

Précautions à prendre dans le suivi d'un traitement à la testostérone

Il faut d'abord éviter le surdosage dont les symptômes sont une peau trop huileuse, un comportement macho dominateur trop agressif, une libido et une sexualité exacerbées. Le visage et le haut du torse deviennent rougeâtres (dû à un excès de globules rouges qui transportent l'oxygène dans le sang et à un afflux augmenté de sang qui irrigue la peau).
Ensuite, il faut éviter la conversion excessive de testostérone en œstradiol, l'hormone féminine principale. Car la testostérone, pour exercer la plupart de ses effets bénéfiques, se transforme dans les cellules en œstradiol ou en dihydrotestostérone. Des taux trop élevés d'œstradiol dans le sang augmentent le volume de la prostate en stimulant la prolifération de tissus fibreux, ce qui rend la prostate dure et peut empêcher d'uriner facilement. Des œstrogènes en excès bloquent les effets de la testostérone au niveau de ses récepteurs dans les cellules, ce qui freine les effets de la testostérone, sur la sexualité par exemple, et affaiblit le cœur également en bloquant ses récepteurs à la testostérone.

La testostérone n'est pas une substance cancérigène mais elle peut éventuellement stimuler le développement d'une tumeur préexistante. Elle peut également modifier les taux de cholestérol total et de HDL cholestérol en cas de prise prolongée. Cette crainte peut conduire le thérapeute à préférer la prescription de précurseurs de la testostérone qui ne présente pas les inconvénients et les risques d'une hormone de synthèse prise à long terme.

Traitements naturels

Parmi les remèdes naturels, qui sont très nombreux, deux molécules aux propriétés intéressantes sont disponibles :
❶ Le Kito-hfp, dérivé du chitosan, lui-même obtenu à partir de la chitine extraite des carapaces de crabes. Ce produit exceptionnel est un activateur de l'immunité, un régénérateur cellulaire et un régulateur métabolique. Par ailleurs, il exerce une action positive sur les neuromédiateurs cérébraux. Il favorise la mémorisation et le sommeil. Il améliore la qualité de la trame osseuse.

C'est un produit de choix dans la prévention de la maladie d'Alzheimer. Prendre 3 fois 2 gélules par jour.
❷ Le T Steronorm (extrait des carapaces de crustacés et d'algues marines) est un stimulant naturel de la testostérone. Il convertit le cholestérol en testostérone dans des limites physiologiques. La consommation de 4 ml matin et soir pendant un mois augmente le taux de testostérone de 20 à 50 %. Prendre 2 pipettes (4 ml) le matin et 2 pipettes le soir pendant 3 mois puis une semaine sur 2 (*labo Han Biotech*).

Les plantes

Mieux vaut, pour pallier les carences, utiliser des plantes adaptées se comportant comme des hormones. Citons en premier lieu celles qui bloquent les récepteurs de la testostérone. De fait, elles luttent contre les troubles andropausiques et préviendraient même l'adénome et le cancer prostatique. Adaptogènes, elles augmentent la résistance au stress et à l'effort physique par action sur les glandes surrénales. Seul réel inconvénient, leur abus peut favoriser l'hypertension.

Le ***ginseng*** a un effet global de stimulation physique et psychique ainsi que d'augmentation de la résistance au stress psychique. Il permet une augmentation des corticostéroïdes. Il provoque un effet ostrogénique périphérique lié à l'action propre du ginseng sur l'axe hypotalamo-hypophysaire et par feed-back. C'est sans doute cet effet qui explique son action positive sur la libido masculine.

L'éleuthérocoque : plante originaire des vastes plaines de Sibérie, contient des glucosides appelés éleuthérosides, des acides aminés et des vitamines qui agissent en synergie. La plante est une anti fatigue remarquable, un oxygénateur, un stimulant physique et intellectuel. C'est également un adaptogène conseillé dans le surmenage physique et intellectuel, mais aussi comme stimulant sexuel.

La maca : cultivée depuis plus de 2000 ans dans les Andes du Pérou, est qualifiée de « ginseng péruvien » du fait de ses propriétés stimulantes sexuelles.

Prendre au choix durant 3 mois :
- Muira puama, 2 fois 2 gélules.
- Tribulus terrestris, 2 fois 2 gélules. (*labo Aromalia*)
- Maca

Conseils hygiéno-diététiques

Pour améliorer votre taux d'hormones mâles sans prendre des hormones il faut :

Tout d'abord éviter le stress excessif, y compris le sport trop intensif, gros consommateur de testostérone et qui bloque également quelque peu la sécrétion de testostérone.

En second lieu, améliorer votre alimentation. Mangez plus d'aliments riches en protéines et graisses saines comme la volaille et le poisson, le poulet bio cuit à basse température. Ils apportent également des éléments comme le cholestérol, essentiel pour la synthèse de la molécule testostérone, et des produits de construction et d'entretien des tissus comme les acides aminés, essentiels aux effets bénéfiques de la testostérone tel le développement musculaire.

Éviter le pain complet, le pain intégral aux grains multiples qui sont trop riches en fibres. Les fibres des céréales « attachent » 60 % de testostérone qui, tôt ou tard, sont déversés par le foie dans l'intestin et devraient normalement y être réabsorbés plus loin pour être réutilisés pas l'organisme. Les taux de testostérone chez une femme et un homme qui mangent des céréales complètes peuvent chuter de 20 à 40 %.

Éviter les sucres et sucreries. La consommation de quantités importantes de sucre (70 g ou plus par jour) fait chuter significativement le taux de testostérone, de la DHEA et de l'androstènedione, trois androgènes importants.

Prendre du zinc et des caroténoïdes (pro vitamine A), les deux micronutriments les plus importants pour la sécrétion de testostérone. En cas de déficience en ces micronutriments, le taux de testostérone peut diminuer de 20 à 60 %. Le magnésium aussi peut augmenter le taux de testostérone libre dans le sang, cette testostérone qui entre facilement dans les cellules-cibles.

Favoriser l'apport d'antioxydants et particulièrement les tomates, les betteraves rouges et les fruits rouges en raison des pigments qui agissent sur la sphère digestive et prostatique. Les oignons et échalotes sont aussi très utiles comme décongestionnant du bas-ventre.

Nutriments

Prendre durant 2 à 3 mois selon les effets :

- Des oméga 3 pour fluidifier les membranes cellulaires
  Lyprinol (Krill + moules fraîches) 2 fois 2 gélules
- Des enzymes digestives pour relancer les métabolismes
  Enzy 20 : 2 gélules 30 minutes avant les 2 repas
- Stimuler l'immunité. Avec le vieillissement, les défenses naturelles faiblissent.
  Stimu+ : 3 fois 2 gélules
- Désintoxiquer l'organisme, plus particulièrement le foie très sollicité
  Silydium 1 : gélule avant les 2 repas
- Atténuer les stress et les divers états de tensions
  Quiet-full : 2 gélules 2 fois par jour

Tous ces remèdes au *labo Phyt'Inov*

Arthrose

Cette affection extraordinairement fréquente touche de façon plus ou moins importante un Français sur trois à l'âge moyen de la vie, quatre sur cinq après 65 ans.
Tous les tissus de notre organisme subissent l'usure du temps. L'os tout comme le cartilage qui le recouvre perdent leur souplesse, leur élasticité, deviennent plus fragiles, se tassent, se fissurent, se calcifient, sont en outre incapables après une lésion de se régénérer et de cicatriser.
L'arthrose est une maladie dégénérative, contrairement à l'arthrite qui est une maladie inflammatoire.

Il faut noter que les sujets porteurs de bactéries ou virus peuvent présenter des douleurs articulaires puis l'arthrose.
Les sujets anxieux ont beaucoup plus d'arthrose que les autres.
L'arthrose atteint principalement la colonne vertébrale (cervicarthrose, lombarthrose), les hanches (coxarthrose), les genoux (gonarthrose) et les mains.
Les formes de gonarthrose secondaires sont souvent la conséquence d'une malposition du bassin ou de malformation du genou (varus, valgus). Un repère important est la douleur qui apparaît en descendant les marches de l'escalier. On relève sans bruit un frottement articulaire et une douleur dans la flexion-extension forcée.
L'arthrose est un processus pour le moment inéluctable principalcment lié au vieillissement. Elle associe dégradation, réparation, inflammation du cartilage articulaire, de l'Os et des tissus avoisinants, ce qui entraîne les douleurs, les craquements, la déformation dont se plaignent les malades. Elle peut se manifester sur un mode mineur ou au contraire entraîner une gêne très importante avec des douleurs au dérouillage et aux changements de position. Elle est habituellement améliorée par le repos, ne réveille pas la nuit. Elle évolue plus ou moins rapidement, de façon souvent chronique et désespérante. Elle est émaillée de poussées qui surviennent plus volon-

tiers à l'automne et au printemps, se manifestent par un gonflement parfois très douloureux. Le surpoids est un facteur de risque par les contraintes mécaniques qu'il impose à la hanche et aux genoux, ce qui est vrai également pour l'activité physique et les traumatismes.

Lors de la dégénérescence, l'activité protéolytique prend le pas sur l'activité anti-protéolytique avec comme conséquence un épuisement des chondrocytes (cellules actives du cartilage) et une diminution de leur nombre. L'épaisseur du cartilage diminue et les cellules osseuses « épuisées » ainsi que des fragments de cartilage vont entraîner des poussées inflammatoires se traduisant par une élévation locale de température, une hypersécrétion de liquide et par un gonflement. de l'articulation. S'adjoint à ces phénomènes, une prolifération osseuse sous le cartilage entraînant des déformations ostéo-articulaires (ostéophytes, les fameux « becs-de-perroquet ») ou des géodes osseuses.

Des phénomènes constants de remodelage

Le processus permanent de renouvellement et de réparation, qui concerne près de 10 % de la masse totale osseuse chaque année, obéit à plusieurs finalités.
Ce processus permanent de « construction, renouvellement, réparation, consolidation... » de l'os, préprogrammé génétiquement, est soumis à une régulation fine et complexe, sous l'influence de plusieurs hormones circulantes (les œstrogènes, le cortisol, la testostérone, les hormones thyroïdiennes positivent la balance osseuse; la parathormone et différentes substances d'action générale (calcium, vitamine D) ou locale (cytokines, prostaglandines...) la négativent, mais l'origine exacte de ce remaniement suppose plusieurs facteurs.
Chez un adulte jeune, les ostéoblastes remplacent intégralement l'os détruit par les ostéoclastes. Dans certaines situations physiologiques (ménopause, vieillissement) ou pathologiques, en revanche chaque cycle de remodelage a pour conséquence un microdéficit entraînant une perte osseuse plus ou moins importante.

Examens

La radiographie retrouve les signes qui orientent le diagnostic : diminution de l'épaisseur de l'articulation (pincement articulaire), excroissance (ostéophytes), géodes osseuses (perte de substance), aspect plus dense de l'os situé juste en dessous du cartilage (ostéosclérose).
Vérifier l'état inflammatoire = vitesse de sédimentation (V.S.) + C. Réactive Protéine.

Évolution et complication

L'évolution est plus ou moins rapide, mais inéluctable, vers une gêne de plus en plus importante des mouvements au niveau des articulations touchées. Elle est émaillée de poussées qui surviennent plus volontiers à l'automne et au printemps et se manifestent par un gonflement parfois très douloureux.

L'obésité et la ménopause sont les facteurs prédisposant les plus courants.

Les moyens physiques :

- Le repos atténue la douleur, permet au cartilage de se reconstituer.
- La chaleur sous toutes ses formes (eau, enveloppements, climat...).
- L'activité physique modérée nourrit le cartilage.
- La lutte contre l'excès de poids est essentielle pour diminuer les contraintes imposées aux articulations.
- La kinésithérapie régulière est tout à fait indispensable.

Conseils hygiéno-diététiques :

- Supprimez les laitages et fromages : les caseines contiennent 80 % de phosphoprotéines, l'excès de phosphore neutralise le calcium minéral très précieux.
- Ne mangez de la viande que deux fois par semaine, préférez les volailles.

- Prenez des poissons gras deux fois pas semaine.
- Évitez la charcuterie.
- Supprimez le beurre, la margarine, les graisses végétales, les fritures.

Traitement naturel

ⓐ Préventif

Pour désintoxiquer l'organisme et les articulations.
À prendre pendant 1 mois.
- Silicium (foie) 1 gélule avant les repas (*labo Phyt'Inov*)
- Enzy 20 (enzymes digestives) 2 gélules avant les 2 repas

Pour enrayer l'inflammation, assurer la perméabilité des membranes cellulaires et diminuer la synthèse des prostaglandines II, responsables de la douleur et de l'inflammation. À prendre durant 1 à 2 mois.
- EPA-Krill : 2 gélules aux 2 repas
- ou Lyprinol (krill + moules fraîches) 2 fois 2 gélules (plus efficace)

Pour neutraliser les radicaux libres qui attaquent les membranes. À prendre pendant 1 mois. À renouveler chaque trimestre.
- Vitamine C : 1 à 2 gr/jour
- Oxylyse (açai, grenade, goji) : 2 gélules aux 2 repas *(labo Phyt'Inov)*
  ou Master Ao : 2 cp/jour *(labo Longevie)*

ⓑ Curatif

Ajouter à cette thérapie pendant 3 à 6 mois (selon ancienneté et évolution) puis 1 mois/trimestre pour entretien :
- *Cartilan* (glucosamine, peptine de pomme, chitine de carapace, de crustacé (crabe), algues marines). C'est le seul remède qui répare le cartilage. 3 fois, 2 gélules.

À prendre espacé de 2 heures des autres remèdes, durant 3 mois. La douleur s'estompe après une semaine. (*labo Han Biotech*)

- *Osteo-regul* (poudre de perle, collagène marin, protéoglycanes, sulfate de glucosamine, silicium, vitamine D)
  Tous les éléments indispensables à la reconstruction et à l'entretien des cartilages, des os et de la peau sont contenus dans cette formule.

3 à 6 gélules au cours des repas durant plusieurs mois

- *Topagil* (antidouleur) 2 fois 2 gélules (voire plus)
- *Onguent apaisant* : plusieurs applications cutanées

Ces 3 dernières formules au *labo Phyt'Inov.*

Phyto-aromathérapie

a Gemmothérapie

- *Matin :* 50 gouttes + eau Ribes nigrum (cassis) Bg Mac. Glyc. 1D 1 flacon de 250 ml
- *Midi :* 50 gouttes + eau Rubus fructicosus (ronce) Bg Mac. Glyc. 1D 1 flacon de 250 ml
- *Soir :* 50 gouttes + eau Pinus montana (pin) Bg Mac. Glyc. 1D 1 flacon de 250 ml

b Huiles essentielles

Voie cutanée

• H.E. Satureja montana	1 ml
• H.E. Thymus satureoides	2 ml
• H.E. Gaultheria procumbens	2 ml
• H.E. Mentha piperita	1 ml
• H.E. Achillea millefolium	4 ml
• H.E. Eucalyptus CT cryptone	0, 5 ml
• Gel neutre	QSP 100 ml

3 à 4 applications locales par jour pendant 2 à 3 semaines.

ⓒ Oligoéléments-Vitamine

- Granions de Cuivre, de Soufre, de Potassium en alternance
- Dédrogyl (Vit D) 10 gouttes le soir

ⓓ Plantes

Antalgiques et anti-inflammatoires

- *Harpagophytum, Érigéron, Reine-des-prés* : à prendre en poudre, teinture mère ou tisane.

Plantes reminéralisantes

- *Bambou tabashir* (colonne vertébrale)
- *Galeopsis tetrahit*
- *Grande ortie*
- *Lithothamne* ou *Virsil* (extrait de prèle) (*labo Han Biotech*)
- *Prêle des champs*
- *Renouée des oiseaux*

À prendre en teinture mère ou en tisane pendant 1 mois.

Homéopathie

L'installation lente et progressive des douleurs et de l'impotence ainsi que leur aggravation à l'humidité témoignent d'un terrain qui sera traité par des médicaments du mode réactionnel sycotique.

- *Bryonia 9 CH* : douleurs améliorées par le repos, l'immobilité et la compression. Aggravées par le mouvement et les secousses. Prendre 5 granules, 2 ou 3 fois par jour.
- *Kali carbonicum 7 CH* : 5 granules.
- *Rhus toxicodendron 7 CH + Radium bromatum 9 CH* : douleurs aggravées par le repos et l'humidité et améliorées par le mouvement lent et la chaleur. Prendre 5 granules, 1 ou 2 fois par jour.
- *Calcarea fluorica 15 CH* : 1 dose par semaine.

Cas particuliers

➤ **Arthrose cervicale**
- Actea racemosa 7 CH : 2 tubes
- Radium bromatum 7 CH : 2 tubes, 5 granules 2 fois par jour
- Spiraea ulmaria T.M. : 2 fois 40 gouttes

➤ **Arthrose du genou**
- Radium bromatum 7 CH : 2 tubes
- Kali carbonicum 7 CH : 2 tubes
- Natrum sulfuricum 7 CH : 2 tubes

➤ **Rigidité douloureuse**
- Rhus tox 9 CH 5 granules 3 fois/jour (2 tubes)

➤ **Frottement articulaire**
- Calcarea fluorica 7 CH (amélioré par la douleur et le mouvement) 5 granules 2 fois/jour (2 tubes)

➤ **Douleurs rhumatismales diffuses : lithothérapie**
- Chalcopyrite 8 HD : 2 ampoules par jour pendant 1 mois
- Monazyte 8 HD : 2 ampoules par jour pendant 1 mois

➤ **Gonflement articulaire, rosé subit et amélioré par le froid**
- Apis mellifica 5 CH : 3 granules 2 fois/jour pendant 2 à 3 semaines
- Bropaïne : 3 fois 2 gélules pendant 3 semaines *(labo Phyt'Inov)*

AVC
(Accident vasculaire cérébral)

Lésion organique de type neurologique due à un vaisseau cérébral qui se bouche ou à une hémorragie dans le cerveau.
Dans 80 % des cas, il s'agit d'accidents ischémiques, appelés également infarctus cérébraux ou ramollissement cérébral. Ils sont dus à l'occlusion d'une artère par un caillot qui se forme localement sur des parois abîmées du vaisseau (athérosclérose) ou qui provient du cœur (le caillot se détache et génère une embolie.)
Dans 20 % des cas, il s'agit d'accidents hémorragiques dont les causes sont l'hypertension artérielle, une tumeur, un traumatisme, des anomalies des vaisseaux (anévrismes) ou dues à une prédisposition particulière, traitement anticoagulant, alcoolisme, trouble de la coagulation du sang, absorption importante d'aspirine, alimentation grasse, absence d'oméga 3 EPA (huiles de poisson).

Fréquence

On observe 150000 nouveaux cas par an en France, avec une diminution de 50 % depuis quelques décennies, du fait des mesures de prévention des facteurs de risque. L'âge moyen de survenue se situe aux environs de 70 ans (10 % des cas, soit de 10 à 15000/an, avant 45 ans), avec une légère prédominance masculine.

Toutefois, depuis plusieurs années on observe plus souvent des AVC et des infarctus chez les femmes du fait du tabagisme, du stress (au travail), de la pilule et du traitement substitutif hormonal (ménopause).

Signes et symptômes

Dans les accidents ischémiques, le début est brutal ou progressif avec des troubles neurologiques nets, à type d'hémiplégie (paralysie dela moitié du corps), d'aphasie (disparition de la parole), de disparition de la vue dans la moitié d'un champ visuel (hémianopsie latérale homonyme). **Dans les accidents hémorragiques,** les signes apparaissent le plus souvent progressivement, parfois précédés de maux de tête (céphalées) et/ou de vomissements; les troubles sont souvent sévères avec un coma et une aggravation progressive.

Examens

❶ **Le scanner ou l'IRM** permettent le diagnostic.
❷ Dans le cas d'une hémorragie chez une personne jeune, **l'angiographie** (examen radiologique avec injection d'un produit qui visualise les artères) est indiquée, à la recherche d'une malformation des vaisseaux opérables (anévrisme).
❸ **Les examens sanguins** sont essentiels pour déterminer le terrain.
L'état inflammatoire mobilise la lignée blanche (leucocytes, macrophages, interféron) et exalte l'ensemble des fonctions.
Il est impératif « d'éteindre ce feu ».

- Vitesse de sédimentation: C. Réactive Protéine (CRP ultrasensible) est le facteur prédictif de risque cardio-vasculaire le plus pointu. (Ne pas dépasser 5)

Il existe d'autres examens réalisés dans des laboratoires spécialisés (*labo Philippe Auguste à Paris) :*

- 8 OHdG urinaires (marqueur des maladies cardio-vasculaires),
- Acides gras de la membrane érythrocytaire (statut nutritionnel),
- Homocystéine plasmatique (évaluation du risque vasculaire et thrombo-embolique),
- Vitamines B (maladies métaboliques, inflammatoires, maladies auto-immunes).

Évolution et complication

Une récupération complète est possible, mais dans huit cas sur dix, il existe des séquelles plus ou moins importantes. On a affaire à une maladie grave et imprévisible qui peut rapidement s'aggraver (convulsions, coma, mort cérébrale).

Prévention

La prévention est celle des facteurs de risque : hypertension artérielle (son traitement réduit de 50 % la survenue de l'AVC), tabac, diabète, hypercholestérolémie (maladie métabolique).
Lorsque l'accident initial a été provoqué par une embolie, un traitement pour fluidifier le sang sera nécessaire en continu avec de l'aspirine ou des médicaments anticoagulants.

Traitement officiel

Dans l'ischémie cérébrale, le traitement a pour objectif de dissoudre le caillot pour éviter son extension et une aggravation des symptômes. Les médicaments sont l'aspirine et parfois des anticoagulants ainsi que des anti-hypertenseurs (le maintien d'une pression artérielle adaptée est essentiel). Attention à l'excès d'aspirine qui peut provoquer une hémorragie.
Dans l'accident hémorragique, on recherchera et on traitera une éventuelle malformation des vaisseaux cérébraux, par chirurgie ou occlusion en montant une sonde par les artères jusqu'au lieu de la malformation.
Dans tous les cas, respecter une hygiène de vie (diététique et nourriture saine, gestion du stress, activité physique régulière, fuir la pollution atmosphérique). Après la phase aiguë, la récupération sera encouragée par une rééducation effectuée par un personnel spécialisé (kinésithérapeute, orthophoniste...).

Homéopathie

Nous disposons d'une palette de remèdes à prendre selon les modalités cliniques. Dans la phase aiguë: prendre en 5 CH 3 granules de chaque en alternance trois fois/jour.

- *Arnica 5 CH*: crise d'angor à la suite d'un effort avec sensation d'avoir été battu, oppression et angoisse: accident vasculaire cérébral chez un hypertendu à l'occasion d'un effort violent, d'un surmenage, d'une émotion ; inconscience ; le pouls est plein et dur; évacuation involontaire des matières et des urines; Arnica peut faciliter la résorption en cas d'hémorragie cérébrale, rien n'empêche de le donner sur la notion d'extravasation sanguine.
- *Belladonna* : phase aiguë de l'AVC, avec céphalée pulsative, figure rouge, battement des carotides, grincement des dents, mydriase, regard fixe ; aggravation par les secousses.
- *Causticum* : troubles chroniques de la parole après un AVC, paralysie faciale, troubles sphinctériens, déformations des tendons, en particulier ceux des fléchisseurs ; Causticum est utilisé également pour la dépression nerveuse chez un hémiplégique avec pleurs à la moindre cause et sensibilité au malheur des autres.
- *Opium* : AVC avec stupeur ou coma, figure rouge sombre, transpiration chaude, respiration stertoreuse, myosis.
- *Veratum viride*: congestion soudaine de la tête, spécialement de la base du cerveau, battement des carotides; figure livide (c'est-à-dire violacée) ; faciès hippocratique ; yeux injectés ; mydriase ; nausées violentes et vomissements.
- *Aconitum Napellus* : agitation et angoisse avec peur de la mort ; figure rouge sombre ; battement des carotides ; le pouls est plein et dur.
- *Anacardium orientale :* perte soudaine de la mémoire après un AVC ; irritabilité avec langage grossier.

L'homéopathe conseillera les remèdes correspondant aux symptômes du patient. Éviter l'automédication.

Dans le cas de l'hémiplégie

L'hémiplégie est une paralysie d'origine centrale. La paralysie de la face est une paralysie d'origine périphérique. Pendant 3 mois:

- *Crotalus cascavella* 9 CH : hémiplégie du côté droit avec hallucinations auditives. Élocution laborieuse.
- *Crotalus horridus* 9 CH : hémiplégie du côté droit avec trismus et aphasie. Élocution impossible ou incohérente.
- *Lachesis mutus* 9 CH hémiplégie gauche avec cyanose violacée des joues chez un patient alcoolo-dépendant.
- *Strontium carbonicum :* séquelles d'hémiplégie sous forme de congestion céphalique à l'effort chez un hypertendu ; amélioration des phénomènes congestifs par les enveloppements chauds.
- *Gelsemium 15 CH :* hémiplégie. 5 granules matin et soir (aspect abruti, visage rouge sombre, tremblements, état suicidaire, rétention d'eau, photophobie durant la céphalée)
- *Natrum sulfuricum 15 CH :* hémiplégie. 1 dose par jour ou 10 granules, 8 jours.

Dans le cas de paralysie de la face

Pendant la phase aiguë, prendre durant 10 jours :

- *Aconitum* 30 CH : (2 tubes) 5 granules, 4 fois par jour (paralysie faciale à déclenchement imprévisible après un coup de froid).
- *Curare* 30 CH 5 granules toutes les 2 heures, en diminuant sur base d'une amélioration (ptôse palpébrale supérieure, écoulement lacrymal et paresthésie).

Dans le cas d'autres séquelles

Prendre durant 2 à 3 mois selon évolution :

- *Causticum* 30 CH : 5 granules, 3 fois par jour (paralysie progressive avec névralgie aggravée par le froid sec). Dépression. Pleurs faciles. Peur de l'avenir. Troubles de la parole.
- *Conium* 30 CH : (2 tubes), 5 granules, 3 fois par jour (syndrome dépressif avec aboulie et vertiges).

- *Baryta carbonica* 15 CH : séquelles d'hémiplégie chez un patient athéroscléreux, hypertendu et sénile. Ramollissement cérébral. Perte de la mémoire. Comportement puéril. Prendre 5 granules par jour ou 1 dose 3 fois par semaine (remède de fond)
- *Bothrops lanceolatus :* prévention des risques de thrombose veineuse. Permet de réduire le taux de prothrombine à 60%. Prendre 5 granules en 5 CH, 2 à 3 fois par jour.

Plantes

Les plantes vasodilatatrices dont l'action se fait directement sur la paroi vasculaire, sous le contrôle du système nerveux autonome, du système hormonal et métabolique.

Les plus efficaces sont : l'Olivier, le Gui, l'Ail, le Rauwolfia (réserpine).
Les autres sont : l'Aubépine, l'Oignon, la petite Pervenche, la grande Berce (semence) et le Céleri.

Les plantes fluidifiantes favorisent la circulation sanguine, préviennent des risques thrombotiques et assurent une meilleure capillarité du sang : le Mélilot, l'Ail et l'Aubépine.
À ces plantes majeures, il est intéressant d'en associer d'autres d'action plus spécifique. Ces différentes plantes sont prises en tisanes, en teintures mères ou en bourgeons macérat 1 D.

Action sur la coagulation sanguine

- *Le Mélilot :* par son action anti-vitamine K, améliore la fluidité sanguine. Il doit être arrêté avant les règles.
- *L'Aspérule odorante :* comme le mélilot, contient des dérivés coumariniques. Son action est surtout sédative.
- *Le Cornouiller sanguin :* prévient les risques de thrombose et préventif de l'infarctus et de l'AVC. Il s'utilise en bourgeon. 2 fois 40 gouttes avec un flacon de 120 ml.
- *La Mélitte :* plante à coumarine.

Action sur l'inflammation

- Le Cassis : augmente la résistance capillaire (en bourgeons) ; stimule le cortisol anti-inflammatoire 100 gouttes durant 1 semaine puis 50 gouttes pendant 1 mois.
- L'Aulne : prévient la thrombose (en bourgeons). 50 gouttes/jour
- Le Ginkgo Biloba : dont les caractéristiques sont de trois niveaux, à savoir : l'oxygénation cellulaire, la fluidité sanguine et la protection micro-vasculaire anti-radicalaire (en teinture mère). 2 fois 50 gouttes pendant 1 mois.
  + EPA-Krill : 2 gélules aux 2 repas pendant 1 mois (*labo Phyt'lnov*).

Gemmothérapie

Prendre 3 semaines/mois jusqu'à la complète utilisation du flacon.

- *Matin :* 50 gouttes + eau Ribes nigrum (cassis) Bg. Mac. Glyc. 1D 1 flacon 250 ml
- *Midi :* 50 gouttes + eau Crataegus oxyacantha (aubépine) Bg. Mac. Glyc. 1D, 1 flacon 250 ml
- *Soir :* 50 gouttes + eau Syringa vulgaris (lilas) Bg. Mac. Glyc. 1D, 1 flacon 250 ml

Le Cassis est vasculo-protecteur. Régule la coagulation. Détoxifiant sanguin. Phlébotonique. Stimule les surrénales (cortisol) anti-inflammatoire.

L' Aubépine : insuffisance du myocarde. Draineur du cœur. Renforce la force contractile du cœur. Régularise les troubles du rythme. Séquelles d'infarctus.

Le Lilas combat le spasme cardio-vasculaire. Lutte contre l'athérosclérose. Désobstrue les coronaires (évite les opérations de pontage).

➤ Séquelles d'une hémorragie cérébrale et d'un ramollissement cérébral

- Alnus glutinosa (aulne) Bg Mac. Glyc. 1 D : 2 fois 50 gouttes

➤ Athérosclérose (anticoagulant, fluidifiant)

- H.E. Apium graveolens (graines de céleri) : 5 mg
- H.E. Citrus reticulata (mandarine) : 25 mg

- H.E. Citrus limonum (zeste citron) : 25 mg
- H.E. Helichrysum italicum : 10 mg
- Excipient QSP : pour faire 1 gélule 320 mg
  1 gélule matin et soir avant repas pendant 1 mois.
  À réaliser en pharmacie par le phyto aromathérapeute.

➤ **Thrombose**
Voie orale
- H.E. Ammi visnaga : 25 mg
- H.E. Apium graveolens : 25 mg
- H.E. Helichrysum italicum : 25 mg
- H.E. Lavandula augustifolia: 25 mg
- Ess. Citrus limonum (zeste): 25 mg
- Excipient QSP : 350 mg pour faire 1 gélule gastro résistante n° 2,
  1 gélule 2 fois/ j. pendant 1 mois

➤ **Phlébite**
Voie orale
- H.E. Citrus limonum 25 mg
- H.E. Eucalyptus citriodora 25 mg
- H.E. Helichrysum italicum 30 mg
- Excipient QSP, 1 gélule n° 2, 2 fois 2 gélules pendant une semaine

Voie cutanée
- H.E. Artemisia dracunculus (estragon) 3 g
- H.E. Eucalyptus citriodora 5 g
- H.E. Helichrysum italicum 2 g
- Excipient QSP, 1 flacon de 100 ml, 3 applications/j. pendant 20 jours.

Nutriments

Les oméga 3 EPA sont indispensables

- Lyprinol ou EPA-Krill : 2 gélules aux 2 repas
- Ail-Coenzyme Q10 : 2 gélules aux 2 repas pendant 1 mois.
- Bioline (huile de lin bio) 2 fois 2 gélules (au *labo Phyt'Inov)*
- Kito card Q10 : 2 gélules 3 fois/j.
- Virsil (silice organique) régénère le collagène. 1 bouchon matin et soir.

(Produit disponible au *labo Han Biotech*)

Antioxydants

- Master-Ao (glutathion, Anthocyane, L. cystéine, acide folique, séléno-méthionine) 2 cp/jour (*labo Longevie)*
- Taurine 2 fois 1gélule (*labo Longevie)*
- Symbiosal : composé de chitine, issue des carapaces de crustacés.
- Le chitosan se lie à la molécule de chlore du sel et la neutralise. Fait chuter la tension artérielle dans l'HTA, remplace le sel de cuisine (*labo Han Biotech*)

Cancer

La cancérologie piétine, le cancer s'emballe.
En effet, la situation épidémiologique des cancers en France a évolué de 1980 à l'an 2013. Tous cancers confondus, le nombre de nouveaux cas est passé, pendant cette période, de 170 000 à 300 000 cas.
Depuis plusieurs décennies, le cancer représente la principale pierre d'achoppement pour la science médicale, et ce, malgré une somme colossale mise à la disposition des services de recherche médicale dans les pays occidentaux les plus avancés. Une telle politique se justifiait face à cette maladie redoutable qui préoccupe la majeure partie de nos concitoyens. Malheureusement, en dépit des crédits importants qui lui sont consacrés, les résultats obtenus sont décevants et les chiffres sont là pour le démontrer.

Le cancer tue aujourd'hui près de 160 000 Français par an, soit 1 toutes les 4 minutes. De même, toutes les minutes deux Européens meurent du cancer. Sans oublier les affections cardio-vasculaires qui entraînent une mortalité supérieure à celle du cancer.

Certes, l'augmentation de l'espérance de vie et le vieillissement de la population débouchent sur un accroissement du nombre de morts du cancer ou de l'infarctus; pourtant, même si avec l'âge, les risques de décès augmentent d'un infarctus, d'un cancer ou d'autre chose, c'est toujours le cancer qui fait, de loin, le plus peur.

Évolution de la maladie

Pour un cancérologue, il est une autre façon d'expliquer le mécanisme d'une tumeur maligne.

État précancéreux

L'évolution d'une cellule cancéreuse s'effectue en plusieurs étapes échelonnées dans le temps. C'est pourquoi, il est possible dans certains cancers, de détecter des états qui ne relèvent plus de la cellule normale mais qui n'ont pas encore toutefois acquis tous les attributs de la cellule cancéreuse. C'est à ce stade de la cancérisation, appelé précancéreux, qu'il est important de procéder à un dépistage. Pouvoir définir un état précancéreux permet de mieux contrôler l'apparition d'une cellule maligne et éventuellement appliquer un traitement préventif.

Quelques exemples d'états précancéreux connus:

- Les dysplasies (petites modifications de surface) du col utérin.
- Les dyskératoses (plaques brunes sur la peau) des personnes âgées qui peuvent aussi se transformer en cancer.
- Les polypes (petites tumeurs bénignes se développant à l'intérieur du côlon) sont l'exemple typique d'un état précédant le cancer du côlon. Il faut alors les surveiller régulièrement par coloscopie surtout s'ils surviennent dans un contexte de prédisposition familiale, pour pouvoir les enlever au moindre signe de dégénérescence.

Le point de départ

L'annonce d'un cancer est perçue comme un événement brutal, alors que la maladie évoluait silencieusement depuis de nombreuses années. Il est admis que notre organisme produit en permanence des cellules mutées, qui sont détruites dès lors que l'on change de mode de vie et que le système immunitaire soit correct. Ce n'est que lorsqu'une de ces cellules mutantes, en voie vers la cancérisation, commence à proliférer de façon anarchique qu'apparaît une tumeur, qui lentement atteindra une certaine taille pour devenir, dès lors, visible ou palpable ou occasionner des troubles qui alerteront le patient. Une cellule normale ne devient cancéreuse qu'après une série de modifications ou de mutations de toutes sortes des gènes, s'étalant sur une période assez longue.

Normalement notre système immunitaire doit éliminer la cellule mutante. Cependant, il arrive parfois que cette cellule ne soit pas détectée par notre système immunitaire. Celle-ci en profitera pour grossir tranquillement jusqu'à aller coloniser des organes éloignés donnant ainsi des métastases. Aucun scientifique n'a encore pu comprendre pourquoi notre système, immunitaire, à un certain moment donné, ne décèle pas cette première cellule mutante qui va proliférer et créer des cellules cancéreuses.

Cependant, nous savons qu'autour du lent processus de cancérisation peuvent entrer des causes liées à l'environnement, à une prédisposition génétique à un état de stress mal géré ou tout simplement au hasard.

Le cancer se dirige vers les ganglions

Notre corps est non seulement irrigué par le sang mais aussi par la lymphe qui emprunte des vaisseaux lymphatiques. La circulation lymphatique traverse les ganglions lymphatiques qui sont de véritables sentinelles prêtes à arrêter et à détruire tout agresseur potentiel de notre organisme. Ainsi, une blessure infectée entraînera un état inflammatoire (la lignée blanche est mobilisée) puis un gonflement des ganglions (adénopathie) correspondant au lieu de la blessure.

Le même phénomène se produit en ce qui concerne les cellules cancéreuses qui seront arrêtées comme par un filtre dans les ganglions surveillant l'organe malade (les ganglions des aisselles par exemple pour le cancer du sein). Malheureusement cette protection contre les cellules cancéreuses s'avère souvent éphémère, puisque celles-ci continuent à proliférer dans les ganglions, pour passer ensuite dans la circulation sanguine qui les propulse plus loin, créant ainsi des métastases. C'est pourquoi, le chirurgien retire très souvent tous les ganglions présumés contrôler le territoire de la tumeur. Mais il arrive parfois qu'il puisse définir avec précision lequel de ces ganglions est plus spécialement en charge du territoire concerné par la tumeur. C'est ce seul ganglion, qu'on appelle «sentinelle», qui sera alors retiré.

Généralisation du cancer

La tumeur évolue en premier lieu sur son propre territoire; ce n'est qu'en s'accroissant qu'il atteindra les organes voisins. Quant à la dissémination à distance, elle se fait par le processus de métastase qui peut emprunter 3 types de trajet: une cavité naturelle, la circulation lymphatique ou la circulation sanguine.

Ainsi, pour une tumeur siégeant à l'intérieur d'une cavité naturelle, si un petit fragment de cellules cancéreuses se détache de la tumeur, il pourra se déplacer dans cette cavité et se fixer sur la paroi interne, constituant ainsi des métastases. Si la tumeur se trouve sur la paroi externe du tube digestif, c'est dans la cavité péritonéale qu'elle ira se disséminer pour aller se fixer sur le péritoine, sur le foie, etc.
Mais bien souvent c'est par voie lymphatique et sanguine que circulent les cellules cancéreuses qui pourront ainsi se fixer où bon leur semblera. C'est le mécanisme principal de la constitution des métastases qui préludent à la généralisation d'un cancer.

DIFFÉRENCE ENTRE CANCER PRIMAIRE ET CANCER SECONDAIRE

Le cancer primaire correspond à l'atteinte de l'organe d'où part la première cellule mutante. Il arrive souvent qu'on découvre un cancer qu'à travers ses métastases, ainsi il peut arriver que l'on ne connaisse le cancer primaire, d'où la difficulté de donner une thérapie adaptée à la variété de cancer.
Le cancer secondaire est synonyme de métastase. Mais il existe une certaine probabilité, qu'un même individu développe un cancer secondaire sans aucun rapport avec le cancer primaire.

Rémission, récidive, rechute, métastase ?

- La rémission indique que la maladie est stoppée pour revenir à un état quasi normal. Mais on ne pourra parler de guérison que lorsque cette rémission aura duré plusieurs années. (au minimum 5 ans ; il faut rester vigilant).

- Les termes de récidive et de rechute sont synonymes. Ils traduisent la reprise du processus cancéreux après un traitement chimique. La récidive locale veut dire la reprise du processus cancéreux à l'endroit de la tumeur initiale. Mais le processus peut aussi reprendre dans les ganglions chargés de surveiller le territoire de la tumeur ou dans des organes plus éloignés du siège. Nous sommes alors en présence d'une métastase.
- La métastase, appelée aussi cancer secondaire, traduit un processus de dissémination des cellules cancéreuses, par voie lymphatique ou sanguine, vers d'autres organes qui peuvent parfois être très éloignés du cancer de départ.

Les métastases les plus fréquentes sont : cérébrales, cutanées, hépatiques, osseuses et pulmonaires. Outre les métastases ganglionnaires, qui sont les plus fréquentes, chaque localisation de cancer a ses organes favoris pour établir des métastases à distance:

- Les cancers du sein peuvent développer une métastase vers les ovaires, les poumons, le foie, la peau, les os ou le cerveau.
- Le cancer de la prostate donne essentiellement des métastases osseuses.
- Les cancers digestifs entraînent souvent des métastases hépatiques.
- Les cancers du poumon créent des métastases plus variées: dans le foie, sur les os, sur la peau, dans le cerveau ou sur les glandes surrénales.

Cependant, la localisation préférentielle des métastases de certains cancers reste encore mystérieuse. On peut sans doute invoquer des affinités spécifiques en fonction de la nature des cellules cancéreuses et celle de l'organe où elles vont se fixer.

Facteurs déclencheurs

Un cancer n'est jamais dû à une seule cause mais à plusieurs: virus, usage régulier du tabac, association alcool-tabac, contacts répétés avec des substances chimiques dérivées des hydrocarbures, les métaux lourds, l'amiante, le brome, le cadmium (cigarettes), les pesticides, l'aspartame,

les laits et fromages, le soja, les remèdes chimiques (pilule TSH, IPP, biphosphonate, statines prises au long cours)...
Si l'on n'intègre pas les facteurs psychologiques et en particulier la gestion du stress, les facteurs de risque « classiques » sont:

- Tabagisme 30 %
- Alimentation déséquilibrée et polluée 30 %
- Facteurs héréditaires 15 %
- Infections 5 %
- Exposition professionnelle 5 %
- Obésité et manque d'exercice 5 %
- Exposition aux UV 2 %
- Drogues 2 %
- Pollutions 2 %

Personnellement, j'ajouterai le terrain inflammatoire qui « met le feu » à toute la pathologie et qui se maintient (surveiller la V.S, la C. Réactive Protéine).
Les cancérologues n'évoquent jamais les stress à répétition comme facteurs favorisants.
C'est ainsi que les causes énumérées ne provoquent le cancer que :

- Si elles rencontrent un terrain prédisposé.
- S'il existe une baisse de l'immunité.
- Si une ou plusieurs des causes s'associent à un virus, par exemple : un virus et une sous-alimentation; un virus et une maladie parasitaire.

Cette hypothèse n'a jamais été validée scientifiquement. Avec le temps, on a oublié que tous les travaux étaient orientés vers cette hypothèse. On ne peut donc pas conclure que le traitement du cancer par ablation, radiothérapie et chimiothérapie, ait un fondement scientifique.
Cette explication simpliste est entérinée par l'usage qui consiste à parler de «conception généralement admise».

Approche plurifactorielle

Ainsi la cancérisation, dans bien des cas, résulte de la conjonction de plusieurs facteurs. « Depuis Pasteur, constate le professeur Jean Bernard,

on vivait avec l'idée: « une cause, une maladie ». Avec le cancer, il semblerait que ce soit différent. Plusieurs facteurs y contribuent. En Afrique, par exemple, ce sont un virus plus le parasite du paludisme, plus une anomalie des chromosomes, plus la pauvreté ».
On admet aujourd'hui que la fréquence en Afrique des cancers primitifs du foie (hépatome) résulte de la conjonction de plusieurs circonstances: l'aflatoxine, (toxine produite par la moisissure contenue dans les tourteaux d'arachide), la sous-alimentation et le virus de l'hépatite.

Les résultats médiocres s'expliquent par une mauvaise participation de la population cible, à laquelle s'ajoute une mauvaise lecture par le laboratoire ou une mauvaise prise en charge des lésions dépistées. Les faux négatifs peuvent atteindre jusqu'à 40 %.
Par ailleurs, le coût de ce dépistage, mal connu, entraîne souvent des consultations spécialisées, des colposcopies, des IRM coûteux et, parfois, des hospitalisations pour examens complémentaires en cas de faux positifs.

Dans le domaine des cancers du poumon, aucun test ne s'est malheureusement révélé suffisamment sensible et spécifique, pour pouvoir être utilisé en dépistage ; en particulier, la radiographie du thorax est inefficace.
L'application d'un programme à une population à haut risque, comme les grands fumeurs, par exemple, améliorerait la rentabilité d'un tel programme si, d'une part, nous disposions de tests valables et si, d'autre part, le traitement des formes plus limitées améliorait le pronostic. Ces deux conditions ne sont hélas pas remplies.

L'échec de la détection précoce résulte de ce qu'il est biologiquement absurde d'attendre, pour intervenir, l'émergence clinique du cancer, qui se produit lorsque la microtumeur (1 cm^3) atteint un milliard de cellules, alors qu'il est évident qu'il convient d'agir beaucoup plus tôt.

Par une erreur de raisonnement, on a mobilisé l'attention du médecin et du public sur la nécessité d'une détection clinique précoce considérée comme la solution, alors qu'elle ne peut aboutir à aucun résultat véritable parce que le stade clinique le plus précoce est, en réalité, le stade terminal d'un processus déjà ancien. Un cancer ou une athéromatose que l'on découvre est un vieux cancer ou une vieille athéromatose (voir la courbe de Collins).

Le dépistage du terrain

Face à une médecine conventionnelle qui n'évolue guère depuis plusieurs décennies en matière de lutte contre le cancer, les techniques alternatives de dépistage précoce et les thérapies naturelles se sont, en même temps, enrichies à tel point qu'il n'est désormais plus totalement impossible d'éviter l'évolution de cette pathologie vers les stades où il ne reste plus d'autre alternative que la chirurgie et la chimiothérapie.
Au-delà des techniques conventionnelles de diagnostic c'est-à-dire des examens histologique et anatomopathologique, des différentes techniques exploratrices d'imagerie médicale, les médecines naturelles ou de terrain disposent d'un certain nombre de techniques de dépistage du terrain dont certaines concernent directement le cancer. C'est le cas pour la bioélectronique de Vincent, le bilan CEIA et FRED, l'analyse des cytokines et autres tests High-Tech (labo *Philippe Auguste*).

La bio électronique

La bioélectronique est une découverte du français Louis-Claude Vincent au milieu du siècle dernier. Son principe repose sur l'idée que le terrain biologique peut être mesuré sur la base de trois paramètres fondamentaux : les états magnétique, électrique et diélectrique de l'organisme.
Ces états se manifestent respectivement par le pH, le rH2 et le rô dont on analyse les niveaux dans le sang, la salive et l'urine.
Nous savons que le pH est le taux d'acidité ou d'alcalinité.
Le pH sanguin normal, selon Louis-Claude Vincent, doit s'élever à 7,10, alors que la médecine allopathique le situe à 7,4. Or L.-C. Vincent considère qu'un pH à 7,4 représente le début d'alcalose, qui par sa déficience en proton H +, entraîne une diminution du champ biomagnétique favorisant l'évolution du cancer.
Le pH urinaire, quant à lui, donne des indications inverses, dans la mesure où une urine trop acide correspond à une alcalose sanguine.
Au pH s'ajoute le second paramètre qui est le rH2 ou état électrique, s'exprimant en termes d'oxydation ou de réduction.
Un taux sanguin en dessous de 21 se manifestera par une fatigue, un diabète, voire le coma. Au-dessus du taux 21, le sang est oxydé et entraînera l'insomnie, les thromboses ou le cancer. D'où l'importance d'un bon équilibre du rH2 au niveau 21, et un pH acide, obtenu par une réduction

alimentaire, la prise d'oméga 3 et une complémentation en antioxydants, évitant par-là même de favoriser un terrain propre au développement des cellules mutantes qui surgissent dans un milieu oxydé ou alcalin.
Le croisement des deux paramètres, pH et rH2, a permis à L.-C. Vincent d'établir les quatre terrains bioélectroniques que l'on peut considérer comme autant de diathèses (prédispositions pathologiques).
Un *terrain alcalin-oxydé* est générateur de cancer, de virus, thromboses, artérites, leucémies, diabète simple, phlébite, névrose, épilepsie ou spasmophilie.
Un *terrain acide-oxydé* est favorable aux développements des bactéries et autres agents agresseurs se traduisant par des maladies telles que mycoses (candida albicans) polio, tuberculose, psoriasis, infections infantiles, etc.
Un *terrain acide réduit* peut se traduire par des cirrhoses, ascites, diabète, tétanos ou néphrites aiguës.
Enfin, le rô ou résistivité, troisième paramètre, mesure la concentration en électrolytes, autrement dit, la surcharge électromagnétique au niveau du rein. En dessous de 220 ohms, on observe une grande réceptivité aux inductions électromagnétiques de l'environnement, accompagnée d'une augmentation du rH2, (genèse des cancers du rein). D'où boire une eau peu minéralisée.

Les marqueurs biologiques

Ils sont prescrits par les cancérologues. On donne le nom de marqueurs tumoraux à des substances produites par les cellules cancéreuses que l'on dose dans le sang ou parfois dans l'urine, et dont l'augmentation de concentration est en rapport avec la présence d'un cancer.
Dans certains cas, ces dosages sont utilisés dans un but diagnostique, dans d'autres cas, les dosages sont utilisés pour un suivi thérapeutique des malades après ablation chirurgicalc dc la tumcur.
Deux de ces marqueurs sont d'utilisation courante : le PSA pour le diagnostic et le suivi thérapeutique des cancers de la prostate et la ferritine (syndrome inflammatoire, leucémies, cancers).
Les autres ne sont pas spécifiques d'un cancer. Ces substances sont également produites par d'autres organes.

• ***L'antigène carcino embryonnaire (ACE).*** C'est une protéine fœtale dont la concentration dans le sérum est très faible chez L'adulte, inférieure

à 10 nanogrammes par millilitre (ng/ml). La concentration de l'ACE est élevée dans le cancer du côlon et dans un grand nombre de cancers. Ce dosage n'a aucun intérêt en dépistage, d'autant que des augmentations ont été observées dans de nombreuses affections non cancéreuses (et dans le tabagisme).
Par contre, ce dosage a une réelle utilité en post-opératoire pour déceler d'éventuelles récidives ou des métastases de cancer du sein ou de cancer pulmonaire.

• ***L'antigène CA 19-9.*** Protéine trouvée en très faible concentration dans le sérum de sujets adultes, inférieure à 37 unités par millilitre (U/ml).
C'est un marqueur des cancers digestifs, en particulier du cancer du pancréas et de l'estomac.
Entre 37 et 120 U/ml, divers diagnostics sont possibles : hépatites, lithiase biliaire (présence de calculs dans les voies biliaires), cancers des voies biliaires.
Au-dessus de 120 U/ml, la spécificité en faveur d'une origine cancéreuse est de 95%.
Le dosage est utile pour le suivi thérapeutique après chirurgie.

• ***Le CA 125.*** Protéine dont la concentration normale dans le sérum est très faible, inférieure à 35 unités par millilitre U/ml. Pour le cancer épithélial de l'ovaire.

• ***Le CA 15.3.*** Associée au tissu mammaire et dont la concentration chez les adultes est très faible, inférieure à 33 unités par litre (U/ml), pour le cancer du sein métastasé sur le foie ou les os.
Trop peu sensible pour le dépistage des tumeurs mammaires.

• ***CA 50.*** Protéine dont le dosage sérique sert de marqueur de cancers digestifs : surtout pancréas, côlon et rectum. Son dosage n'a pas d'intérêt diagnostique mais de détection, après traitement chirurgical, de récidives ou de métastases.

• ***CA 72.4.*** Protéine dont le dosage sérique sert de marqueur de cancers digestifs (estomac), et de cancer de l'ovaire. Son dosage n'a pas d'intérêt diagnostique mais de détection, après traitement chirurgical, de récidives ou de métastases.

• ***C 549.***
Protéine dont le dosage sérique sert de marqueur de cancer du sein.
Son dosage n'a pas d'intérêt diagnostique mais de détection, après traitement chirurgical, de récidives ou de métastases.

• ***L'α foeto protéine.*** L'alpha foeto protéine (AFP) est une protéine fœtale, retrouvée en très petites quantités dans le sérum des sujets âgés de plus d'un an. Sa concentration dans le sérum augmente dans le cancer primitif du foie. Cette augmentation est cependant inconstante, retrouvée dans seulement 75 % des cas.
Par ailleurs, cette augmentation n'est nullement spécifique du cancer du foie puisqu'elle est observée au cours de la grossesse, de certaines hépatites ou cirrhoses du foie.
Lorsque la concentration dans le sérum de l'alpha foeto protéine dépasse 500 nanogrammes par litre (ng/l), on peut affirmer l'existence d'un cancer du foie, ou des testicules, ou des ovaires.

• ***Le SCC ou TA.4.*** Protéine dont la concentration normale dans le sérum est très faible {inférieure à 2,5 microgrammes par litre.
C'est le marqueur de choix de certains cancers du col de l'utérus, de certains cancers du poumon ou des voies aériennes supérieures. Dosage utile pour le suivi thérapeutique post-opératoire ou post-radiothérapique de ces cancers, car l'augmentation de la concentration sérique de SCC peut précéder de plusieurs mois la réapparition des signes cliniques.

• ***Chromogranine A.*** Protéine dont la concentration sérique est inférieure, normalement, à 100 nanogrammes par millilitre (ng/ml).
Des concentrations sériques élevées sont observées dans des tumeurs dites neuro-endocrines intestinales (carcinoïdes du grêle), mais aussi pulmonaires ou pancréatiques.

• ***PSA.*** Ce terme est l'abréviation d'un terme anglais signifiant « antigène prostatique spécifique ».
Indications : le dosage de cette protéine dans le sérum est utilisé comme marqueur tumoral spécifique, du cancer de la prostate. Sa concentration dans le sang est très faible.

- **Chez l'homme jeune,** le PSA est inférieur à 2,7 nanogrammes par millilitre de sérum (nano- gramme=un millionième de milligramme), c'est-à-dire 2,7 ng/ml.

Les valeurs du PSA sérique augmentent avec l'âge. On peut considérer que jusqu'à 50 ans le PSA doit être inférieur à 2,5 ng/ml (augmenter cette valeur de 0,1 ng/ml chaque année ; exemple à 70 ans un PSA à 6,5 ng/ml est normal).
Une infection microbienne (prostatite) a le même effet.
- **Chez les sujets âgés,** le PSA peut se situer entre 4 et 10.
Au-delà de 10, le cancer doit être recherché.
Entre 4 et 10, il faut attendre, renouveler le dosage au bout de 2 mois, ou bien utiliser le rapport PSA libre/PSA total.
Si le PSA total est situé entre 4 et 10, et si le rapport libre/total est inférieur à 15%, il faut rechercher un cancer prostatique.
Si le rapport est supérieur à 25 %, le cancer est très peu probable.
Entre 15 et 25 %, il faut renforcer la surveillance clinique, biologique, échographique.

Attention, l'examen clinique est toujours indispensable car 3 % des cancers prostatiques évoluent avec un PSA sérique normal. Lorsqu'un cancer prostatique est diagnostiqué, le dosage du PSA continue à avoir un très grand intérêt. Souvent il s'agit d'une simple hypertrophie (adénome). Un nouvel examen, consistant à doser le gène PCA3 (Prostate Cancer Gene 3) dans les urines, devrait permettre d'éviter les biopsies de la prostate dans l'avenir. Il ne remplacera pas les PSA, mais les complétera en cas de valeurs suspectes de celles-ci.
Si le PSA total est supérieur à 50, il y a, en général, extension locale du cancer.
Si le PSA total est supérieur à 100, il faut craindre des métastases.

Attention, dans tous les cas il ne s'agit que d'un risque statistique : pour un patient donné, la concentration du PSA ne permet pas d'affirmer l'extension focale ou les métastases et des examens radiologiques sont toujours indispensables pour préciser l'extension.
Le dosage de PSA est fondamental chez les sujets traités pour cancer prostatique : un retour à la normale du PSA est un élément extrêmement favorable de la réponse thérapeutique et donc d'excellent pronostic à moyen et à long termes. Une fois le PSA normalisé, une récidive de la maladie se traduira d'abord par une élévation isolée du PSA, bien avant que n'apparaissent les manifestations cliniques ou radiologiques de la maladie.
Il faut noter enfin qu'un patient dont le PSA est dosé régulièrement doit, de préférence, faire effectuer ces dosages toujours dans le même laboratoire pour éviter d'éventuelles fluctuations méthodologiques.

• ***La HCG*** *(Human Chorionic Gonadotrophin)* est le marqueur d'une grande fiabilité de diagnostic d'un cancer des testicules (couplé à l'alpha-foeto protéine et LDH).

• ***BTA.*** Cette protéine (*Bladder Tumor associated Antigen*) est un marqueur urinaire du cancer de la vessie (le 5ème en fréquence chez l'homme et le 9ème chez la femme). Son dosage est plus simple et plus efficace pour le diagnostic que la recherche de cellules cancéreuses dans l'urine.
Après vérification d'infection urinaire et avant toute exploration vésicale par endoscopie, sa concentration normale est inférieure à 14 unités/ml d'urine. Sa mesure peut être utile pour le dépistage du cancer de la vessie chez les fumeurs de plus de 50 ans, dans des cas de prédisposition familiale ou dans certains environnements industriels.

• ***Les catécholamines urinaires.*** Le recueil des urines doit se faire pendant 24 heures. On dose 3 produits différents :

- Dopamine normalement inférieure à 1,8 micromole par jour µmol/j. Ce taux augmente dans les neuroblastomes.
- Noradrénaline normalement inférieure à 0,25 micromole par jour µmol/j.
- Adrénaline normalement inférieure à 0,06 micromoles par jour µmol/j.

La forte élévation de ces 2 neuromédiations signe un phéochromocytome.
Indications : les *neuroblastomes* sont des tumeurs des terminaisons nerveuses, observées le plus souvent chez les enfants de moins de 10 ans, à localisation abdominale ou thoracique ; ils s'accompagnent d'une très forte augmentation de dopamine urinaire et d'un produit de destruction normale de la dopamine qui porte le nom d'acide homovanilique ou HVA : normalement inférieur à 38 micromoles par jour (A moles/j).
Les phéochromocytomes sont des tumeurs de la partie centrale des glandes surrénales qui, comme leur nom l'indique, sont situées au-dessus des reins et sécrètent des hormones : adrénaline et noradrénaline. Ces tumeurs à localisation abdominale s'accompagnent d'une très forte élévation de l'adrénaline et de la noradrénaline urinaire, ainsi que de celle des produits de dégradation dans l'organisme de ces hormones : les dérivés méthoxylés urinaires et l'acide vanilmandélique (VMA).

• ***La sérotonine sanguine.*** Ce dosage est effectué pour le diagnostic des tumeurs carcinoïdes du grêle. La sérotonine est une substance formée par certaines cellules de l'intestin grêle, mais également du cerveau.
Lorsqu'elles deviennent tumorales, ces cellules particulières sécrètent de très importantes quantités de sérotonine, mais de façon inconstante. D'où de brutales libérations à l'origine de flush-syndrome (rougeur brutale de la face parfois avec sudation), de diarrhées. Ces tumeurs sont caractérisées par leur évolution souvent très lente permettant des survies prolongées, même si le diagnostic est tardif, ce qui est presque la règle. On dose souvent aussi le produit de dégradation de la sérotonine dans l'urine, l'acide 5-hydroxyindol acétique ou 5HIAA.
L'élimination urinaire normale est inférieure à 42 micromoles par jour. Dans les tumeurs carcinoïdes du grêle, on peut observer jusqu'à 2 000 mmol/jour.

• ***Thyrocalcitonine plasmatique (calcitonine).*** C'est une hormone synthétisée par certaines cellules de la thyroïde. Elle intervient dans le métabolisme du calcium et des phosphates, mais son véritable intérêt médical est celui de marqueur du cancer médullaire de la thyroïde, maladie génétique liée à une mutation sur le gène RET.
Son dosage est particulièrement utile pour le diagnostic de ces cancers (valeur de plus de 5 fois la normale) mais aussi chez les sujets apparentés à un malade atteint de ce cancer. Il est parfois nécessaire de réaliser un test de stimulation : on injecte de la pentagastrine par voie intraveineuse ce qui provoque chez les sujets atteints de ce cancer une élévation dans les 15 minutes de la concentration de la thyrocalcitonine plasmatique.
Les contre-indications à la réalisation de ce test sont nombreuses, c'est pourquoi on utilise volontiers aujourd'hui des méthodes de biologie moléculaire qui permettent de détecter directement la mutation du gène RET chez les sujets susceptibles de développer ce cancer très particulier.

- Thyroglobuline : pour le cancer indifférencié de la thyroïde (papillaire et vésiculaire)

Marche à suivre

Il faut d'abord identifier l'état inflammatoire du terrain. L'inflammation exalte le processus tumoral.

- Vitesse de sédimentation: normalement 3/10
- C. Réactive Protéine (inférieure à 5)
- Les prostaglandines, les interleukines, les orosomucoïdes

En dehors des marqueurs tumoraux classiques nous avons à notre disposition des tests High-Tech *(labo Philippe Auguste)* qui identifient le terrain cancéreux et permettent de suivre l'évolution de la maladie.

- *Le stress oxydatif complet*
  - Antioxydants : vitamines, caroténoïdes, co-enzyme Q10
  - Glutathione AIlantoïne, Malonyl dialdéhyde ou MDA

  Le 8o HdG (le 8 hydroxydesoxyguanosine) est le plus représentatif du dommage oxydatif de l'ADN (urine du réveil).
- *Les Nucléosides modifiés urinaires (14 nucléosides modifiés issus des ARNT)*
- *Les Polyamines*

La cellule cancéreuse alterne 2 processus dans son développement: la prolifération et la dédifférenciation (non épinglable par un outil simple). Les polyamines urinaires mesurent l'index prolifératif de l'organisme, donc la prolifération du « foyer cancéreux ».
Les polyamines sont des substances ubiquitaires, répandues dans tout le monde vivant, synthétisées par toutes les cellules, indispensables à la multiplication cellulaire, et donc intimement liées au processus de prolifération et cancérogénèse.
Parmi les 7 composés : Spermidine, Spermine, Putrescine. La spermidine, principale polyamine, est l'architecte des synthèses nucléiques et protéiques.
Le taux moyen est de 2 à 4 mg de spermidine par gr de créatinine.

- **Si taux élevé :** index prolifératif élevé matérialisant un cancer, ou rares faux positifs survenant à la suite d'intervention chirurgicale (réparation tissulaire) et quelques infections virales très prolifératives comme les viroses (herpès ou HIV primo infection).
- **Si diminué :** après chimiothérapie ou radiothérapie ou en l'absence de contexte de cancer, représente une diminution de la vitalité tissulaire.

Cet examen permet:

- La détection d'une tumeur proliférative.
- La précocité d'une récidive. Elle précède de plusieurs mois.
- Le suivi de la thérapie.

NB : le laboratoire Nutrialys a mis au point des aliments diététiques à très faible teneur en polyamines (carotte, asperge, artichaut, haricots + poissons : cabillaud, colin, crevettes, sardines, thon)
Nutrialys : 02 96 76 54 84
nutrialys@equipage.fr

D'autres examens sont utiles pour identifier le terrain:

À faire au *labo Zamaria.*

- *Le statut nutritionnel:* les Acides gras de la membrane érythrocytaire (Acides gras saturés, Oméga 3, Oméga 6)
- *La flore intestinale :* la dysbiose (19 métabolites microbiens, bactéries, flagellés, mycoses, Candida albicans)
- *Panel de cytokines :* permet l'exploration de l'inflammation, et de l'immunité cellulaire et l'évolution d'un cancer (suivi thérapeutique).
  Les cytokines sont des messagers de communication intercellulaires.
  Elles régulent le système immunitaire et l'inflammation.
  Elles jouent un rôle essentiel dans la différenciation cellulaire et l'apoptose.
  Dans la famille des cytokines, on distingue : les interleukines (IL-1, IL - 2, IL- 6,...), les interférons (INFy,...), les facteurs hématopoïétiques (érythropoïétine, G - CSF, ...), les facteurs nécrosant des tumeurs (TNFar ...) les facteurs de croissance (EGF, VEGF,...) et les chimiokines (MCP - 1, IL - 8,...).

Les cytokines sont des glycoprotéines qui agissent à très faible concentration, Elles fonctionnent en réseau avec un large spectre d'activités (pléiotropisme, redondance, synergie, antagonisme,..,) Elles se fixent sur des récepteurs spécifiques pour exercer leur activité biologique.

Sous l'influence d'un stimuli inflammatoire (agents infectieux, auto-anticorps, produits cytotoxiques,...) l'activation du facteur de transcription NF-KB aboutit à une synthèse accrue des cytokines pro-inflammatoires. Ces dernières entraînent la surproduction de radicaux libres et d'autres médiateurs de l'inflammation (PLA2, COX2, PGE2, LTB4) qui,à leur tour activent le facteur NF-KB et la synthèse d'autres cytokines pro-inflammatoires. Ainsi l'équilibre de production des cytokines par les lymphocytes Th1, Th2, Th17 sera rompu au profit d'une maladie inflammatoire chronique chez des sujets prédisposés.
Dans certaines circonstances, le facteur NF-KB peut entraîner l'activation d'oncogènes, ou la désactivation d'anti-oncogènes favorisant l'apparition de cellules cancéreuses qui produiront à leur tour des cytokines et des facteurs de croissance pour assurer leur développement et leur dissémination.

Des travaux récents ont montré l'intérêt clinique de l'étude des variations sanguines d'un panel de plusieurs cytokines appartenant à des groupes fonctionnels différents au cours des maladies chroniques infectieuses, auto-immunes ou cancéreuses afin de :
❶ Diagnostiquer un syndrome inflammatoire biologique évoluant à bas bruit.
❷ Mettre en évidence un dysfonctionnement immunitaire.
❸ Objectiver une surproduction de facteurs de croissance impliqués dans l'angiogénèse.

Le clinicien pourra ainsi apprécier l'activité de la maladie pour mieux la combattre, de projeter un pronostic, surveiller l'évolution et détecter les récidives. De même dans les situations cliniques et paracliniques incertaines ou douteuses, le caractère strictement normal du panel des cytokines est un argument solide en faveur du maintien de l'homéostasie et d'un bon état sanitaire.

Traitement du cancer

Cure préventive

- Procéder à une réduction alimentaire pour mettre l'organisme en acidose : un repas par jour pendant 30 jours (carême, ramadan).
- Apport de nutriments
  - Vitamine C : 2 à 3 gr
  - Vitamine D : Detrogyl - 7 gouttes le soir
  - Complexe Vitamine B (levure de bière)
  - Vitamine A (caroténoïdes)
  - Enzy 20 : 2 fois 2 gélules avant repas
  - Stimu + (booster les défenses) : 3 fois 2 gélules
  - Afalg (Algue aphonizomenon) : 2 gélules la première semaine, 2 fois 2 gélules les 15 jours suivants puis 3 fois 2 gélules les 2 mois suivants.

Traitement standard du cancer

Ce traitement doit être suivi plusieurs semaines selon évolution.
Reprendre les nutriments ci-dessus :

- Bropaïne : 3 fois 3 gélules (loin des repas) pendant 3 semaines, puis 3 fois 2 gélules pendant 15 jours et entretien (2 mois) 2 fois 2 gélules
- Asiatonic : 3 fois 5 cp aux repas pendant plusieurs mois
- Propolis pure : 2 gélules toutes les 3 heures pendant 2 à 3 mois, prévient la survenue des métastases
- Antioxydants : oxyolyse - 2 fois 2 gélules

→ Voir mon livre : «*Le secret des peuples sans cancer*», éd. du Dauphin. 43 cancers y sont traités.

Dépression nerveuse

Curieusement, beaucoup de patients se déclarent dépressifs mais ne le sont pas, alors que d'autres, qui en présentent les signes, ne s'en rendent pas compte. C'est pourtant un état caractérisé par certains signes cliniques particuliers, bien codifiés.

La France est un des pays les plus touchés par la dépression avec près d'une personne sur 10 qui en souffre... Il y a environ 160 000 tentatives de suicide qui font 12 000 morts par an, 50 à 80% des cas font une rechute Mais toute dépression n'aboutit pas à une telle extrémité, car il y en a de multiples formes, souvent accessibles par les médecines de terrain.

La dépression est aujourd'hui présentée comme une pathologie unique, elle présente mille visages : de la déprime saisonnière au syndrome maniaco-dépressif. Il n'y a donc aucune logique à vouloir traiter toutes ses formes avec les mêmes moyens. La diversité des solutions thérapeutiques proposées par les différentes médecines naturelles permet d'offrir à chaque patient la réponse la mieux adaptée à son cas.

Repères cliniques

La dépression est un état mental caractérisé par un fléchissement du tonus neuropsychique. C'est la maladie psychiatrique la plus fréquente (prévalence : 10 à 20 % selon les études). Les symptômes cliniques comportent :

- **Un versant psychique,** fait de tristesse, douleur morale, sentiment d'autodépréciation ou de culpabilité, incapacité à prendre du plaisir aux activités habituellement investies, incapacité à envisager le futur, ralentissement psychique et physique, perte de l'élan vital (désintérêt), anxiété, seulement de solitude, d'inutilité, d'incompréhension et perte de l'estime de soi... ;

- **Un versant somatique d'accompagnement :** troubles du sommeil (difficultés d'endormissement, réveil précoce, cauchemars), anorexie, amaigrissement, fatigue, baisse de la libido, troubles digestifs, palpitation, aménorrhée, douleurs diffuses, asthénies matinales réduisant l'activité...

Les principaux types de dépression

❶ **La dépression « masquée » ou somatisée** par des manifestations fonctionnelles somatiques diverses : une céphalée par contracture de la nuque, des troubles digestifs, une anorexie et un amaigrissement ou une boulimie, une détérioration mentale chez le vieillard ou un fléchissement scolaire chez l'enfant, une hypotension orthostatique, une sécheresse de la bouche...

❷ **La dépression mineure fonctionnelle...**Est très fréquente et réactionnelle aux contraintes de la vie quotidienne, aux événements de la vie psychoaffective, professionnelle, familiale, influencée par les saisons, le passé. L'évocation de l'événement déclenchant fait réapparaître la symptomatologie et contrairement à la dépression majeure, le patient est sensible aux réassurances du thérapeute et de l'entourage. Dans la dépression mineure, il n'existe généralement pas d'idées morbides ni suicidaires, lesquelles orientent vers la dépression majeure.

❸ **La dépression des personnes âgées** avec un raisonnement des vieux seniors qui pourrait être le suivant : la vie n'a plus d'intérêt, il est normal d'attendre la mort. Il est important de dépasser cet argument, en repérant tout d'abord les raisons pour lesquelles ce patient vient consulter. Ce type de dépression tient en partie au fait que ces seniors restent trop souvent chez eux, dans un noir aussi sombre que leurs idées. Ils ne vont pas assez au soleil ou à la lumière.

❹ **La dépression saisonnière :** état dépressif qui se manifeste à l'automne ou au début de l'hiver, lié au manque de luminosité (mélatonine le soir).
Acheter en pharmacie Circadin prendre 1 cp le soir jusqu'à amélioration.

❺ **La dépression du post-partum** ou « baby blues »: très fréquente dans les jours suivant un accouchement, elle peut cependant persister plusieurs semaines. Elle touche 30 à 80 % des femmes.
❻ **La dépression d'épuisement** qui fait suite à des états de stress persistants. Elle est maintenant généralisée dans notre pays. (rejoint le *burn out*).
❼ **Le syndrome maniaco-dépressif ou dépression bipolaire :** alternance de période de grande excitation et de périodes de grand abattement accompagné de dépression sévère. Ces phénomènes se répètent sur de longues périodes.

Le traitement officiel

Il est fait du tryptique « anxiolytiques-antidépresseurs-hypnotiques ». Son efficacité est peu convaincante, les diagnostics sont approximatifs avec, effets secondaires dangereux : un Français sur dix se soigne aux antidépresseurs. Ils en sont même les plus gros consommateurs du monde. L'industrie pharmaceutique veille…

Prescrire plutôt qu'écouter

Les méthodes de l'industrie ou les dérives du capitalisme sauvage ne suffisent pas à elles seules à expliquer les abus de prescription d'antidépresseurs en France. Car, dans notre société hypercommuniquante, la solitude et l'isolement n'ont jamais été aussi présents, notamment chez les personnes âgées, grandes consommatrices de psychotropes. Une atrophie des rapports humains qui se retrouve dans la pratique médicale : «Le médecin de famille a remplacé le prêtre dans la fonction psychothérapeutique. C'est à lui qu'on confiait les soucis du quotidien. Or, aujourd'hui, bien des généralistes préfèrent rédiger une ordonnance d'antidépresseurs en cinq minutes plutôt que de passer une demi-heure à écouter un patient. Cet échange le soulagerait mieux qu'un médicament. Rappelons que les antidépresseurs sont remboursés. Pas les psychothérapies, la faille se situe à ce niveau financier.»

Le sociologue Alain Ehrenberg voit dans le recours aux antidépresseurs une réponse à une dictature de la performance imposée par la société. Au lieu de reconnaître sa vulnérabilité et de l'accepter, l'homme moderne cherche à la combattre quitte à s'empoisonner la vie et à altérer sa santé. La détérioration cérébrale est perceptible cinq à huit ans après le début des prises chimiques.

Les thérapies naturelles

Alimentation et nutriments

On a mis en évidence que certains constituants alimentaires influencent les molécules responsables de la neurotransmission. Un déficit en sérotonine est souvent impliqué dans la dépression et dans les comportements violents.

La vitamine B6 est nécessaire à la production de sérotonine, ce qui peut expliquer pourquoi les pilules contraceptives, qui abaissent le taux de vitamine B6, peuvent causer des états dépressifs.

Il faudra toujours commencer par privilégier une alimentation riche en fruits, légumes et crudités qui apporteront des vitamines, oligoéléments et minéraux indispensables. Le poisson (gras de haute mer), riche en acide gras oméga 3, sera à privilégier avec les légumineuses (lentilles, petits pois, haricots blancs...) riches en acides aminés. Il conviendra surtout de limiter la consommation de sucres rapides sources de stress et de coups de fatigue.

Oméga 3. Le système nerveux est l'organe le plus riche en acides gras à longues chaînes de la série Oméga 3. Un apport régulier de ce type d'acides gras est indispensable au tissu nerveux tout au long de la vie : en vieillissant, le potentiel enzymatique s'affaiblit et l'organisme synthétise en quantité moindre les acides gras Oméga 3 à longue chaîne.

En psychiatrie, on découvre aussi les vertus des huiles de poisson, qui, en améliorant la fluidité membranaire des neurones, ont un effet tranquillisant et anxiolytique.

Seul le Lyprinol contient l'huile stabilisée extraite de la moule Perna Canaliculus de Nouvelle-Zélande. L'huile de poisson combinée avec le moule fraîche se caractérise par une teneur particulièrement élevée en oméga 3 EPA (acide eicosapentaénoïque) et DHA (acide eicosahexaénoïque), dont l'importance est cruciale dans le cadre d'un bon équilibre diététique. Le mariage entre le complexe d'acides gras poly insaturé – pour assurer la fluidité des membranes et faciliter les échanges – de la moule et de l'huile de poisson fait du Lyprinol, un super-oméga 3 beaucoup plus efficace que les autres produits contenant des oméga 3.

Acides aminés.
La taurine est un dérivé d'acide aminé soufré, la cystéine. Elle réduit la quantité d'adrénaline sécrétée par les glandes surrénales et la quantité de noradrénaline sécrétée par le système nerveux central soumis à un stress. La taurine réduit la vulnérabilité au stress et protège de ses conséquences. De plus, elle possède une activité anti-convulsivante et atténue les tremblements dus à la fatigue.

Le tryptophane (5HTP) est le principal précurseur de la sérotonine, hormone souvent déficitaire lors des états dépressifs. Le tryptophane fait partie des huit acides aminés essentiels. Notre corps est incapable de le synthétiser, il doit être apporté par notre alimentation. D'autant qu'il est fréquemment en subcarence. Il est précurseur de la sérotonine et de la mélatonine qui jouent un rôle essentiel dans notre équilibre psychologique, dans la régulation de l'humeur, de l'anxiété et de la dépression.
La plante griffonia simplicifolia est très riche en 5-HTP, ce qui constitue une excellente alternative. Les aliments riches en tryptophane : ananas, banane, brocoli, carotte, chou-fleur, dinde, figue, noix, œuf.

La tyrosine est un précurseur de deux neurotransmetteurs cérébraux, la dopamine et la noradrénaline qui interviennent dans l'initiative et la recherche du plaisir. Des études suggèrent que la tyrosine pourrait aider 70 % des personnes souffrant de dépression. Les aliments les plus riches en tyrosine : amande, asperge, avocat, carotte épinards, fromage, pomme, salade verte - laitue romaine, protéines de soja...

La sérotomine. Elle serait l'hormone de notre sérénité. Elle nous permet de gérer nos stress, nos émotions, notre équilibre, mais aussi de freiner nos pulsions. Elle régule également notre appétit (limite le grignotage) et

notre sommeil. Elle permet aussi de limiter notre susceptibilité, notre impatience et notre irritabilité.
Les aliments riches en sérotonine: ananas, aubergine, avocat, banane (plantain), brocoli, chou-fleur, kiwi, noix et graines, pamplemousse, tomate...
Le SAMe (S-adénosyl-L-méthionine) dérivé de la méthionine (un acide aminé) joue un rôle important dans la synthèse de certains neuromédiateurs intervenant dans les états dépressifs.Le SAMe est indispensable à la production de mélatonine. Le SAMe est indispensable pour convertir la sérotonine en mélatonine. Il existe un rythme circadien entre le SAMe et la mélatonine : quand les niveaux de mélatonine augmentent pendant la nuit, les niveaux de SAMe restent bas, et quand les niveaux de mélatonine chutent pendant la journée, les niveaux de SAMe grimpent.

Le chocolat contient un antidépresseur naturel, la phényléthylamine, qui a une action véritablement excitante en se liant aux récepteurs à amphétamines, mais aussi de la sérotonine, de la théobromine (stimulant), divers minéraux et vitamines.

La levure de bière regorge de protéines et d'acides aminés essentiels (acide glutamique, arginine, cystine, lysine, tryptophane), de lécithine, de minéraux (chrome, phosphore, potassium, sélénium...) et de vitamines du groupe B ; elle est stimulante et tonique tout en étant légèrement sédative.

- 2 fois 2 gélules *(labo Aromalia)*

Le pollen est riche en minéraux (cuivre, fer, magnésium, potassium, silicium...), en acides aminés (acide glutamique, méthionine...) et en vitamines (A, B, C, E). *(labo La Royale)*

Les légumes verts à feuilles et les légumineuses sources d'acide folique, (ou vitamine B9), sont d'excellents remontants et une consommation insuffisante de ces deux groupes d'aliments peut provoquer des états dépressifs. Aliments riches en acide folique : le leader incontesté est le foie de poulet cuit. Ensuite, bulghur cuit, orange, banane, épinard frais, haricot blanc cuit, haricot rouge cuit, haricot de soja cuit, germe de blé, pain complet, asperge fraîche cuite, feuilles de navet fraîches cuites, avocat, chou de Bruxelles, haricot de Lima, pois chiches, lentilles, soja, graines de tournesol, brocoli frais, feuilles de moutarde, betteraves fraîches, légumes verts, carotte, abricot, maïs, amande, châtaigne, blé complet, autres foies, jaune d'œuf, lait, ris de veau.

L'ail semble avoir des effets très positifs sur l'humeur, il réduirait la fatigue, la sensibilité, l'agitation et l'irritabilité.

Les piments : la capsaïne des piments forts de type « Chili » produirait un »effet excitant dû à une élévation du taux d'endorphines dans le cerveau, entraînant un état de bien être passager.

Certains états dépressifs pourraient être engendrés par des intolérances alimentaires ou certains produits toxiques. Les dépressions, confusion mentale, hyperactivité, anxiété, migraine, surpoids, troubles du transit, ulcères gastriques, maladies auto-immunes, diabète peuvent être provoqués par des aliments ou des substances ingérées que le corps ne « supporte pas » après une certaine accumulation. Dans tous les cas, il faut faire le test des intolérances afin d'identifier les aliments « coupables » et pratiquer un régime d'exclusion.

Phytothérapie

Les Français, premiers consommateurs de psychotropes au monde, semblent négliger l'apport de la phytothérapie dans ce domaine. En effet, 60 % des cas de dépression en Allemagne et en Angleterre sont traités par le millepertuis. C'est la plante des blessures (plaies cutanées, brûlures, atteinte des nerfs, de l'âme).
-*Le millepertuis* influence activement le métabolisme des neurotransmetteurs (dont la sérotonine), possède une action inhibitrice de la mono-amino-oxydase ou IMAO (donc antidépressive) et modifie favorablement l'humeur en trois semaines chez plus de 80 % des malades, ce qui constitue un résultat aussi significatif que s'il s'agissait d'un traitement chimique conventionnel, et cela sans présenter d'effets secondaires négatifs.

La gentiane jaune, est par ses xanthones (antioxydants), pourvue d'une action IMAO, qui limite l'élimination trop rapide des neurotransmetteurs, tels la sérotonine.

La mélisse corrige les troubles somatiques associés (palpitations, faux angors, spasmes digestifs, crises nerveuses, migraines). Elle améliore la confiance en soi chez les êtres fragilisés.

L'angélique agit sur toute la régularisation du système neuro-végétatif. Elle harmonise l'ensemble des fonctions viscérales en recréant le lien avec la commande supérieure neurologique

Aromathérapie

Les huiles essentielles excellent dans le traitement des pathologies psychosomatiques et des dépressions :

- Citrus aurantium feuilles, la feuille d'oranger, indiquée chez les sujets neurotoniques, surmenés qu'il faut apaiser et dans la lassitude et la tristesse.

- La fleur (néroli) restaure la sérénité.

- Thymus satureoïdes, ou thym blanc Bornéol et Carvacrol, le thym à feuilles de sarriette, remarquable dans les cas de dépression avec lassitude de la vie.

- Thymus serpillum, le serpolet pour relancer le goût de vivre.

- Lippia citriodora, la verveine odorante, antispasmodique, est utile dans les états d'angoisse, stress, dépression, insomnie. Appliquer quelques gouttes de l'une d'entre elles sur le sternum ou les poignets.

Formulation

- H.E. Marjolaine des jardins (*origanum majorana*) 3ml
- H.E. Petit grain bigarade (*citrus aurantium*) 5ml
- H.E. Ravensare aromatique (*ravensara aromatica*) 2ml
- H.E. Lavande vraie (*lavandula angustifolia*) 2ml

Appliquez 3 gouttes du mélange sur le plexus solaire et sur la face interne des poignets 2 à 3 fois par jour. Si la dépression est importante, massage énergétique le long de la colonne vertébrale avec 8 gouttes du mélange 2 fois par jour.

Gemmothérapie

La gemmothérapie, par son action régénératrice, vise à restaurer un fonctionnement normal du cerveau et du système nerveux mis à mal.

Les bourgeons de ribes nigrum (cassis) agissent sur tous les paramètres de l'inflammation. Ils sont comme une cortisone naturelle. C'est un bourgeon de l'apaisement des situations difficiles. Il agit comme adaptogène. Son action est normalisante. Il facilite l'action des remèdes qui lui sont associés. Il convient bien à tous ceux dont l'organisme a été surmené par des affections longues et trainantes. Il permet un retour à l'équilibre et à la restauration des tissus. C'est aussi un bourgeon pour convalescents. À prendre au petit matin (le moment où le cortisol se manifeste).

Le bourgeon de ficus carica (figuier) est un des bourgeons clés de la gemmothérapie. Il exerce en effet une action régulatrice sur le cerveau et plus précisément sur l'axe qui réunit le cortex cérébral à un noyau gris central, l'hypothalamus qui commande toute la sphère des émotions, des angoisses, des peurs variées, des obsessions. C'est un anti-angoisse de premier ordre, utile pour neutraliser les stress. Il présente une action caractéristique sur le système régulateur que sont les hormones. Ficus carica sera donc le bourgeon que nous prescrirons pour traiter les névroses qu'elles soient ou non phobiques, TOC (troubles obsessionnels compulsifs), les dépressions nerveuses.. L'appareil digestif est également sensible à son action. Estomac et intestin résonnent au rythme de nos anxiétés, de nos états d'âme. Dans les insomnies, 50 à 100 gouttes au coucher pris régulièrement donnent de bons résultats.

La semence de bouleau (betula pubescens semences) a une activité anti-dépressive intéressante sur le long terme par une action régénérative sur les neuromédiateurs qui permettent au cerveau de retrouver un équilibre psycho-somatique.

Le bourgeon frais de noisetier (corylus avellana) rééquilibre le système neurovégétatif lors d'états dépressifs et de déséquilibres neuro-végétatifs.

Le tilleul (tilia tomentosa) est le bourgeon du sommeil ravagé par les somnifères. Il rééduque le sommeil en étant pris sur plusieurs mois. Ce sont aussi les bourgeons de tilleul (tilia tomentosa) qui aideront à se sevrer très progressivement de toutes les drogues en rééduquant le sommeil. Ils seront associés à ceux du figuier (ficus carica) qui libère le plexus solaire et le système nerveux autonome.

Acheter en pharmacie un flacon de 125 ml de chaque. Prendre 50 gouttes de cassis le matin, de figuier à midi et 100 gouttes de tilleul le soir (bourgeons macérat glycériné 1D).

Minéraux

Le sélénium : les sujets consommant du sélénium ont remarqué une amélioration de leurs symptômes dépressifs après une supplémentation (100 mcg (microgrammes) par jour ou 1 gélule/jour). Il améliore l'humeur. On en trouve dans les huitres, le son d'avoine ou l'espadon.

Le magnésium est le minéral le plus présent dans la cellule après le calcium. Son absorption est d'ailleurs impérativement liée à celle du calcium. Il contribue à la production d'énergie au niveau cellulaire ainsi qu'à la synthèse des protéines. Il joue un rôle capital dans la transmission de l'influx nerveux. Il est important pour l'équilibre psychique et émotionnel ainsi que pour la gestion du stress. Le magnésium renforce le système immunitaire (de 400 à 500 mg par jour).

- Biomag : croquer 2 fois 2 cps

Le lithium a une remarquable action neurosédative : cet oligoélément agit aussi bien sur l'angoisse que la dépression, l'insomnie ou l'hyperémotivité. On le trouve dans les céréales, la laitue, les légumes verts, l'œuf, le poisson, la pomme de terre. Prendre 2 à 3 ampoules par jour (Granions ou Microsol).
Eviter l'alcool qui empêche l'absorption de minéraux.

Vitamines indispensables

Un déficit en vitamine B peut potentialiser la vulnérabilité au stress, à l'anxiété et aux troubles du comportement liés au déficit magnésien. Quatre des vitamines du groupe B participent à la synthèse des neurotransmetteurs et diminuent ainsi l'anxiété, l'irritabilité, l'insomnie et la dépression.

La vitamine B3 ou PP joue un rôle majeur dans la transmission optimale de l'influx nerveux. En favorisant la synthèse de la sérotonine, elle possède un effet favorable sur l'humeur : tranquillisant, tonique et antidépresseur. Elle joue également un rôle essentiel dans la production d'énergie, en association avec les vitamines B1 et B2.
Les aliments les plus riches en vitamine B3 sont : l'avocat, les céréales complètes, la figue, le foie de veau, la levure de bière, les pois, le riz brun, le son, les graines de sésame et de tournesol.

L'apport en vitamine B6 est inférieur aux apports recommandés pour 80 % de la population française. Par ailleurs, le sport, la pilule contraceptive, l'hyperoestrogénie, et le stress lui-même, provoquent une surutilisation de la vitamine B6. Le déficit en vitamine B6, mais aussi en vitamines B9 et B12, se répercute rapidement sur la capacité de synthèse de deux neurotransmetteurs, la sérotonine et le GABA, qui jouent un rôle majeur dans le contrôle de l'anxiété. Par ailleurs, un déficit en vitamine B6 peut altérer le métabolisme du magnésium.

Les vitamines B9, B12 et B6 jouent un rôle essentiel à la fois- dans la synthèse des neurotransmetteurs et dans la qualité des phospholipides membranaires, ce qui se répercute sur la transmission des signaux envoyés par les récepteurs sur lesquels se sont fixés les neurotransmetteurs.
La vitamine B9 possède une action importante sur le système nerveux puisqu'elle aide le corps à synthétiser les neurotransmetteurs (sérotonine) et améliore ainsi l'équilibre émotionnel. Parmi les aliments les plus riches en vitamines B9, citons : l'asperge, le brocoli, les épinards, le foie, les germes de blé, les haricots verts, le jaune d'œuf, les lentilles, l'oseille ou les salades vertes.

La vitamine B12 est essentielle au fonctionnement du cerveau, elle intervient sur l'équilibre de l'humeur et les facultés mentales. Elle a en particulier des actions antistress et antifatigue. Elle est contenue exclusivement dans les produits d'origine animale : abats (foie), crustacés, huîtres, poissons, jaunes d'œuf.

La vitamine D, dont nous sommes tous en carence a une action antidépressive.

- Dédrogyl : 7 gouttes le soir (Acheter en pharmacie avec ordonnance)

Homéopathie

Les traitements sont nombreux. Seul un homéopathe, suite à un interrogatoire poussé, peut relever l'ensemble des modalités du patient et donner un traitement approprié.

En attendant son avis, voici un traitement type. Acheter 2 tubes de chaque :

- Ignatia amura 9 CH +phosphoricum acidum 9 CH + Sepia 9 CH. 3 granules de chaque en alternance, 3 fois par jour : personne à tendance dépressive qui n'a plus envie de rien.
  Exprime sa dépression en se plaignant de fatigue ou de douleurs dans le dos. Fatigue le matin au réveil, avec amélioration au bout d'une heure ou deux de mise en route. Pâleur avec regard triste et yeux cernés. Il (ou plus souvent elle) est vêtue(e) de couleurs sombres. Son état s'améliore par la pratique d'exercices physiques violents.
- Pour les mélancolies avec peur de l'abandon : Pulsatilla 9 CH.
- Pour les dégoûts de la vie, misanthropie, anxiété, excès de responsabilité : Lycopodium 9 CH.
- Pour les dépressions avec idées suicidaires : Aurum metallicum 15 CH. 1 dose par mois + Aurum 9 CH, 3 granules par jour.
- Tristesse, pessimisme, méticulosité, peur de la mort : Arsenicum album 9 CH.

Dépression, à la suite de :

- Surmenage intellectuel ou déception sentimentale : Phosphoricum acidum 9 CH.
- Effondrement brutal physique et psychologique : Gelsemium 9 CH.
- Post accouchement : Sepia 9 CH.
- Chagrin, deuil, contrariété, tension améliorée par la distraction : Ignatia 15 CH.
- Déception sentimentale deuil non fait, pleure dans la solitude : Natrum muriaticum 15 CH.
- Deuil : Lachesis 15 CH.
- Soucis professionnels ou familiaux qui réveillent la nuit : Ambrea grisea 9 CH.
- Impossibilité à exprimer un chagrin, un souci : Staphysagria 15 CH. 1 dose chauque semaine (5 doses).
- Surmenage professionnel intense : Nux vomica 15 CH.

Une dose tous les huit jours ou 5 granules par jour.

Acupuncture

Il est important de relacer la circulation de l'énergie. Pour la médecine traditionnelle chinoise, chaque organe est en relation avec une émotion : le cœur est lié à la joie, les poumons à la tristesse, le foie à la colère, la rate aux ruminations et aux idées noires, et les reins sont le siège de la peur. La médecine chinoise vise à délier les tensions physiques et psychiques avec l'acupuncture, des massages, des exercices corporels de type qi gong ou tai ji qui relancent la circulation de l'énergie vitale.

Elle est très utile par son action rééquilibrante, souvent indispensable en début de traitement au moment où la dépression s'installe, mais elle peut également aider au sevrage d'un traitement antidépresseur.

Des séances hebdomadaires ou bi-hebdomadaires combattent avec efficacité les troubles de l'humeur, la fatigabilité, ont une action tranquilisante, permettent de retrouver le sommeil. Deux points situés à la partie interne du pli du coude qui portent le nom évocateur de « joie de vivre » et le point PAE ROE au sommet du crâne ne demandent qu'à être piqués très régulièrement.

Activité physique

L'activité physique (une marche rapide pendant trois heures par semaine minimum) a démontré son intérêt dans le traitement de la dépression et les troubles du comportement.

Prise en charge

Un suivi psychologique est un complément précieux et indispensable, surtout chez les personnes qui ont tendance à être déprimées chroniques. Il est indispensable que le déprimé se sente écouté et pris en charge, aimé, chouchouté. Il faut le pousser à sortir, voir du monde, écouter de la musique, lui faire reprendre ses activités professionnelles s'il en a, et faire des activités physiques qui sont bénéfiques pour le corps mais également pour le mental.

Compléments alimentaires

Pendant 2 mois :

• Quiet-full (stress, angoisse, dépression)	2 gélules 2 fois/jour
• Stimu+ (relancer les défenses immunitaires)	2 gélules 2 fois/jour
• Lyprinol (apport en Oméga 3)	2 gélules 2 fois/jour
• Enzy 20 (restaurer le système enzymatique) 15 minutes avant les repas	2 gélules 2 fois/jour

Formulation

• Glycérophosphate de magnésium	200 mg
• Glycérophosphate de calcium pour une gélule N°120 2 fois 2 gélules (en pharmacie)	300 mg
• Vitamine B Chabre *(labo. Expanpharm)*	2 boîtes 2cp/jour
• Master-Ao, le maître des anti-oxydants *(labo. Longevie)*	2 cp/jour

Diabètes (les deux diabètes)

Il existe deux types de diabète dissemblables :
- le diabète sucré insulino-dépendant de type 1 (DS1): une maladie auto-immune.
- le diabète sucré de type 2 (DS2): une maladie d'encrassage.

Diabète insulino dépendant (DS1)

Il est dû à la présence permanente de taux trop élevés de sucre dans le sang (hyperglycémie). La cause est une production insuffisante d'insuline, hormone permettant aux cellules d'utiliser le sucre comme « carburant » par le pancréas. Il est caractérisé par la destruction des cellules β des îlots de Langherans du pancréas avec absence de sécrétion d'insuline. Il est considéré comme auto-immun. Un stress majeur pourrait être le déclencheur de ce type de diabète.
Il touche 150 000 personnes en France.

Les principaux signes de découverte sont :

- Une augmentation du volume des urines (polyurie) de 3 à 4 l/jour, liée à la fuite de sucre (pour éliminer le sucre en excès, le rein augmente le volume des urines).
- Une augmentation des boissons (polydipsie), liée à la perte d'eau.
- Un amaigrissement et parfois une augmentation de l'absorption de nourriture.

La maladie peut être également découverte à l'occasion d'une complication aiguë appelée acidocétose qui est due à l'utilisation des graisses comme carburant par les cellules, ce qui aboutit à la production de déchets acides, les corps cétoniques.
Les complications à long terme, en cas de mauvaise équilibration par le traitement, sont :

- Des lésions des yeux avec le risque de devenir aveugle (rétinopathie diabétique).
- Une atteinte rénale évoluant vers une insuffisance rénale.
- Une atteinte nerveuse, avec notamment des troubles au niveau des jambes (neuropathie diabétique).
- Des atteintes vasculaires (coronaropathie avec risque d'infarctus, artériopathie des membres inférieurs avec risque d'amputation, accident vasculaire cérébral, pied diabétique avec des plaies qui cicatrisent très difficilement).

Le diabétique est, par ailleurs, plus sensible aux infections. Le pronostic est directement lié à l'équilibre du taux de sucre dans le sang et à la durée du diabète.
Sans traitement l'évolution se fait vers un coma acidocétosique mortel.

Examens

Le taux de sucre dans le sang est en permanence élevé et dépasse souvent 2 g/l (ou 11 mmol/l). Il est souvent associé à une augmentation des graisses (hypertriglycéridémie ou hypercholestérolémie). La mesure de l'hémoglobine glycosylée (en cas de surcharge du sang en sucre, ce dernier se fixe sur l'hémoglobine) permet d'apprécier l'équilibre du diabète dans les mois qui précèdent.
Recherche des gènes de susceptibilité du système HLA (HLA DR_3 ou DR_4)+ HLA- DQ

Traitement Officiel

Le traitement associe des mesures diététiques (régime...), l'exercice physique er l'insuline. L'éducation du diabétique est essentielle pour prévenir les complications aiguës et chroniques : auto-injection de l'insuline, auto-surveillance de la glycémie; adaptation des doses en fonction de l'activité physique, des maladies, des voyages, règles diététiques, et des stress..

Une dérive alimentaire progressive

Avec l'industrialisation, la consommation de poissons et de végétaux a progressivement diminué au profit des céréales, du pain et des sucres raffinés. Cette augmentation importante de la proportion de glucides dans notre alimentation est responsable du surpoids qui caractérise nos populations actuelles, ainsi que de toutes les conséquences néfastes sur la santé que cela entraîne.

Maladie auto-immune

Le DS1 est considéré comme auto-immun selon Jean Seignalet. De nombreux autoanticorps ont été détectés, dont les plus répandus sont dirigés contre le cytoplasme des cellules β des îlots de Langerhans (fréquence 80 %), contre l'insuline, (fréquence 45 %) et contre le glutamate-décarboxylase ou GAD (fréquence 80 %). Ces autoanticorps ne représentent pas la cause, mais sont secondaires ou témoins. La responsabilité majeure du DSI est attribuée aux lymphocytes T et en particulier aux TCD4 abondants dans l'infiltrat cellulaire qui occupe les îlots de Langerhans.
Le premier gène de susceptibilité appartient au système HLA. Selon Jean Seignalet , il s'agirait d'HLA-DR, puisque 95 % des patients possèdent soit DR3, soit DR4 et de HLA-DQ, puisque 98 % des patients ont une chaîne DQ.
Une tolérance ne s'établit pas pour un xénoantigène ou un autoantigène qui sont tolérés par la plupart des individus. On attribue à HLA-DR une fonction dans l'immunisation et à HLA-DQ une fonction dans la tolérance.
D'autres gènes de susceptibilité existent en dehors de HLA. On incrimine les gènes des enzymes et des mucines de l'intestin grêle.
La participation intestinale est mise en évidence par la relation entre DSI et les laits animaux, et un ensemble d'intolérances alimentaires (céréales) sans oublier une bactérie intestinale et la cuisson.

Les fortes variations de fréquence du DS1 d'un pays à l'autre soulignent l'importance des éléments exogènes dans le développement de l'insuffisance pancréatique.

L'insuline

L'insuline étant indispensable pour l'utilisation du glucose sanguin par les cellules, son absence se traduit par l'augmentation du taux de glucose dans le sang (hyperglycémie) et son passage dans les urines (glycosurie). Les perturbations biologiques induisent des signes cliniques : polydipsie (soif exagérée), polyphagie (appétit exagéré) et amaigrissement progressif. L'insulinothérapie permet une survie prolongée ; mais il est impossible, malgré de nets progrès dans les techniques d'injection, de modifier à chaque instant les apports d'insuline pour les adapter aux besoins variables des cellules. La conséquence de cet inconvénient est que la plupart des malades développent tôt ou tard des complications dites dégénératives au niveau des petits vaisseaux:

La glycation exagérée des protéines, liée à l'excès de glucose, favorise ces lésions vasculaires.

Parmi les autres facteurs, le stress est souvent présent.

L'alimentation moderne joue un rôle négatif.

Les bactéries intestinales sont présentes dans l'intestin.

Rechercher les intolérances alimentaires (caséines du lait, céréales).

La consommation excessive de corps gras génère des prostaglandines de la série 2 pro-inflammatoires et donne des complications du diabète.

La prévention

La prévention est essentielle selon Jean Seignalet et doit commencer bien avant le stade de prédiabète. Elle est réalisable en deux étapes.

❶ La première étape consiste à identifier, dans les familles de diabétiques, les membres qui risquent de développer un jour la maladie. Ceci est obtenu grâce aux groupages HLA effectués dès la petite enfance. Leur chance d'être atteints un jour de DS1 est d'environ une sur cinq. La gravité du DS1, qui réduit nettement l'espérance de vie, justifie amplement ces mesures de dépistage.

❷ La seconde étape devrait être la mise en œuvre d'un régime alimentaire pour tous les enfants exposés. Les Scandinaves préconisent l'exclusion du lait de vache. Cette exclusion devrait s'étendre aux céréales. Pour cela il reste à adopter une nutrition de type originel, basée sur les principes suivants :

- Allaitement exclusivement maternel.
- Abolition des laits d'animaux à vie, et non six à huit mois.
- Abolition des céréales à vie. Le soja doit être bio.
- Consommation de beaucoup de produits crus.

Un bilan au bout de quelques années permettrait aisément de déterminer si ce régime est capable d'abaisser nettement la fréquence du DS1.

Traitement naturel

- L'insuline
- Les oligo-éléments
- Le zinc-nickel-cobalt à raison d'une prise quotidienne le matin a une action régulatrice sur la flèche glycémique. L'efficacité sera augmentée par l'association d'un ou plusieurs oligo-éléments de base, selon le terrain réactionnel considéré :
- le chrome. La carence en chrome perturbe l'équilibre glycémique, car il permet avec la vitamine PP l'entrée du glucose dans la cellule et active la phosphoglucomutase, enzyme de la glycogénogénèse. Mais il n'a pas d'effet sur la symptomatologie fonctionnelle ni sur l'équilibre glycémique en l'absence de déficit. 2 gélules/jour. En prendre de longs mois.

Les plantes

- Le haricot blanc et le kaki

Certains fruits et légumes sont utiles aux personnes souffrant d'insulino-résistance. Un des dérivés naturels du haricot blanc est la phaséolamine qui a la propriété de diminuer la transformation de l'amidon et des sucres (présents dans l'alimentation) en glucose.
Le kaki s'est également avéré utile et performant dans ce type de diabète. Ce fruit est excessivement riche en polyphénols, substances anti-oxydantes qui participent à la prévention des maladies cardio-vasculaires.

Les polyphénols agissent comme des catalyseurs et interviennent dans de nombreux processus biologiques, en particulier dans le bon fonctionnement du foie et dans la régulation du métabolisme des graisses. Le kaki diminue particulièrement l'absorption et la fabrication des graisses par l'organisme. De plus, il réduit l'appétit en régulant l'impression de satiété.

D'autres plantes font également baisser la glycémie, soit :

- par une action intestinale: fève de caroubier, salicaire ;
- par leur teneur en chrome: galéga, fenugrec, feuilles de myrtilles, pimprenelle épineuse, cosse de haricot ;
- en augmentant le taux d'insuline: tormentille ;
- par action sur le système neurohormonal: éleuthérocoque, ginseng ;
- sans mode d'action élucidé: olivier, roncier, eucalyptus, racine de bardane, sceau de Salomon, mûrier noir, herbe à Robert, eucalyptus globulus (totum: de plante).

L'association de plantes agissant sur la sphère hépatique améliore les résultats thérapeutiques ainsi que le réglage de la flore intestinale perturbée avec la propolis ou les pré et probiotiques.

RÉGIME ATOXIQUE DU DR JEAN SEIGNALET

- Exclusion des laits animaux de toutes origines et de leurs dérivés.
- Exclusion des céréales mutées, essentiellement blé et maïs, alors que le riz reste autorisé.
- Exclusion des produits cuits à température trop élevée, c'est-à-dire au-dessus de 110 °C.
- Exclusion des huiles raffinées, remplacées par des huiles vierges consommées crues (olive, colza, lin, noix).
- Limitation des produits pollués, ce qui a pour corollaire une préférence pour les aliments biologiques.

Ce régime sera désigné indifféremment comme ancestral, hypotoxique ou de type originel.

Compléments alimentaires

- Un immunomodulateur : Immuno-régul
  2 gélules/jour pendant 3 mois
- Un complexe enzymatique : Enzy 20
  2 gélules avant 2 repas pendant 2 mois
- Un stimulant immunitaire : Stimu +
  2 fois 2 gélules pendant 2 mois
- Des acides gras polyinsaturés : Lyprinol
  2 fois 2 gélules pendant 2 mois

(*labo Phyt'Inov*).

Diabète sucré non insulinodépendant ou de type II (Ds2)

Correspond à une anomalie de l'utilisation des sucres par l'organisme qui se traduit par un taux de sucre dans le sang (glycémie) à jeun supérieur 7,8 mmol/l (ou 1,4 g/l) à deux dosages successifs. La cause n'est pas une absence d'insuline (hormone qui permet aux cellules d'utiliser le sucre comme «carburant ») comme dans le diabète de type I, mais une résistance des cellules à l'insuline qui est retrouvée à un taux normal, voire augmenté, dans le sang. L'origine de ce trouble n'est pas complètement élucidée, mais il existe de nombreuses familles où le diabète semble être dû à une mutation génétique.

Par ailleurs on peut affirmer que ce type de diabète est dû à l'encrassage et au blocage enzymatique.
Les conséquences de l'encrassage des cellules β et des cellules cibles par des molécules exogènes provenant d'un intestin grêle trop perméable entraînent un fonctionnement insuffisant et dysharmonieux de ces cellules, entraînant au bout du compte un déficit de la sécrétion d'insuline et une résistance à l'insuline.

Le DS2 qui n'est pas auto-immun, s'oppose au DSI auto-immun. Le terme DS2 doit être employé à la place des anciennes dénominations qui ne sont pas adaptées:

- *Diabète gras*, car le surpoids n'est pas constant et manque 20 fois sur 100.
- *Diabète non insulinodépendant,* car l'insulinodépendance peut survenir au cours de l'évolution.
- *Diabète sucré de la maturité*, dès lors que la maladie atteint un nombre croissant d'enfants et d'adolescents dans les pays occidentaux, sans doute en raison de la progression de l'obésité et de l'inactivité physique.

Ce type de diabète, fréquent, touche 2 % de la population, et le nombre de cas augmente avec l'âge. Il représente près de 80% de l'ensemble des diabètes.
Le diabète est en général découvert lors d'un bilan de santé systématique ou lors d'un dosage sanguin chez des personnes obèses ou en surpoids.

Signes et symptômes

Il est indispensable d'être vigilant face à des symptômes tels que :
- fatigue chronique et somnolence importante durant la journée,
- difficultés de concentration,
- obésité et prise de poids, surtout abdominale,
- augmentation de la fréquence urinaire,
- augmentation de la soif et de la faim,
- désir intense de sucrerie,
- œdème,
- fréquence accrue du nombre d'infections, principalement de la peau,
- mauvaise cicatrisation des blessures,
- vaginites à répétition,
- troubles de la vue.

Autant de signes qui doivent faire suspecter un diabète.

Le diabète non traité

Il risque de provoquer à long terme de graves complications comme :
- des troubles de la vue : la rétinopathie pouvant aller jusqu'à la cécité,

- des troubles du système nerveux telles la polynévrite ou la neuropathie se manifestant sous la forme de picotements et de sensations d'engourdissement, principalement au niveau des extrémités (mains et pieds),
- de l'impuissance sexuelle,
- la néphropathie qui peut entraîner une insuffisance rénale,
- une influence néfaste sur l'immunité conséquence de l'athérosclérose et à la dégénérescence des parois vasculaires,
- Des atteintes vasculaires (coronaropathie avec risque d'infarctus, artériopathie des membres inférieurs avec risque d'amputation, accident vasculaire cérébral, pied diabétique avec des plaies qui cicatrisent très difficilement).

Le diabétique est par ailleurs plus sensible aux infections.
Le pronostic est directement lié à l'équilibre du taux de sucre dans le sang et à la durée du diabète.

Le DS2 est une maladie plurifactorielle. Les facteurs génétiques ainsi que les facteurs de l'environnement sont présents et l'on connaît depuis longtemps le rôle favorisant de l'obésité et du manque d'activité physique.
Le DS2 peut parfaitement s'expliquer par un encrassage, d'une part des circuits de sécrétion de l'insuline, d'autre part des circuits d'utilisation de l'insuline, par des macromolécules alimentaires et/ou bactériennes en provenance d'un intestin grêle devenu trop perméable.

Quoi qu'il en soit, il n'existe pas de « petit » diabète : toute intolérance au sucre doit amener à revoir son hygiène alimentaire et envisager le décrassage du pancréas, des muscles, du tissu adipeux et du foie et à modifier le terrain afin de rétablir les processus physiologiques.

Le diabète de type 2 n'est en fait que le stade ultime du phénomène de résistance à l'insuline.
Quel que soit le type de diabète, il se caractérise par la présence d'un excès de sucre dans le sang, c'est-à-dire par une augmentation anormale de la glycémie.
Les personnes « normales » ont une glycémie à jeun inférieure à 1,10 g/l. Si la glycémie à jeun est égale ou supérieure à 1,26 g/I, le diagnostic de diabète est posé. Les personnes se situant entre les valeurs normales et les valeurs caractéristiques du diabète sont identifiées comme ayant une

« mauvaise tolérance au glucose », soit un état de « prédiabète » qui augmente le risque de développer ultérieurement un diabète.
Dans ce cas, le corps en est au stade où l'insuline est produite en quantité normale, mais ce sont les cellules qui résistent à l'action de l'insuline, l'empêchant de faire pénétrer le sucre. La clé (l'insuline) est bonne, mais les cellules ont changé la serrure. On parle ici d'insulino-résistance très importante. C'est le diabète de l'adulte plus vieux (au-delà de 40 ans).

Avec l'âge s'installe une perte progressive de la sensibilité à l'insuline de beaucoup de cellules et tissus à l'insuline, qu'on appelle la résistance à l'insuline.
Le corps réagit alors en produisant de plus en plus d'insuline afin de tenter de faire pénétrer le glucose au sein des cellules. Les conséquences se traduisent par une augmentation de la glycémie et par un épuisement et une paresse du pancréas qui finit par ne pas fabriquer suffisamment d'insuline.

La résistance à l'insuline

L'insuline est une hormone pancréatique qui maintient la glycémie (taux de glucose dans le sang) dans les normes physiologiques en intervenant sur le métabolisme et le stockage du glucose. Dès que de la nourriture est absorbée, le processus digestif convertit les hydrates de carbone en glucose, un sucre simple, qui passe de l'intestin dans le sang. À ce moment, la glycémie augmente, ce qui entraîne une réponse du pancréas. La partie endocrine de cette glande sécrète alors l'insuline dont le rôle est de faire absorber le glucose sanguin par certaines cellules (foie, muscles et cellules graisseuses).
La résistance à l'insuline peut persister durant de nombreuses années avant d'entraîner un diabète, mais lorsque le pancréas ne peut plus du tout suivre à la demande en insuline le corps tombe dans la pathologie : c'est l'apparition du diabète de type II.
Il existe une relation étroite entre surcharge pondérale, insulino-résistance (jusqu'au diabète non insulino-dépendant) et facteur de risque cardio-vasculaire. En effet, l'hyperinsulinisme participe activement au processus d'athérosclérose impliqué dans 80 % des hypertensions et d'AVC.

Réflexions sur la pathogénie du DS2

Le DS2 peut parfaitement s'expliquer par un encrassage selon Jean Seignalet.
«Le blocage partiel ou complet de certaines cascades enzymatiques peut déséquilibrer le fonctionnement des cellules, avec hyperactivité d'autres cascades et parfois production trop importante d'inhibiteurs de l'insuline. Ces deux phénomènes sont d'ailleurs intriqués :
❶ La résistance à l'insuline suscite dans un premier temps une réponse pancréatique avec augmentation de la fabrication d'insuline. Mais les cellules β encrassées et surmenées ne peuvent maintenir indéfiniment un excès d'activité et, dans un second temps, on observe au contraire une baisse de la synthèse d'insuline. Les sulfamides hypoglycémiants stimulent les cellules β et les forcent à sécréter davantage d'insuline. Le danger est le surmenage des cellules β qui peuvent mourir d'épuisement. Le nombre de cellules β diminue alors de plus en plus vite, l'insulinosécrétion s'effondre et le DS2 devient insulinodépendant.
❷ Le manque d'insuline entraîne des insuffisances dans l'utilisation du glucose par les cellules cibles, ce qui aggrave l'encrassage de celles-ci, donc la résistance à l'insuline.
❸ Enfin l'excès de glucose dans le sang exerce un effet toxique, aussi bien sur les cellules β que sur les cellules cibles.
Il s'agit avant tout d'écarter les aliments que les enzymes humaines sont incapables de métaboliser, donc de conserver uniquement les substances auxquelles nos enzymes sont adaptées. Par exemple, on ne recherchera pas une diminution quantitative banale des lipides. On écartera les acides gras trans hors de portée de nos enzymes au profit des acides gras cis auxquelles elles sont adaptées. On écartera les acides gras saturés cuits en conservant les crus pour les mêmes raisons. On augmentera les apports d'acides gras polyinsaturés crus trop souvent insuffisants dans l'alimentation moderne et fort utiles à nos métabolismes »

Rôle de l'hyperglycémie et des protéines glyquées

Depuis quelques années, on a constaté une corrélation évidente entre l'importance de l'hyperglycémie et la précocité et l'intensité des atteintes dégénératives vasculaires (SKYLER 1996). On connaît aujourd'hui les raisons de cette corrélation.

❶ *La toxicité directe du glucose*
Les cellules endothéliales vasculaires captent un excès de glucose, en proportion avec l'importance de l'hyperglycémie. Ceci entraîne, à l'intérieur des cellules, une production exagérée de radicaux libres, lesquels activent anormalement plusieurs voies enzymatiques, ce qui aboutit à la fabrication de diverses molécules qui empêchent le fonctionnement normal des cellules endothéliales. Or, celles-ci ont un rôle essentiel dans la physiologie des artères et des artérioles.
❷ *La formation de protéines glyquées* (on dit aussi glycosylées)
Le glucose, en quantité excessive dans le sang circulant, a tendance à s'accrocher à des protéines, sans l'aide d'enzymes, provoquant la formation de protéines glyquées. Celles-ci pénètrent dans les parois vasculaires et s'accumulent dans la matrice extracellulaire dont elles entravent le fonctionnement.
La toxicité du glucose et les protéines glyquées altèrent les diverses parois vasculaires et surtout l'endothélium. Il s'ensuit un vieillissement accéléré des artères et des artérioles, qui débouche sur les complications vasculaires du DS2.
Plus la quantité de protéines glyquées est élevée et plus le danger de complications vasculaires augmente. C'est pourquoi le dosage de l'hémoglobine glycosylée est devenu le meilleur examen pour suivre l'évolution d'un DS2.
L'hémoglobine glycosylée est de l'hémoglobine A qui, au cours de la vie de l'hématie, a fixé progressivement du glucose. Ce processus est physiologique, mais normalement lent. Le pourcentage d'hémoglobine glyquée ne doit pas excéder 6 %.
La fixation du glucose s'accélère et la proportion d'hémoglobine glycosylée augmente nettement. Au-dessus de 8 %, le risque vasculaire devient majeur. L'hémoglobine glycosylée est instructive, en raison de sa stabilité beaucoup plus grande que celle de la glycémie à jeun, souvent variable d'un jour à l'autre.

Traitement classique

Les premières mesures sont la perte de poids et l'exercice physique. Elles sont complétées, lorsqu'elles s'avèrent insuffisantes, par la prise de médicaments antidiabétiques sous la forme de comprimés : sulfamides (Daonil, Djamivron...), biguanides (Glucophage, Glucinon, Stagid...) et inhibiteurs des alphaglucosidases (Glucor). Ultérieurement, l'insuline peut s'avérer nécessaire.

Ces remèdes chimiques ralentissent l'évolution du DS2 et retardent l'apparition des complications. Mais elles ne guérissent pas les patients. Tôt ou tard, le diabète devient résistant aux médications. On dit qu'il se décompense. Les cellules β sécrètent de moins en moins et le seul recours est alors l'insulinothérapie. Un autre problème est la survenue de complications vasculaires qui écourtent grandement l'espérance de vie.
L'inefficacité relative du traitement classique provient du fait qu'il s'attaque seulement aux étapes terminales du DS2: insuffisance de la sécrétion insulinique, résistance à l'insuline et leur conséquence (l'hyperglycémie). Combattre les véritables causes du DS2, c'est-à-dire les facteurs responsables du dysfonctionnement des cellules β et des cellules cibles de l'insuline.
Un traitement valable du DS2 ne peut être qu'étiologique. Il reste à identifier ces causes.

Traitement naturel

Le traitement du DS2 n'a guère progressé depuis plus d'un demi-siècle. Il fait appel à l'augmentation de l'activité physique, à la diététique et à certains médicaments (non antigéniques et agressifs pour l'organisme) aptes à métaboliser les produits naturels.
L'exercice physique est préconisé, dès lors que la sédentarité et l'obésité non seulement favorisent la survenue d'un DS2, mais constituent de surcroît des facteurs aggravants.

La diététique

La diététique classique du DS2 est exposée dans plusieurs articles. Les régimes alimentaires proposés par les spécialistes du diabète ont différé selon les époques, ce qui prouve qu'on n'a pas encore trouvé le mode de nutrition idéal. Actuellement, les principes majeurs sont les suivants :

- Une restriction calorique modérée : 500 à 1000 calories au-dessous de la ration habituelle.

- La recherche d'un équilibre se situant à 55 % de glucides, 30 % de lipides et 15 % de protéines.
- La notion de sucres d'absorption rapide ou lente a été remplacée par la notion d'index glycémique, c'est-à-dire la capacité d'un glucide à faire monter la glycémie. Il faut consommer des aliments à index glycémique bas, sauf en cas d'accident hypoglycémique.
- Pour les lipides, le rapport acide gras polyinsaturés/acides gras saturés doit être supérieur à 0,8. Ceci dans le but de réduire la néoglucogénèse et l'hypercholestérolémie et, d'augmenter la sensibilité à l'insuline.
- Donner beaucoup de fibres solubles, de l'amidon résistant (bananes) et des légumineuses. Ceci afin de ralentir l'absorption intestinale des aliments et par suite diminuer l'hyperglycémie post prandiale, l'hyperinsulinisme réactionnel et le taux de cholestérol.

Recommandations

L'alimentation du diabétique doit être:
- Fractionnée et répartie au cours de la journée. Pour cela, il convient de faire au moins trois repas par jour.
- Régulière. Il ne faut pas sauter de repas.
- Équilibrée. L'alimentation doit contenir obligatoirement:
  - Des glucides (ou sucres à indice glycémique bas jusqu'à 50 à 60 % du bol alimentaire).
  - Des lipides (ou graisses: plutôt d'origine végétale).
  - Des protéines (légumineuses, poissons, œufs). Restreindre la viande.
- Adaptée, quant aux apports en sucres, aux activités de la journée, principalement aux activités physiques, grandes consommatrices de sucres.

Les sucres à élimination rapide, sont à limiter.
Il s'agit de toutes les sucreries comme les bonbons, les gâteaux (même ceux qui sont fabriqués maison), les confiseries, les viennoiseries, les chocolats, les sucres en poudre ou en morceaux, les sucres blancs ou roux, le miel, les confitures, les jus de fruits (du commerce), les pâtisseries...

Les sucres à index glycémique bas sont à favoriser.
Ils maintiennent le taux de sucre constant pendant plusieurs heures. Ce sont les pâtes, le riz, les lentilles, les haricots blancs, les légumes verts, le maïs, les petits pois, les flocons d'avoine, le müesli, le pain aux céréales, le lait, les yaourts, le jus d'orange naturel, le raisin, les abricots secs, le chocolat noir ou au lait, les carottes crues...Ces glucides doivent fournir 55% des apports quotidiens.

- Les fruits: ne pas manger plus de 2 fruits par jour,
- Éviter de manger des sucres seuls,
- Limiter les édulcorants de synthèse, type aspartame, qui sont chimiques et hautement toxiques (cancer) et qui font garder des habitudes sucrées.

Si le vieillissement est sans doute la cause la plus universelle de la résistance à l'insuline, notre mode de vie occidental accélère sa progression de par notre consommation excessive de sucres. D'autres facteurs y contribuent également comme l'excès d'aliments traités et raffinés, l'alcool, les produits pollués (insecticides) les remèdes chimiques pris un long cours, le tabac et le manque d'exercice physique.
Bien souvent, la correction de la surcharge pondérale (surtout abdominale) suffit pour traiter le DS2. Rappelons que l'hyperinsulinisme réactionnel est lui-même responsable de troubles lipidiques qui précèdent de plusieurs années l'installation du diabète.
-Les diabétiques doivent s'assurer de consommer une quantité suffisante d'aliments à haute teneur en antioxydants – vitamine E, vitamine C et bêta-carotène, entre autres –, pour la simple raison que le processus d'obstruction des artères est beaucoup plus prononcé et qu'il se déploie chez eux de façon inhabituelle. Leur cholestérol LDL serait en effet plus vulnérable à l'oxydation et tendrait par conséquent davantage à devenir toxiquc. Cettc oxydation cst, théoriquement, un facteur important d'obstruction artérielle et les risques de maladies cardiaques sont deux à trois fois plus élevés chez les diabétiques.

La prévention est essentielle selon Jean Seignalet et doit commencer bien avant le stade de prédiabète. Elle est réalisable en deux étapes.

❶ La première étape consiste à identifier, dans les familles de diabétiques, les membres qui risquent de développer un jour la maladie. Ceci est obtenu grâce aux groupages HLA effectués dès la petite enfance. Leur chance d'être atteints un jour de DS1 est d'environ une sur cinq. La gravité du DS1, qui réduit nettement l'espérance de vie, justifie amplement ces mesures de dépistage.

❷ La seconde étape devrait être la mise en œuvre d'un régime alimentaire pour tous les enfants exposés.

Aliments bénéfiques

Les légumineuses. Les légumineuses aident non seulement à lutter contre le diabète, mais elles abaissent aussi le cholestérol sanguin et aident à prévenir les maladies cardiaques. Elles sont riches en fibres et les fibres solubles contribuent de façon très significative à maintenir à un bas niveau tant le glucose sanguin que les triglycérides et le cholestérol.

L'oignon. La valeur de l'oignon en tant qu'antidiabétique est depuis très longtemps reconnue. Des découvertes récentes sont venues confirmer les vertus hypoglycémiantes de cet aliment à des doses normales correspondant aux quantités habituellement fournies par une alimentation adéquate. Selon de nombreux chercheurs, l'oignon exercerait une action favorable sur le métabolisme du foie ou sur la sécrétion et/ou la préservation de l'insuline.

Les oligo-éléments présentent un intérêt dans le diabète de type II pouvant être équilibré par le simple régime, mais dont l'observance est altérée par des accès d'hypoglycémie, à l'origine de fringales, de coups de fatigue et de manifestations sympathiques adaptatives telles les suées, les vertiges, les céphalées.

- Zinc oligosol 1 ampoule le matin à jeun 2 à 3 mois

Le chrome pour améliorer la tolérance au glucose.
Le chrome contribue à rétablir toute anomalie reliée à la glycémie. Il aide à réguler votre glucose sanguin et à réduire ainsi les besoins en insuline et les médicaments qui vous auraient été prescrits.

En augmentant l'efficacité de l'insuline, le chrome permet au pancréas de ralentir peu sa production d'hormones antidiabétiques.
D'autre part, quel que soit le type de diabète, les oligo-éléments présentent aussi un intérêt dans la prévention des complications infectieuses cutanées et pulmonaires, ainsi pourront être conseillés :

- le manganèse-cuivre : 3 à 4 prises hebdomadaires,
- le cuivre-or-argent : 3 à 4 prises hebdomadaires,
- le soufre : 4 prises hebdomadaires.

Compléments alimentaires

- Enzy 20 (contient des enzymes digestives pancréatiques) : 2 gélules 20 minutes avant les repas pendant 2 mois
- Silydium (purificateur du foie) : 1 gélule avant les deux repas pendant 2 mois.
- Orthoflore (pré et probiotique) : 1 gélule le matin à jeun pendant 1 mois
- Propolis pure (désinfection intestinale) : 3 fois 2 gélules pendant 1 mois *(labo Phyt'Inov)*
- Abdonorm (graisse abdominale) : 2 cps matin, midi et soir pendant 3 mois *(labo Han Biotech)*
- Master Ao (antioxydants) : 2 cps/jour pendant 2 mois *(labo Longevie)*

Infarctus du myocarde

Il s'agit de la destruction des cellules d'une partie du muscle cardiaque, due à l'arrêt de leur apport en oxygène, lui-même consécutif à l'occlusion d'une des artères coronaires (qui irriguent le cœur) par un caillot de sang. Ce dernier provient de la rupture brutale d'une plaque d'athérome et à la formation secondaire d'un caillot par les plaquettes.

Les principaux facteurs de risque de l'infarctus du myocarde sont l'hypercholestérolémie, le tabac, l'hypertension artérielle, le diabète et l'obésité. D'autres facteurs sont également à prendre en compte, comme le stress, la sédentarité ou des antécédents d'infarctus dans la famille ou de décès brutaux à un âge relativement jeune.

L'infarctus est révélateur de la maladie coronarienne dans 40 % des cas. Sur le plan clinique l'infarctus du myocarde se manifeste par une douleur constrictive rétrosternale, avec éventuellement irradiation à la mâchoire, aux bras, à la région interscapulaire. Prolongée (plus de 20 mn), intense, résistant à la trinitrine, angoissante, elle s'accompagne de signes généraux (transpiration, lipothymie, nausées). À l'examen le pouls peut être filant, la tension artérielle est variable. Il peut y avoir des troubles du rythme.

Fréquence

Le nombre d'infarctus en France est estimé à 100 000 par an. Elle se situe ainsi dans une moyenne entre les pays du sud de l'Europe où cette maladie est moins fréquente et ceux du nord de l'Europe où elle est beaucoup plus importante. Les hommes, surtout entre 35 et 70 ans, sont beaucoup plus souvent touchés que les femmes, lesquelles sont protégées par les hormones au moins jusqu'à la ménopause.

Signes et symptômes

Le signe typique est une douleur au milieu de la poitrine, en arrière du sternum, qui «serre » et qui peut s'étendre au bras gauche, dans le cou ou la mâchoire. Elle est accompagnée d'une angoisse. Elle se déclenche lors d'un effort (marche, montée des escaliers, jardinage, sport, etc.). La douleur peut avoir des formes trompeuses: localisée au niveau de l'estomac, s'étendant dans le dos, accompagnée de vomissements, pâleur, sueurs, rots, formes indolores, silencieuses (20 % des infarctus).

Évolution et complication

La précocité du diagnostic est essentielle car elle conditionne la mise en œuvre du traitement qui doit être débuté dans les six premières heures après le début de la douleur pour limiter au maximum la mort définitive des cellules cardiaques. La principale complication est la mort subite, due à un trouble au rythme cardiaque (fibrillation ventriculaire correspondant à des impulsions électriques tellement rapides que le cœur ne peut plus se contracter correctement). Une insuffisance cardiaque avec un œdème du poumon peut également survenir.

Examens

L'électrocardiogramme (enregistrement de l'activité électrique du cœur) est l'examen qui doit être réalisé sans délai pour confirmer le diagnostic.
- L'électrocardiogramme montre principalement un sus-décalage du segment ST, et dans un second temps une onde Q de nécrose. Il confirme la nécrose, son étendue, les éventuels troubles du rythme et de conduc-

tion associée. L'examen qui permet de visualiser les lésions au niveau des artères s'appelle une coronarographie; il consiste à injecter un produit opacifiant les artères et les rendant ainsi visibles sur les radios.
Sur le plan biologique on retrouve une augmentation de la créatine phosphokinase (CPK) et des transaminases.
Le dosage sanguin des enzymes libérés dans le sang par les cellules cardiaques qui souffrent apporte des éléments supplémentaires, mais n'est pas indispensable pour commencer le traitement.

Prévention et éducation

Après un premier infarctus, la correction ou la suppression des facteurs de risque est essentielle pour limiter le risque de récidive. L'éducation du patient après l'hospitalisation consiste en une adaptation de l'activité physique, une diminution des facteurs de stress, une alimentation pauvre en graisses animales, l'arrêt absolu du tabac, une reconnaissance des signes d'alerte pour éviter une récidive. Par ailleurs, la règle pour assurer une prise en charge rapide dès les premiers symptômes et sauver le maximum de cellules cardiaques doit être la suivante ; toute douleur dans la poitrine d'apparition brutale (surtout dans la tranche d'âge concernée et en présence de facteurs de risque) est un infarctus jusqu'à preuve du contraire et nécessite une prise en charge médicale en urgence (appel du 15).

Traitement

Deux choix sont possibles à la phase aiguë (les six premières heures): la thrombolyse (injection d'un médicament qui dissout le caillot bouchant l'artère coronaire) ou l'angioplastie (introduction dans l'artère coronaire bouchée, d'un ballon qui remonte dans le cœur à partir de l'artère fémorale ponctionnée au niveau de l'aine; lorsque le ballon se trouve au niveau de la zone bouchée, il est gonflé, ce qui permet de dilater l'artère): mise en place d'un « pont » au-dessus de la zone bouchée, réalisé avec un morceau de veine prélevé au niveau de la jambe peuvent être indiqués.

Homéopathie

- **Ordonnance-type (donc à prendre dans tous les cas)**
  - *Aconitum napellus 5 CH + Latrodectus mactans 5 CH :* 3 granules de chaque en alternance de quart d'heure en quart d'heure, tout en instituant le traitement allopathique nécessaire.
  - *Aconitum napellus :* douleurs importantes dans la poitrine irradiées au bras gauche. Pouls plein, dur, tendu. Anxiété au niveau du sternum avec agitation physique et grande peur de la mort.
  - *Latrodectus mactans (la «Veuve noire»):* douleurs violentes derrière le sternum avec irradiation à l'aisselle, au membre supérieur gauche et à l'abdomen, oppression, état de choc, hypotension, pouls faible. On peut prendre systématiquement ce médicament dans les suites d'un infarctus du myocarde.

- **Autres remèdes possibles en fonction des symptômes particuliers** (en 5 CH toutes les heures jusqu'à amélioration de l'état). Seul l'homéopathe peut vous livrer ces remèdes.
  - *Laurocerasus :* menace d'infarctus; le patient porte la main vers la région du cœur; toux d'origine cardiaque; hippocratisme digital; essoufflement; cyanose.
  - *Hydrocyanicum acidum :* état de collapsus (grande faiblesse générale), avec cœur faible, pouls irrégulier, presque imperceptible. Douleurs. Cyanose.
  - *Spigelia anthelmia :* troubles du rythme après infarctus ; palpitations violentes, soulevant les vêtements. Douleurs précordiales irradiées à l'un des membres supérieurs.

Nutriments

- Oméga 3 EPA-DHA EPA-Krill: 2 gélules aux repas pendant plusieurs mois.
Ou Lyprinol 2 fois 2 gélules (*Phyt'Inov*)
- Magnésium 500 à 1000 mg par jour (*Biomag*) 2 fois 2 cp
- Acide alpha-linolénique (pourprier, choux, noix).
- Sélénium 800 mcg par jour pendant 3 mois, puis 200 à 400 mcg.
- Coenzyme Q10 : Ail- Coenzyme Q10 : 2 fois 2 gélules (*Phyt'Inov*)

- Vitamine C : 4 à 6 g par jour. (*Phyt'Inov*)
- Vitamine E : 400 à 800 UI par jour
- βCarotène : 100 mg par jour
- Vitamines B (ou levure de bière=2 fois 2 gélules) *(Aromalia)*
- En cas d'hyperhomocystéinémie. Trimethylglycine (TMG) 6 g par jour.
- En cas d'hypercholestérolémie : Arginine 10 g / j; Niacine 1 à 3 g par jour; champignon pleurote 3 gr en tisane le matin *(labo Bio champi).*
- Kitocard (extrait de crabe, coenzyme Q10) : 2 gélules, 3 fois par jour pendant 3 mois. (*labo Han Biotech*)

Le plus important est la prise d'oméga 3 EPA à tropisme cardiovasculaire (huile de poisson à peau bleue) + anti-radicaux libres (caroténoïdes, lycopène, asthaxanthine)

- Huiles essentielles en attendant le SAMU ou si en déplacement. 2 gouttes de Khella, 15 gouttes d'Hélichryse italienne, 2 gouttes d'Ylang-Ylang. Tous les quarts d'heure sur le plexus solaire.

Gemmothérapie (Gemmothérapie D1)

- *Matin:* 100 gouttes + eau de Cornus sanguinea Bg. Mac. Glyc. 1D, 250 ml.= cornouiller sanguin
- *Midi:* 100 gouttes + eau d'Alnus glutinosa Bg. Mac. Glyc 10, 250 ml.
- *Soir:* 100 gouttes + eau de Syringa vulgaris (lilas) Bg. Mac. Glyc 10, 250 ml.

Commencer par 100 gouttes par jour pendant 1 semaine puis ramener à 50 gouttes. 3 semaines/mois.

➤ Rééducation cardiaque

- *Arnica montana 7 CH :* 2 tubes, 5 granules une 1/2 heure avant et tout de suite après la séance de rééducation cardiaque.
- *Syringa vulgaris* Bg. MG. 1 DH, 50 gouttes le matin.
- *Cornus sanguinea* Bg. M.G. 1 DH, 50 gouttes le soir pendant 1 mois (améliore l'irrigation du myocarde).

Continuer la prise de nutriments.

➤ **Séquelles infarctus du myocarde:**

- *Alnus glutinosa* M.G. 1 DH, 30-50 gouttes, 2-3 fois par jour (*Aulne*).
- *Crataegus oxyacantha* M.G.1 DH, 30-50 gouttes, 1 fois par jour (*Aubépine*).
- *Afalg* (algue aphanizomenon, recèle 115 micronutriments) 3 fois 2 gélules (*labo Phyt'Inov*)
- *Enzy 20* (enzymes digestives perturbées) : relancer le système enzymatique 2 fois 2 gélules
- *Stimu +* : booster l'immunité, affaiblie par l'incident cardiaque 2 fois 2 gélules

(Les 2 remèdes : Phyt'Inov)

Infections

Suite à l'attaque des virus, des bactéries, des champignons et autres parasites qui envahissent les organismes humains, ces maladies infectieuses et contagieuses causent la mort chaque année de 14 millions de personnes à travers la planète. Grippe, dengue, tuberculose, hépatites, fièvre jaune, variole, fièvres hémorragiques, paludisme, choléra...ce péril infectieux a toujours menacé l'homme sous forme d'épidémies ou de pandémies. Aucun continent n'a été épargné.
Il faut y ajouter le Sida identifié en 1983, année où l'équipe de Luc Montagnier isola le virus VIH. Le monde prit connaissance de ce virus inédit, qui répandit la terreur : on dénombra 25 millions de morts en vingt-sept ans de ravage. On attend toujours la mise au point du vaccin, réalisation illusoire du fait que ce virus mute en permanence.

Que peut-on attendre de la recherche scientifique ? Les dangers qui menacent la planète ne font que croître.
En 1885, la réalisation du premier vaccin contre la rage par Louis Pasteur et en 1929, la découverte de la pénicilline, premier antibiotique par Alexander Fleming, ont donné l'espoir que les infections pouvaient être jugulées. Celui-ci proclamait « il y a 25 ans, bien rares étaient les microbes dont on pouvait délivrer le corps humain..., mais ils seront anéantis avant l'an 2000 ! » L'espoir s'est transformé en illusion relative.
Certes, on a constaté une chute spectaculaire de la mortalité au début du XXe siècle grâce aux vaccinations, aux antibiotiques et aux mesures d'hygiène, mais il faut admettre que nous sommes désarmés face à l'ensemble des pathologies infectieuses auxquelles s'ajoutent de nouvelles pathologies infectieuses : Sida, le virus Ebola, le SRAS, la grippe aviaire. Ces maladies dites « émergentes » causent des ravages d'une façon inexorable.

Certaines émergent, d'autres ré-émergent, comme la tuberculose. C'est le cas dans les pays où on a le plus vacciné par exemple en Russie. Parmi les plus redoutées, citons les fièvres hémorragiques tropicales, très contagieuses, qui se multiplient et se manifestent jusqu'à des milliers de kilomètres de leur lieu d'origine.

Les tests moléculaires de laboratoire permettent d'identifier et d'analyser les facteurs infectieux latents. Il est évident que nous sommes entourés d'un écosystème de virus, de parasites et de bactéries présents sur notre peau et nos muqueuses, et surtout dans l'intestin. Nous avons maintenant des moyens moléculaires pour analyser le microbiote (flore intestinale) de notre intestin, composé à la fois de bactéries bénéfiques et de bactéries pathogènes.
Il arrive souvent que l'équilibre soit rompu entre les deux, surtout en présence de virus et le plus dévastateur : le candida albicans.
En raison de la porosité de la muqueuse enflammée, tous les agents infectieux qui se comportent comme des antigènes, atteignent la circulation sanguine et créent des désordres immunologiques tout en induisant une chute de nos défenses naturelles.
Toutes ces infections chroniques et autres antigènes peuvent donner lieu à des symptômes très graves au niveau des articulations, du cerveau, du système cardio-vasculaire.

Heureusement nous disposons d'huiles essentielles (à phénol et monoterpénol) capables de neutraliser tous ces intrus (Lysovir) et des thérapies aptes à restituer l'équilibre immunologique (Stimu+).

Un combat perdu ?

Après plus d'un demi-siècle des mauvaises utilisations des antibiotiques, les virus et les bactéries responsables des infections les plus courantes sont devenues, dans une large proportion, résistantes à ces thérapies. Progressivement, nous allons nous retrouver dans des situations critiques comme l'étaient nos aînés, dans les années 1940.

Parallèlement, les chercheurs des laboratoires pharmaceutiques doivent trouver de nouveaux antibiotiques pour lutter contre les souches résistantes avec l'espoir de voir le bout de cette quête infinie. On a cru intensément aux vaccins, mais actuellement, on recense une litanie d'effets secondaires. La plupart des pays européens ont pris du recul face à une polyvaccination systématique.
En ce qui concerne des avancées sur le sida l'équipe du professeur Montagnier a identifié un ADN viral dans le sang qui s'accumule malgré la trithérapie. Il attend des traitements complémentaires pour attaquer cet ADN viral, et espérer une éradication. L'autre défi est de comprendre pourquoi dans les pays tropicaux la transmission est plus aisée et le taux d'infection énorme. Il reste à identifier et éliminer les facteurs biologiques responsables. Selon Montagnier l'épidémie diminuera alors, même en l'absence d'un vaccin contre le virus. Lequel vaccin est impossible à mettre au point dès lors que ce virus très particulier et peut-être « bricolé » mute souvent.

Un autre risque est l'émergence d'agents bactériens ultrapathogènes ou de nouveaux virus provenant d'animaux sauvages qui sont davantage en contact avec nous, car leur territoire se restreint. Mais si les risques d'épidémies augmentent, nous aurons de nouveaux moyens technologiques pour les détecter rapidement. Montagnier a développé une technique qui permet de détecter dans le sang l'ADN de virus ou de bactéries connus ou inconnus par leurs signaux électromagnétiques. Cette technique pourrait servir de biomarqueur pour évaluer l'efficacité d'un traitement antiviral dirigé contre les nouveaux agents.
Les chercheurs ont conscience que nous aurons à affronter beaucoup de facteurs négatifs : le réchauffement climatique, la pollution chimique de nos aliments et de l'air que nous respirons, et aussi les radiations électromagnétiques des réseaux Wi-Fi, 3G, 4G,... dont on ignore les effets négatifs à long terme en particulier au niveau des embryons humains.

Les huiles essentielles

Dans la nature, rien n'est à la fois aussi dense et aussi subtil que les Huiles Essentielles issues de plantes aromatiques. Ces quintessences végétales possèdent une concentration et une complexité moléculaire hors norme. Elles suscitent un intérêt biochimique et thérapeutique original et innovant. Elles rivalisent d'efficacité avec les substances médicamenteuses de synthèse. Elles les dépassent même dans plus d'un domaine. Un produit issu de la chimie de synthèse est mort, inerte, dépourvu d'énergie et perturbateur d'équilibre de vie.
À l'inverse, tout produit naturel est vivant, doué d'une énergie revitalisante capable de restaurer l'équilibre physiologique en stimulant les processus vitaux. L'avenir de l'aromathérapie scientifique représente le futur de la médecine. Les patients qui y ont recours sont étonnamment surpris quant aux effets constatés.

Les Huiles Essentielles se prescrivent sous de nombreuses voies d'administration : orale, cutanée, nasale, auriculaire, rectale, vaginale.
Toutefois, les doses utilisées et la toxicité de certaines Huiles Essentielles nécessitent une bonne connaissance de leurs possibilités d'emploi, de leurs effets secondaires et des contre-indications.

Rappelons que l'activité est toujours en relation directe avec les risques. Elles ne sont pas dangereuses dès lors qu'on en fait une utilisation raisonnable et raisonnée.
De nombreuses recherches scientifiques et la pratique quotidienne de praticiens de plus en plus nombreux prouvent à l'évidence que ces petites « bombes biochimiques » opèrent des miracles dans l'ensemble des pathologies.
Prenons à titre de comparaison, l'activité antibactérienne des Huiles Essentielles face à celle des antibiotiques.

Traitement

Les huiles essentielles à phénol et monoterpenol sont efficaces dans les pathologies bactériennes, virales, fongiques (mycose, candida albicans) et les parasites.

➤ **Pour toutes infections**
Lysovir (Niaouli, Origan compact, Cannelle de Ceylan, Melaleuque à feuilles alternées)
Ces HE sont bio.
Prendre 2 gélules aux 3 repas pendant 10 jours puis, 2 fois 2 gélules selon le type d'infection.

➤ **Contre la grippe et les infections respiratoires**
Lysospray : dans les narines, sur le mouchoir et l'oreiller
Lyso-home : en diffusion atmosphérique, 2 fois 20 minutes.

➤ **Contre les mycoses et le candida albicans**
Candida regul (caprylate de sodium, verveine citronnée, litsée citronnée, lemongrass) 1 gélule avant les 3 repas, au minimum 3 mois.

Autres compléments

- *Orthoflore* (restaurer la flore intestinale)
  1 gélule le matin au lever
- *Propolis pure* (désinfectant intestinal)
  4 fois 2 gélules
- *Stimu+* (Bêtaglucanes, échinacée, alkylglycerol, huiles essentielles, vitamines B, fer, zinc, cuivre)
  2 fois 2 gélules 3 mois
- *Vitamine C*
  2 à 3 grammes par jour
- *Silydium* (désintoxication du foie)
  1 gélule avant les 2 repas

Tous ces produits sont du labo Phyt'Inov.

Insomnie

et troubles du sommeil

Un Français sur deux a souffert au moins une fois dans sa vie de troubles du sommeil.
L'insomnie correspond à une difficulté d'endormissement. ou perturbation du rythme du sommeil avec réveils nocturnes fréquents, cauchemars, réveil matinal précoce, et donc diminution du temps de sommeil. Le sujet peut avoir l'impression d'un sommeil insuffisant, alors que c'est surtout la qualité de son sommeil qui est à prendre en considération. Il peut s'agir également de privation de sommeil (voyages transméridiens, préoccupation plus ou moins importante, maladie organique empêchant de dormir).

On distingue l'insomnie transitoire dont la cause est facile à identifier (environnement, stress, décalage horaire, séjour en altitude...), l'insomnie chronique primaire sans cause retrouvée et l'insomnie secondaire (maladie psychiatrique, médicaments ou substances excitantes, douleurs chroniques, insuffisance cardiaque ou respiratoire...).

Dans la forme primaire, l'insomnie est souvent le seul signe. Il existe soit des difficultés d'endormissement, soit un ou plusieurs réveils nocturnes après un endormissement normal. La journée, le patient présente une inquiétude permanente concernant son sommeil. Un cercle vicieux se crée : plus la nuit précédente a été mauvaise, plus l'inquiétude vis-à-vis de la nuit suivante augmente. Paradoxalement, le patient s'endort plus facilement dans son fauteuil en lisant ou en regardant la télévision.

Dans les formes transitoires et secondaires, le traitement est celui de la cause. Dans les autres cas, les moyens utilisés sont la prise en charge psychologique et éducative (contact social, activité physique en première partie de journée, restriction du sommeil, relaxation...) et les médicaments.

Dès lors qu'un individu se trouve confronté à des difficultés d'endormissement, des éveils multiples, des réveils précoces, un état d'éveil fragmenté par des micro-sommeils, ou la nécessité de faire une sieste, on peut parler d'insomnie.

Un bon sommeil est profond et comporte des rêves dont on ne doit pas nécessairement se souvenir au réveil, la mémorisation du rêve étant indépendante de sa qualité. On peut même dire que le sommeil profond répare la fatigue physique, celle du corps, alors que le sommeil paradoxal ou rapide répare la fatigue psychique.

Chaque nuit est faite de 4 à 5 cycles de sommeil. Chacun d'eux est composé de 80 à 90 minutes de sommeil lent et de 20 à 30 minutes de sommeil rapide ou paradoxal. Le sommeil lent prédomine pendant la première partie de la nuit et participe à 80 % de la durée totale, que le sujet soit petit ou gros dormeur ; le sommeil rapide prédomine durant la seconde partie de la nuit et occupe donc 20 % de la durée totale.
Le sommeil lent est réparateur, il restaure et maintient l'intégrité physique. Le sommeil paradoxal organise et adapte le physique au psychisme. Le sommeil alterne avec la veille selon un rythme circadien. Ce dernier est corrélé avec les variations de la température du corps, l'alternance jour/nuit, les saisons, les périodes activité/repos, travail/loisirs, bruit/silence, les contacts affectifs, sentimentaux, ou les absences de contacts.

Les cycles du sommeil

On peut se référer à la médecine orientale pour s'enrichir d'une vision originale. Elle souligne que le début de l'énergie de qualité « *yang* » reflétant l'activité manifestée, c'est-à-dire l'expression de la croissance, du mouvement de l'énergie, s'opère entre 1 heure et 3 heures du matin (heure solaire) dans l'univers, et par conséquent dans le corps humain. Le début de l'énergie de qualité « *yin* », plus dense, support de croissance physique et structurelle, intervient dans l'après-midi, entre 13 et 15 heures (heure solaire).
Il est conseillé de donner la primauté à nos activités de bonne heure le matin et vivre, en fonction du lever et du coucher du soleil.

Cela dit, mieux vaut se coucher tôt et se lever de bonne heure. Les personnes qui se couchent et se lèvent tardivement inversent leur cycle. On parle alors du mauvais « *yang* » parce qu'il ne rentre pas en sa demeure (personnes excitées le soir), le vécu optimal est d'être actif durant la phase « *yang* » de la journée, phase d'expression, de dilatation, d'animation, de luminosité, et inactif durant la phase yin, opposée et complémentaire, phase de construction, de repli et de concentration.

La science reconnaît deux sommeils : le sommeil REM (*rapid eye movement*) et le sommeil non REM.

Le déroulement est le suivant :
❶ État de veille sous le contrôle du système aminergique à noradrénaline et sérotonine, deux neuromédiateurs omniprésents.
❷ Endormissement, puis sommeil non-REM (passage d'un sommeil léger *au sommeil profond) au cours* duquel on *ne rêve pas*, le sommeil étant très fragmenté.
❸ Passage sous le contrôle du système neurosensoriel cholinergique, un autre neuromédiateur, lors de la phase REM au cours de laquelle la tension artérielle et le rythme cardiaque s'accélèrent, la musculature se relâche. Des mouvements rapides des yeux, des rêves intenses, imagés, « sentimentalisés », des excitations sexuelles complètent le tableau. Enfin, alternance de phases REM et non REM, avec sommeil de moins en moins profond, et une phase REM croissante vers le petit matin.
La durée moyenne du sommeil se situe entre six et huit heures maximum pour un adulte. Les extrêmes – au-delà de huit heures, comme en dessous de six heures – relèvent d'une pathologie ou d'un « terrain » particulier. Notons tout de même qu'avec l'âge, la durée diminue, surtout la partie rapide REM du sommeil. Méfions-nous aussi de l'impression de ne pas avoir dormi suffisamment alors que le nombre d'heures est correct.

Les quatre phases

Nous ne dormons pas de la même façon tout au long de la nuit. Nous traversons des phases successives. Tout d'abord, nous entrons dans un sommeil lent. Celui-ci se découpe en quatre stades :
❶ Le premier est le sommeil très léger qui correspond à la phase d'endormissement, annoncée par des signes de fatigue : bâillements, yeux qui piquent... Cet état dure entre deux à trente minutes selon les sujets ;

❷ Nous plongeons ensuite dans le stade deux, le sommeil léger qui cède la place aux stades trois et quatre que sont le sommeil profond et le sommeil très profond. Au cours de ce temps de repos, nous récupérons physiquement : les muscles sont relâchés, la fatigue s'efface.
❸ Vient ensuite le *sommeil paradoxal :* l'activité cérébrale est intense, les yeux ont des mouvements très rapides. Paradoxalement, le corps ne bouge pas du tout. Le cerveau montre une activité proche de l'état de veille. Cette phase permet de récupérer psychiquement des fatigues de la journée. C'est le moment où l'on rêve le plus.
Enfin, avant d'entamer un nouveau cycle de sommeil, nous passons par une phase de courte veille, de 5 à 10 minutes. Bien souvent, nous ne nous en rendons pas compte : si notre nuit n'est pas terminée, nous repartons pour un nouveau cycle de sommeil.
Au cours d'une nuit, nous traversons de quatre à six cycles.

Deux syndromes qui génèrent des troubles du sommeil

Apnées du sommeil

Survenue d'épisodes brefs d'arrêt ou de diminution de la respiration pendant le sommeil. La cause principale est une obstruction des voies respiratoires du fait d'un relâchement des muscles qui deviennent flasques et diminuent le passage de l'air; plus rarement, il s'agit d'un trouble de la commande de la respiration au niveau du cerveau.
Lors des apnées, on objective une chute de la sécrétion hormonale. Ce syndrome peut aussi être favorisé par une insuffisance en hormones thyroïdiennes dans l'organisme *(hypothyroïdie)*, et il est déclenché par une prise de poids.
S Norm est un complément alimentaire fonctionnel associant deux complexes synergiques d'action. Un complexe de fibres solubles breveté à base d'oligosaccharides, et de *chitine* et de *chitosan* extraites de la carapace de crabe. Les principes alimentaires spécifiques qu'il contient ont démontré leur capacité à rééquilibrer, réguler et régénérer la physiologie hormonale masculine (testostérone) et féminine (oestrogène).

- 1 gélule au lever, 2 gélules au coucher pendant 2 à 3 mois.
  (labo Han Biotech).

Jambes sans repos

Les principaux repères cliniques sont des *dysesthésies* désagréables et parfois profondes (fourmillements, sensations de brûlure, douleurs...) au niveau des membres inférieurs. Ces sensations n'apparaissent qu'au repos, habituellement la nuit, dans la position assise ou couchée, quand le sujet est immobile ; elles disparaissent lorsque le sujet remue ses jambes. Ces manifestations sont dues à un dysfonctionnement de la dopamine (neurotransmetteur), et pas à un problème vasculaire (artérite) comme on l'a longtemps cru. Dans les cas les plus gênants, des médicaments sont prescrits. Il s'agit de la dopamine ou de son précurseur, et le traitement est en général au long cours. La plupart des cas sont *idiopathiques* (sans cause repérable); mais on rencontre également ce syndrome dans certains cas d'anémie ferriprive (carence en fer), de carence vitaminique, de polyarthrite rhumatoïde, d'urémie ou durant la grossesse.

Homéopathie

- *Arsenicum album* 5 CH : syndrome des jambes sans repos associé à une polynévrite, avec douleurs brûlantes la nuit, empêchant de dormir.
  2 tubes, 2 fois 2 granules.
- *Causticum* 5 CH : quand le syndrome est d'origine neurologique, parfois dû à un *canal lombaire étroit,* avec névralgies.
- *Medorrhinum* 5 CH : jambes sans repos avec douleurs, chaleur brûlante des mains et des pieds.
- *Zincum metallicum* 9 CH : simples impatiences sans douleur.
  3 granules, 3 fois par jour jusqu'à amélioration.

Les plantes du sommeil

Plantes choisies en fonction de vos symptômes

- *Aubépine :* combat le stress et les palpitations...
- *Eschscholzia :* contre les réveils multiples et précoces...
- *Houblon :* nervosités féminines, troubles de l'humeur. Œstrogène-like imite l'œstrogène. Il est conseillé dans la ménopause.
- *Passiflore :* nervosité, stress...
- *Valériane :* facilite l'endormissement lors de surmenage

Prenez ces extraits de plantes au moment le plus approprié, en tisanes, gélules ou en macérat glycériné à faire préparer en pharmacie. L'association passiflore, valériane et eschscholzia, à parts égales, donne en général de bons résultats en infusion à raison d'un bol à 18 heures, puis d'un autre vers 22 heures, ou en gélules.

Gemmothérapie

• Tilleul argenté *(tila tomentosa) :* les bourgeons, particulièrement, ont cette propriété de régénération de mécanismes nerveux lorsque le cerveau est submergé par les tâches quotidiennes. La résistance au stress et les circuits de l'endormissement sont deux exemples de ces mécanismes nerveux mis à mal. L'action ne sera pas alors juste calmante ou hypnotique, mais sera un véritable traitement permettant de récupérer des mécanismes d'endormissement et de résistance nerveuse normaux. Il est recommandé de prendre du tilleul dans les névroses (angoisses et obsessions). Il est un draineur remarquable du tissu nerveux. Par ailleurs, il détoxique l'organisme.

Prendre 100 gouttes au dîner et au coucher.

• Figuier *(ficus carica)* pour renforcer l'effet et guérir véritablement l'insomnie chronique. Il agit dans tout désordre nerveux, il rétablit le désordre neuro-sensoriel. C'est un remède de structure «*yin*» en médecine chinoise.

Prendre 100 gouttes de figuier à midi. En prendre jusqu'à amélioration.

Aromathérapie (huiles essentielles)

Les huiles essentielles font merveille dans le traitement des insomnies. Soulignons qu'elles sont dénuées de tous les effets secondaires des somnifères (somnolences diurnes, pertes de mémoire, troubles du comportement...), et de tout risque d'accoutumance.

- HE ravensare aromatique *(ravensara arornatica)*
  un flacon de 2 ml
- HE ylang-ylang *(cananga odorata)*
  un flacon de 2 ml
- HE marjolaine **(origanum majorana)** ou origan des jardins
  un flacon de 1 ml

Appliquer 5 gouttes de ce mélange 1/2 heure avant le coucher le long de la colonne vertébrale ou la face interne des poignets ou sur le plexus solaire ou la voûte plantaire.

En diffusion :

- HE ravintsara *(cinnamomum camphora CT cinéole)*
- HE lavandin super *(lavandula x burnatii clone super)*
- HE petit grain bigarade *(citrus aurantium ssp aurantium* zeste)
- HE petit grain bigarade *(citrus aurantium ssp aurantium feuilles)*

Déposer 2 ml de chaque huile essentielle dans le diffuseur. Diffuser vingt minutes dans la chambre avant le coucher.

Pour les bébés :

- HE de ravensare aromatique *(ravensara aromatica)*
- HE de mélisse *(melissa officinalis)*

Déposez 2 ml de chaque HE dans le diffuseur. Diffuser cinq à dix minutes avant le coucher, dans la chambre en l'absence de bébé.

Homéopathie

Insomnie liée à :

- un épuisement psychique et physique : **Kalium** phosphoricum 5 CH
- une contrariété : **Staphysagria 9** CH
- une sensation d'oppression : **Ignatia** 7 CH
- la crainte de ne pas dormir : **Gelsemium** 9 CH

3 granules du remède indiqué au coucher. À répéter tant que besoin.

Difficulté à s'endormir liée à :

- une forte excitation le soir : *coffea* 7 CH
- une surcharge de travail : *nux vomica* 7 CH
- réveil vers 2/3 heures du matin lié à une très forte angoisse, avec impossibilité de se rendormir : *arsenicum album* 5 CH
- après émotion vive, même si elle est joyeuse : *coffea 7* CH (1 dose)
- excès alimentaire : *nux vomica* 5 CH ou *antimonium crudum* 9 CH
- après excès de fatigue ou après surmenage intellectuel- et soucis professionnels : *nux vomica* 7 CH
- fatigue physique : *arnica* 9 CH
- après une frayeur: *aconit* 15 CH (1 dose)
- à la montagne : *coca* 5 CH
- au bord de la mer : *Natrum muriaticum* 9 CH
- si impatience dans les jambes : *Zincum* 7 CH
- après une contrariété : *Ignatia* 7 CH

3 granules du remède indiqué au coucher. À répéter tant que besoin.

NB : acheter deux tubes pour les remèdes qui correspondent à votre cas (chaque tube contenant 70 à 80 granules).

Conseils de bon sens

Consulter un spécialiste, d'abord pour vérifier qu'il n'y a pas de pathologie sous-jacente (apnées du sommeil, pathologies nerveuses, hypertension...) et proposer une méthode adaptée à chaque personnalité : la relaxation musculaire progressive, l'hypnose, l'imagerie mentale, la méditation... qui se sont montrées efficaces pour beaucoup dans cette indication.

Sevrage : les personnes qui prennent des somnifères depuis longtemps doivent s'armer de courage. Le sevrage ne peut être que progressif. Ce n'est qu'à long terme que l'on peut retrouver un sommeil naturel. La patience est de rigueur, mais les efforts sont récompensés, car c'est la libération d'une camisole chimique. Il ne faut surtout pas arrêter un traitement allopathique du jour au lendemain, au risque de passer plusieurs nuits blanches consécutives.

Sevrage des benzodiazépines accompagné d'oligoéléments *(Oligosol) :*

1re phase : *Lithium, à* raison de trois prises quotidiennes pendant trois à six semaines (gomme l'angoisse) ;

2e phase : diminuer progressivement la dose de benzodiazépine sur trois à six semaines en maintenant le *Lithium à* la même dose ;

3e phase : arrêt de la benzodiazépine avec *Lithium :* trois prises quotidiennes ;

- *manganèse-cobalt :* une prise quotidienne.
- *cuivre-or-argent :* une prise quotidienne.

Compléments alimentaires

À prendre durant 2 mois, à renouveler :

- Quiet-full, pour retrouver la sérénité
  2 fois 2 gélules (voire plus)
- Afalg (algue aphanizomenon, restaure l'ensemble des métabolismes)
  - 2 gélules par jour 1 semaine
  - 2 fois 2 gélules 15 jours
  - puis 3 fois 2 gélules
- Silydium : restaure les fonctions hépatiques
  1 gélule avant les 2 repas
- Stimu+ booste l'immunité
  2 fois 2 gélules
- Enzy 20- 20 enzymes à impact digestif
  2 gélules 20 minutes avant les 2 repas.

(*labo Phyt'Inov* adresse fin de livre)

→ Lire mon livre *Aromastress*, éd. Albin Michel.

Maladies auto-immunes

Les maladies auto-immunes représentent aujourd'hui la troisième cause de maladies après les maladies cardio-vasculaires et les cancers. Nous suspectons qu'elles sont liées à notre mode de vie, mais plusieurs hypothèses émergent. Il reste à trouver la parade, car elles donnent lieu à des souffrances qui gâchent la vie.

Notre système immunitaire est chargé de nous défendre contre les agressions extérieures : bactéries, cellules anormales, toxiques... Il a pour fonction de faire la distinction entre le « soi » et le « non-soi ». Quand tout marche, c'est une machine admirable qui remplit bien son rôle. Mais parfois, il lui arrive de se tromper (ou d'être trompé) et il se met à cibler des anticorps contre ses propres organes ou tissus. On parle alors d'auto-anticorps qui agressent et dégradent le tissu ou l'organe visé. C'est ainsi que s'enchaînerait une litanie de dégradations créant de graves lésions de l'organe et de l'organisme et un chambardement de certains métabolismes. Cette viciation induit un ensemble de troubles qui sont réunis sous la domination générale de maladies auto-immunes.

Quatre clés pour un diagnostic

❶ **Présence d'un symptôme d'appel** qui est différent pour chaque maladie : douleurs de la polyarthrite, sécheresse oculaire de la maladie de Gougerot-Sjögren, baisse de la force musculaire de la myasthénie... mettent sur la voie du diagnostic.

❷ **Présence d'un syndrome inflammatoire** chronique qui se traduit par une élévation de la vitesse de sédimentation et de la protéine C réactive. Dans la zone agressée, les vaisseaux se dilatent, générant un apport en forte quantité de plasma et de cellules spécialisées. La perméabilité des capillaires et des veinules augmente, occasionnant la sortie de plasma générateur d'œdème et de leucocytes, d'abord des polynucléaires neutrophiles, plus tard des macrophages. Les leucocytes, attirés par des substances chimiques, migrent vers l'agresseur et le phagocytent, ce qui signifie qu'ils le captent, l'ingèrent et le détruisent. De nombreux médiateurs participent à l'inflammation aiguë (cytokines, interleukines, histamine, prostaglandines...).

❸ **Présence d'auto-anticorps :** la recherche et le dosage de certains auto-anticorps permettront d'établir de façon certaine le diagnostic. Chaque maladie auto-immune possède ses propres auto-anticorps comme les anticorps anti-endomysium et anti-transglutaminase pour la maladie cœliaque, les facteurs rhumatoïdes pour la polyarthrite rhumatoïde, les anticorps anti-ADN natifs du lupus érythémateux disséminé...

❹ **Présence d'un HLA typique :** il est également possible de rechercher certains antigènes tissulaires HLA qui sont présents dans des maladies auto-immunes comme le HLA B27, présent dans 90% des spondylarthrites ankylosantes, Fiessinger-Leroy-Reiter, arthrites réactionnelles ;
- le DR15 dans la myasthénie type 2, l'hépatite chronique A, maladie de Basedow, Hashimoto, Addison,
- le LED, DR7 dans la néphrose lipoïdique,
- le DR4 dans la maladie de Horton,
- HLA-DR2 dans l'anémie de Bierner,
- DR15 dans la SEP.

La présence d'un HLA typique est un argument de plus en faveur du diagnostic de la maladie auto-immune recherchée.

Les différentes maladies auto-immunes

Selon le tissu agressé par les auto-anticorps, on distingue deux catégories de maladies auto-immunes :

❶ Celles qui attaquent un **tissu présent en de multiples endroits** (systémiques) du corps.

❶ Celles qui attaquent un **organe spécifique**.

Aucun organe ni aucune glande ne sont épargnés par les maladies auto-immunes. Elles peuvent également toucher les surrénales, les ovaires ou les testicules. Le processus auto-immun peut aussi attaquer les liquides circulants comme le sang et ses éléments, tels que les globules rouges, les globules blancs ou les plaquettes. Parfois il s'agit de maladies auto-immunes systémiques qui touchent simultanément plusieurs parties. Le cas du lupus érythémateux disséminé est encore plus typique puisque cette maladie touche à la fois les articulations, la peau, les vaisseaux, les reins, les poumons, le cœur et le tube digestif.

Liste des principales maladies auto-immunes

a. Maladies auto-immunes systémiques

- Artérite temporale,
- Connectivite mixte,
- Dermatomyosite, DR3,
- Lupus érythémateux disséminé, DR1, DR3,
- Maladie de Horton, DR4,
- Polyarthrite rhumatoïde, DR1, DR10,
- Polymyosite,
- Purpura thrombocytopénique idiopathiquc (PTI),
- Rhumatisme articulaire aigu,
- Rhumatisme psoriasique (cartilage, synoviale),
- Sclérodermie, (scléroderme limité) HLA, DR3 et DR5,
- Syndrome CREST,
- Syndrome de Sharp.

b. Maladies auto-immunes spécifiques d'organes

- Anémie de Biermer,
- Anémie hémolytique auto-immune,
- Cirrhose biliaire primitive (mitochondries),
- Dermite herpétiforme,
- Diabète de type 1 (insulinodépendant),
- Gastrite de type A,
- Granulomatose de Wegener,
- Hépatite chronique active (muscles lisses, microsomes, mitochondries),
- Maladie d'Addison,
- Maladie de Basedow, DR3,
- Maladie cœliaque, DR2,
- Maladie de Gougerot-Sjögren,
- Maladie de Lapeyronie,
- Myasthénie, (muscles striés), DR3,
- Narcolepsie, DR15,
- Néphrose lipoïdique de l'enfant (glomérules rénaux),
- Pelade (follicules pileux),
- Pemphigus, DR4,
- Syndrome de Goospasture (membrane V),
- Thyroïdite de Hashimoto, DR3,
- Uvéite antérieure aiguë (chambre antérieure de l'œil).

c. Maladies suspectées d'être des maladies auto-immunes

- Autisme (HLA-DQ2),
- Cystite interstitielle,
- Maladie de Behçet,
- Maladie de Crohn,
- Neuromyotonie,
- Psoriasis,
- Rectocolite hémorragique,
- Sclérose en plaques, (oligo-dendrocytes, myéline),
- Vitiligo,
- Maladie d'Alzheimer (xéno-immune),
- Maladie des tiques (maladie de Lyme),
- Mononucléose (virus Epstein Bar).

Hypothèses

• ***La piste génétique :*** aujourd'hui, on s'oriente surtout vers la piste génétique ou des anomalies du système HLA (antigène situé sur les tissus). Mais, plutôt de prédispositions génétiques, car leur présence ne signifie pas systématiquement une maladie auto-immune.

• ***La piste intestinale :*** le docteur Seignalet a axé ses travaux sur le trouble de l'absorption de l'intestin grêle dû à un excès de perméabilité. La membrane intestinale devenue poreuse, laisse passer des débris alimentaires et des toxines en tout genre qui contaminent l'ensemble de l'organisme et génèrent une intoxication générale. D'autres éléments agressifs étrangers seront des cofacteurs de la maladie auto-immune : le stress, l'abus de médicaments (antibiotiques, anti-inflammatoires, cortisone, bêtabloquants, vaccins...), les toxiques (mercure, plomb, aluminium...), une alimentation polluée, les radiations électromagnétiques. Tous ces éléments pourraient induire des maladies auto-immunes, en trompant l'organisme avec des molécules étrangères ou des fragments de virus ou de bactéries semblables à certaines substances de l'organisme, avec à la clef, la formation d'auto-anticorps ou la stimulation de gènes endormis.

• ***La piste infectieuse :*** cette piste semble omniprésente. En effet, en permanence, de nombreux germes attaquent notre organisme. Ils franchissent la muqueuse intestinale lorsque l'intestin grêle est perméable. Le système immunitaire offre une parade en induisant des anticorps et des lymphocytes qui éliminent les importuns. Mais il arrive que certains germes subsistent ou se réactivent ultérieurement. Ils peuvent aussi se localiser dans des endroits anormaux le *Chlamydia pneumoniae* s'installe dans le cerveau et pourrait être une cause de la maladie d'Alzheimer. Ou encore les germes *Yersinia brucella* ou *Klebsiella pneumoniae* pour la spondylarthrite ankylosante. Ces infections chroniques, souvent silencieuses, vont épuiser le système immunitaire et favoriser le développement de certains auto-anticorps.
Selon Jean Seignalet, l'immense majorité de ces maladies sont en fait xénoimmunes. Elles correspondent à une réponse immunitaire normale, suivie d'une réponse inflammatoire normale, contre des tissus certes initialement sains, mais qui hébergent un hôte indésirable constitué par un peptide antigénique venu de l'environnement.

Le peptide antigénique est en provenance d'un intestin grêle trop perméable. Il peut être alimentaire (maladie coeliaque), mais dans la plupart des cas il est bactérien (PR, SPA, Basedow, SEP, etc.). De nombreux auteurs ont incriminé les bactéries dans l'auto-immunité mais sans proposer de théorie pathogénique solide.

• ***La piste toxique :*** une autre possibilité, qui complète la précédente, est que des toxiques possèdent des structures moléculaires proches de certaines structures tissulaires. L'organisme créera dans un premier temps des anticorps contre ces toxiques (en particulier les métaux lourds). Puis, par la suite, il prendra les tissus de même structure pour des toxiques et les attaquera à leur tour...

• ***La piste médicamenteuse :*** dans le même esprit les médicaments (β-bloquants, antihypertenseurs, antiépileptiques) et les vaccins pourraient induire des maladies auto-immunes, en trompant l'organisme avec des molécules ou des fragments de virus ou de bactéries semblables à certaines substances de l'organisme. D'où, ici encore, la formation d'auto-anticorps ou la stimulation de gènes endormis.
• ***La piste du stress :*** le stress représente un facteur majeur dans la survenue de maladies auto-immunes. Rien d'étonnant lorsqu'on connaît les implications du stress sur le système immunitaire (via le système hormonal). C'est ainsi qu'un stress moyen ou une dépression induit une exacerbation de l'auto-immunité naturelle. Ne parle-t-on pas de psycho-neuro-immunologie ?

Mécanisme des interactions

La commande exercée par le système nerveux central sur les glandes endocrines est expliquée depuis longtemps. Le cerveau agit sur l'hypothalamus, l'hypothalamus agit sur l'hypophyse, l'hypophyse agit sur les glandes endocrines : thyroïde, surrénales, testicules et ovaires.
Les interactions entre les trois systèmes sont réalisées par des contacts directs entre cellules immunes d'une part, cellules nerveuses ou endocrines d'autre part, contacts rendus possibles par des molécules d'adhésion. Cependant, le principal moyen de communication est constitué par des messagers qui vont se fixer sur des récepteurs membranaires. Certains médiateurs fabriqués par l'un des systèmes (neuropeptides pour

le système nerveux, cytokines pour le système immunitaire et hormones pour le système endocrinien) rencontrent des récepteurs sur les cellules des deux autres systèmes.

Examens

❶ Identifier l'auto-immunité

Les antigènes HLA (A29, B27, DR2, 3, 4 , 5 , 7, 8, 10...). Ces gènes sont très polymorphes. Pour chaque maladie auto-immune, présence d'antigènes cibles.

Exemple dans la thyroïdite de Hashimoto : présence d'anticorps anti-thyroglobulines et microsomes ; narcolepsie = certaines cellules cérébrales.

❷ Identifier l'état inflammatoire

Vitesse de sédimentation.

- C. Réactive Protéine.

❸ Identifier la flore intestinale

- Dysbiose (19 métabolites microbiens) *labo Philippe Auguste.*

❹ Recherche de composés toxiques

- Porphyrines urinaires (impact des alliages dentaires, vaccins, métaux lourds, xénobiotiques) *labo Philippe Auguste.*

❺ Recherche des intolérances alimentaires

- Immunoglobulines G (120 aliments) *labo Philippe Auguste*
- peptidurie (gluten, caséines de lait)

❻ Identifier le statut nutritionnel

- Acides gras de la membrane érythrocytaire : *labo Philippe Auguste*

❼ Identification du stress oxydant

- Anti-oxydants plasmatiques.
- Marqueurs du dommage oxydatif (*labo Philippe Auguste)*

Traitements

❶ Neutraliser les métaux lourds

- Xenosulf : *labo Le Stum*
- Quantakel : *labo Phytoquant*
- Kitonorm : *labo Han Biotech*

❷ Lutter contre l'inflammation

- EPA-Krill : 2 gélules matin et soir, plusieurs mois. *labo Phyt'Inov,*
- Antioxydants (sélénium, vitamine C, E, glutathion...)
- Oxyolyse (Açai, Grenade, Goji) : 2 gélules, 2 fois par jour. *labo Phyt'inov.*

❸ Flore intestinale

- Orthoflore : 1 gélule avant le petit-déjeuner. *labo Phyt'inov.*
- Pipercumine : 2 gélules avant repas

❹ Neutraliser l'auto-immunité

- Immunoregul : l'unique immuno modulateur naturel sur le marché, 2 gélules/jour durant de longs mois (*Phyt'Inov*),
- Le régime hypotoxique du docteur Jean Seignalet : parfois le seul régime ancestral suffit pour régler des problèmes,
- Les plantes africaines du docteur Pierre Tubery :
  Selongenine : extraite de *Securidaca longepedunculata* ; pendant 2 mois, 1 cp par 20 kilos de poids (Hashimoto, Crohn, LED, rectocolite, psoriasis, lichen plan). Les résultats apparaissent dès la fin du premier mois. Produit anti-fibrose. Fait chuter le PSA (adénome de la prostate).
  Sérocytols : Immunoglobulines spécifiques d'organes ou tissus (réharmonisent leur métabolisme). 1 suppo par semaine le soir au coucher selon l'organe atteint. Ex. Serocytol articulaire, Cœur-Vaisseaux, Diencéphale... *labo Sanex,* (Suisse).

❺ Nutriments

- Stimu + (Bêta-glucanes, alkylglyceroles, échinacée, HE de girofle, d'origan ou tea tree) 4 à 6 gélules (*Phyt' Inov*)
- Dédrogyl (vitamine D3) : 10 gouttes le soir pendant 2 mois *(pharmacie)*.

- Levure de bière : 2 fois 2 gélules par jour pendant 1 mois (vitamine B) (*Aromalia*)
- Silice organique : ou Virsil (silice + vinaigre de chêne) : 1 litre à raison de 2 bouchons par jour.
- Enzy-20 – présence de 20 enzymes – 2 fois 2 gélules pendant 1 mois, à renouveler *(labo Phyt'Inov)*

❻ Lutter contre le stress

- Quiet-full, le complément alimentaire idéal pour les personnes stressées, surmenées ou même atteintes d'une pathologie sévère en les aidant à réduire anxiété et angoisse. Il agit rapidement sur les symptômes du stress, régule les troubles de l'humeur, du comportement et stimule le tonus physique et psychique. 2 fois 2 gélules jusqu'à amélioration *(labo Phyt'Inov)*.

N.B. L'interleukine 2 traiterait les maladies auto-immunes selon des experts français. Les professeurs Klatzmann et Cacoub ont fait l'hypothèse qu'une grande partie des maladies auto-immunes étaient caractérisées par des mécanismes immunologiques communs et notamment une insuffisance de certains globules blancs, les lymphocytes T régulateurs. Ils ont suspecté qu'un traitement par un médicament l'interleukine 2 pourrait normaliser ces lymphocytes. Ils ont surtout réussi à guérir 10 malades atteints d'une maladie auto-immune rare, la vascularite liée à l'hépatite C, uniquement grâce à des petites doses d'interleukine 2. Tous les malades, sans exception ont répondu au traitement. Aucun effet secondaire notable n'a été observé.

Maladies générées par les métaux lourds

Le corps a besoin des métaux lourds sous la forme d'oligo-éléments ; toutefois, en dehors de cette forme, ils détiennent une haute toxicité sur l'organisme. Le problème est qu'on les trouve partout où ils ne devraient pas être… Dans l'eau, notamment dans l'eau du robinet, à laquelle on rajoute du sulfate d'aluminium et du chlorure de polyaluminium pour éliminer les micro-organismes (on y trouve également des résidus de médicaments qui contiennent des métaux lourds). Quant aux vaccins, ils recèlent beaucoup d'aluminium…

Les nouveaux nés, vaccinés d'office, peuvent ainsi avoir dans leurs liquides corporels une concentration de 20 à 40 fois supérieure à celle de l'eau potable (on considère qu'une eau est potable quand elle contient moins de 100 microgrammes d'aluminium par litre). On absorbe également de l'aluminium présent dans notre alimentation (certains en contiennent naturellement et ils ne sont pas dangereux), mais aussi dans certains additifs (ils sont alors inutiles voire dangereux). Évidemment, les aliments conservés dans des contenants et du papier aluminium sont à proscrire.

Régulièrement, des pétitions sont lancées pour interdire l'ajout d'aluminium dans les vaccins. En juin 2013, une pétition lancée sur le net par l'association E3M (malades de la myofascite à macrophages et leurs proches) et intitulée «Nous demandons des vaccins sans aluminium pour protéger nos enfants», disponible sur le site www.change.org, a été remise au ministère de la Santé. Elle comptait dix jours plus tard 63 000 signatures !

Mais il n'y a pas que l'aluminium. Le mercure est particulièrement dangereux et toxique pour l'organisme. Il déstabilise les processus enzymatiques et la régularisation hormonale.
Le mercure a la propension à s'accumuler dans l'hypothalamus, régulateur du système nerveux, et dans le système limbique.
Ce métal génère des maladies auto-immunes et neurologiques et perturbe fortement le fonctionnement des neurones.
La combustion du charbon engendre du mercure, et se retrouve ainsi dans l'atmosphère.
On en trouve également dans les piles, les batteries, les ampoules électriques, mais surtout les amalgames dentaires.
Certains dentistes sont spécialisés dans l'extraction de ces amalgames.
Vous trouverez leurs coordonnées par le bouche-à-oreille, en vous adressant à un naturothérapeute, ou aux responsables de boutiques bio qui souvent détiennent les bonnes adresses.

Le plomb est un autre métal lourd toxique qui peut provoquer des problèmes de santé notamment sur le système nerveux central, mais aussi sur le système digestif et les globules rouges. On s'intoxique par l'alimentation ou par inhalation.
Une fois qu'il circule dans le sang, il se fixe dans les os et les dents ; seule une petite quantité est éliminée dans les urines.
On détermine s'il y a intoxication au plomb ou pas par une simple prise de sang. De nombreux éléments de notre quotidien contiennent du plomb : l'eau potable, certains aliments (le plomb présent dans l'air finit dans le sol et se retrouve dans les cultures : le plomb ne se détruit pas), l'air, la fumée de cigarette, la peinture (moins actuellement), certains cosmétiques comme le khôl…

Les autres métaux lourds

Citons l'**arsenic**, présent dans l'eau du robinet, mais aussi dans certains poissons (les mers sont devenues des poubelles), et dans d'autres produits dont il est facile de se passer : peintures, dératisateurs, certains fongicides, produits de protection des bois… Lisez les étiquettes !

Une intoxication à l'arsenic provoque des troubles nerveux et sensoriels, des sensations de brûlure dans les extrémités, une dégénérescence du système nerveux, des sensations de fourmillement...
Autre métal lourd : **le cadmium**, qui entraîne l'apparition de certaines maladies comme l'obstruction des poumons, une fragilisation des os, des maladies rénales mais aussi une anémie, de l'arthrite, des migraines, des problèmes cognitifs, des maladies cardio-vasclaires, de l'ostéoporose ou encore de l'emphysème, une perte du goût et de l'odorat...
Évitez donc les produits qui en contiennent : PVC, certains pigments de peintures, batteries au nickel cadmium, la fumée des cigarettes, les amalgames dentaires, de nombreux produits phytosanitaires, les gaz d'échappement, l'huile de moteur...
Aujourd'hui, le squelette d'un Européen contient 500 fois plus de métaux lourds que celui d'une personne ayant vécu au Moyen Âge... Triste constat, me direz-vous... il ne nous reste qu'à vivre sous cloche : comment donc se désintoxiquer des métaux lourds.

Approche thérapeutique

Il existe une multitude de procédés plus ou moins validés pour se désintoxiquer des métaux lourds. D'abord, nous vous conseillons de procéder à des analyses qui mettront en avant – ou pas – votre intoxication aux métaux lourds.
Ensuite, il faut savoir qu'une détoxication ne doit pas se faire à la légère. Dans tous les cas, il faut consulter un spécialiste compétent. En effet, une personne réellement intoxiquée aux métaux lourds, affaiblie, et qui a recours à l'automédication peut libérer brusquement des métaux lourds stockés par l'organisme, se retrouvant ainsi en circulation, ce qui peut être très dangereux.

Les substances utilisées pour se débarrasser des métaux lourds

Pour info, voici les substances généralement utilisées :
Il existe une algue spécifique, **la Chlorella**, qui est réputée pour ses propriétés détoxifiantes. Pour couronner le tout, elle posséderait également des propriétés antitumorales, hypocholestérolémiantes, boosteuses de l'immunité, et jouerait un rôle pour abaisser la tension.
Bien évidemment, il ne s'agit pas de commander le premier produit vendu sur Internet, mais de se tourner vers son thérapeute qui indiquera le bon produit.
La coriandre, ou persil chinois, est une herbe aromatique qui a la capacité de mobiliser les métaux lourds présents dans l'organisme. On la consomme sous forme de teinture mère ou d'infusion.
L'ail et l'ail des ours, sous forme lyophilisée, contiennent des composés soufrés qui protègent contre l'oxydation engendrée par les métaux lourds. Il contient également des composés soufrés, capables de rendre les métaux lourds solubles, ce qui facilite leur élimination par l'organisme. **L'ail** est également très riche en sélénium, qui protège contre la toxicité des métaux lourds. Parallèlement, on peut procéder à un drainage des émonctoires (reins, peau, foie…)
Il faut avouer que ces substances ne feront pas de miracles. Je vous recommande :

- Xenosulf, un chélateur détoxifiant : 1 cp après les repas pendant 40 jours. 4 boîtes de 2 cp *(labo Le Stum)*
- Kitonorm (chlorella, algues d'eau douce, chitine extraite de mollusques). 6 à 12 gélules pendant 4 à 8 semaines. À renouveler périodiquement. *(labo Han Biotech)*

Ménopause

La ménopause concerne en France 8 millions de femmes, soit une femme sur 3. Elle survient en moyenne à 52 ans, avec de larges variations (de 45 à 60 ans). Ce n'est que depuis le début de ce siècle que l'espérance de vie pour une femme a atteint cet âge. En ce début de siècle, la ménopause représente donc une étape importante dans l'existence d'une femme.

Lorsque les espérances de vie n'étaient pas ce qu'elles sont aujourd'hui, la ménopause coïncidait avec la vieillesse. Mais de nos jours, qui oserait dire à une femme de cinquante ans qu'elle est vieille ! Pour beaucoup au contraire, cet âge correspond au début d'une période de plénitude, d'entreprise, de réalisation de projets jusque-là restés dans les tiroirs pour cause de maternité et d'éducation des enfants.

La ménopause : une étape de la vie qui suscite bien des inquiétudes. À tort ! Les troubles ne sont pas aussi gênants qu'on veut bien le dire. Certes, l'arrêt de la fonction ovarienne entraîne, c'est indubitable, à des degrés divers, quelques problèmes physiques et psychologiques facilement curables.
Quand ils existent, les médecines naturelles (plantes, homéopathie…) en viennent à bout dans la plupart des cas.

L'âge moyen de la ménopause se situe aux alentours de la cinquantaine. Cela n'a pas varié au cours des siècles, les textes sont là pour le prouver. La survenue de la ménopause est plus influencée par les facteurs tels que la prise de la pilule, le nombre de grossesses, etc. Une puberté précoce ne signifie pas non plus une ménopause précoce. En revanche, il existe des facteurs familiaux (telle mère, telle fille), raciaux et géographiques (les Méditerranéennes sont, d'après les statistiques, ménopausées beaucoup plus tôt que les Nordiques).

La ménopause correspond à l'arrêt définitif des règles. Elle fait partie d'une des étapes incontournables de la vie de la femme, et doit pour cela être prise avec philosophie et sérénité. D'autant que l'on n'associe plus, de nos jours où la femme de cinquante ans est encore tout à fait séduisante et courtisée, la ménopause comme le couperet qui marque la fin de la vie sexuelle, bien au contraire.

La périménopause

Lors de la périménopause, les règles peuvent devenir plus irrégulières ; certaines femmes pensent alors à une grossesse tardive... ou à une ménopause précoce ! En réalité, dans la plupart des cas, il y a toujours sécrétion folliculinique, mais non tempérée dans la seconde moitié du cycle par la ponte ovulaire et la transformation du follicule en corps jaune. Tout se passe comme si, au 14e jour, le « changement de vitesse » ne fonctionnait plus. L'organisme supporte mal ce régime de croisière, la prolongation inadéquate de ce cycle.

Des migraines, une irritabilité peuvent apparaître (ce n'est pas systématique) ; on peut aussi rencontrer une augmentation de volume du bas-ventre, une tension de l'abdomen et des douleurs mammaires, ainsi qu'éventuellement une prise de poids. Puis, quand les règles surviennent, ces symptômes disparaissent.

On peut également voir apparaître à cette période des fibromes, des kystes de l'ovaire, une hyperplasie de la muqueuse utérine, avec des ménométrorragies (petites règles survenant durant le cycle) et surtout son risque de cancérisation ultérieur. Enfin, en ce qui concerne les seins, l'apparition de ce que l'on appelle les mastopathies bénignes, qu'il faut savoir dépister à temps. Ces troubles nécessitent une attention particulière, car ils peuvent parfaitement masquer un cancer, malheureusement fréquent à cette période de la vie. Il est donc nécessaire de consulter très régulièrement son gynécologue et de ne pas se laisser aller au laxisme classique : « c'est l'âge, cela passera ! »

Cette période de périménopause, qui dure plus ou moins longtemps selon les femmes, ressemble beaucoup à la période pubertaire, où les cycles sont anovulatoires.

Approches thérapeutiques

La périménopause dure en général de 2 à 3 ans, jusqu'à 8 ans parfois. En allopathie, la tradition est de fournir tout simplement de la progestérone dans la deuxième moitié du cycle sous une forme ou sous une autre, pour compenser le manque et redonner au moteur hormonal les conditions de fonctionnement efficace. Mais l'on connaît les inconvénients des hormones synthétiques.
Cette phase intermédiaire se traduit par des cycles anovulatoires, donc sans formation de corps jaune (le corps jaune est fabriqué après la ponte ovulaire et chargé, entre autres, de sécréter une hormone, la progestérone). Biologiquement, cette période est marquée par une chute du taux de progestérone, ce qui a pour effet d'augmenter l'imprégnation oestrogénique. Il faut dire que la progestérone a un effet antagoniste sur les oestrogènes. La chute du taux de progestérone explique aussi que le taux de stimulines hypophysaires (FSH-LH) soit très élevé. Tout ce jeu hormonal essaie de s'équilibrer par le fameux biofeed-back.

Pour diminuer les symptômes gênants liés à la périménopause, on peut préconiser des méthodes naturelles.

- Une bonne hygiène de vie d'abord, avec des aliments sains et bios, une activité physique régulière :
- La prise de certaines plantes dont le yam. Le yam, ou igname sauvage, était utilisé depuis des temps ancestraux par les habitants de l'Amérique centrale pour réguler les cycles et minimiser les douleurs ovariennes et mammaires. Il a été découvert que le yam contenait un composé spécifique, la diosgénine, qui est une substance qui stimule la fabrication de la DHEA, mais aussi de la progestérone, cette hormone qui fait défaut dans la seconde moitié du cycle chez la femme en période de périménopause.

On conseille généralement la prise de 2 à 6 gélules par jour, dans la seconde moitié du cycle, pour diminuer les phénomènes de gonflement des seins et de l'abdomen, ou de cycles irréguliers.

La ménopause

Après la période plus ou moins longue de périménopause, apparaît la période ménopausique proprement dite. L'activité de l'ovaire a totalement cessé, et les règles disparaissent définitivement. Les sécrétions hormonales d'estrogènes s'arrêtent donc définitivement. En revanche, comme durant la périménopause, le taux des stimulines hypophysaires est fortement augmenté. Elles tentent sans grand succès de stimuler ce qui n'est plus stimulable. Le biofeedback ne joue plus.
Les troubles physiques et psychologiques varient d'une femme à l'autre, et peuvent nécessiter un traitement selon leur gravité.
L'arrêt des règles est le signe clinique essentiel. Il ne s'installe que rarement d'emblée, mais survient après une période d'irrégularités menstruelles. Attention ! Une grossesse, à cette période, est toujours possible. Il convient donc d'être vigilant.

Nombreuses sont les femmes qui consultent pour des bouffées de chaleur. Ce trouble peut être mineur, se limiter à une simple rougeur de la face lors des émotions, ou être au contraire la grande bouffée vasomotrice s'accompagnant de sueurs profuses sur le corps entier. On ne sait toujours pas très bien expliquer ces phénomènes, qui semblent toutefois être dus à la chute du taux des estrogènes.

Dans certains cas, cette période peut s'accompagner d'un léger état dépressif, d'insomnies, de migraines, voire d'une certaine baisse de la libido., mais également d'une augmentation du désir, qui pourrait être corrélée à la fin de la peur d'une grossesse : une sorte de libération en quelque sorte ! On peut aussi commencer à prendre du poids ; toutefois, faire attention à garder – voire à reprendre – une alimentation équilibrée et à mener une activité physique, peuvent tout à fait aider à maintenir son poids antérieur. La femme de cinquante ans et plus peut absolument rester mince et désirable, avoir une libido au top, et mener une vie sexuelle épanouie !

Une des complications à redouter est l'ostéoporose, ou déminéralisation osseuse, qui peut entraîner des troubles allant de la simple douleur lombaire à la fracture spontanée, comme la célèbre fracture du col du fémur. Il faut donc veiller avant, pendant et après la ménopause à consommer des aliments riches en calcium (produits laitiers bio : fromage, yaourts… ;

sardines avec leurs arêtes ; mais également végétaux tels que fruits secs et oléagineux, persil, épinards, choux, lait de soja enrichi en calcium, tofu ferme fabriqué avec du sulfate de calcium, tofu fabriqué avec du sel de calcium…). Préférez toujours les aliments (bio) aux suppléments.

Approches thérapeutiques

• ***La phytothérapie.*** Les plantes réputées reminéralisantes viennent en premier : la prêle (5 à 8 % de silicium, potassium, calcium et manganèse) ; l'ortie grande ou petite (potassium, calcium, magnésium, fer, silicium) ; le galéopsis qui potentialiserait l'action de la prêle ; la renouée des oiseaux ; le bambou ; le pulmonaire ; la laiche des sables (drainante), toutes riches en silice. Le lithothamne (algue) contient du calcium et du magnésium. Le varech vésiculeux, très riche en minéraux, doit être utilisé avec précaution du fait de son action sur la thyroïde. Le son de blé est riche en calcium et en magnésium. Le ginseng et l'éleuthérocoque ont une action sur le tonus et l'immunité.

Il est logique d'associer aux plantes reminéralisantes des plantes oestrogen-like, telles que la cimicifuga, la sauge, le houblon (action anti-androgène), le soja et ses dérivés, la réglisse, le saule blanc (chatons), le mouron rouge, le lin (graine), le souci, l'avoine (plus magnésium et vitamine K), le dong quai (racine d'origine chinoise), les huiles essentielles de fenouil, d'anis vert, de cumin, de carvi, de cyprès.
La luzerne ou alfafa est reminéralisante et oestrogen-like par sa teneur en calcium, phosphore, sélénium, et en coumestrol. Ce phyto-oestrogène, accroît la trame osseuse sur laquelle vont se fixer les minéraux. C'est une plante de choix en association avec d'autres thérapeutiques.

Il est démontré que les oestrogènes ralentissent l'action des ostéoclastes (cellules osseuses en devenir), mais aussi que la progestérone stimule celles des ostéoblastes. Aussi, peut-on proposer d'associer des plantes progestérone-like : l'alchémille, la buglosse, la bourrache, la salsepareille, la verveine officinale (huile essentielle), le gattilier, le grémil, la grande consoude, la mélisse, la marjolaine, le romarin, le serpolet, le thym. Des études américaines mettent en avant l'action sur la densité osseuse du yam dont, nous l'avons vu plus haut, le tubercule contient un précurseur de la progestérone naturelle.

L'apport de plantes antioxydantes va compenser la carence estrogénique dans la lutte contre les radicaux libres. Les œstrogènes possèdent en effet un fort potentiel antioxydant. Divers végétaux ont une action antiradicalaire. Il convient, pour en assurer la pleine activité, de les associer : les proanthocyanidols, extraits de pin, du raisin ou du thé, le Ginkgo Biloba, le chardon marie, le romarin, les plantes riches en vitamines C (camu-camu, acérola, argousier, cynorrhodon), en vitamine A (huile de palme bio, carotte, pissenlit, persil), en vitamine E (huile de tournesol, de germe de céréales dont le blé).

• ***L'oligothérapie.*** C'est un complément indispensable. Calcium, phosphore, silicium pour des raisons évidentes ; magnésium, qui agit sur le métabolisme de la vitamine D et la répartition du calcium dans les os ; manganèse, jouant un rôle dans la formation du squelette et la multiplication des ostéoblastes, et particulièrement nécessaire à la synthèse du collagène et à sa maturation. Cuivre, antiradicalaire, pour son action sur le collagène et la minéralisation. Le silicium, qui est un élément fondamental de la physiologie osseuse, agit en synergie avec le cuivre et le soufre.
Le magnésium, nécessaire au métabolisme calcique, peut être prescrit de diverses façons : oligothérapie, homéopathie (Biomag). Contrairement à ce qui a pu être dit, il est possible de prescrire calcium et magnésium, car leurs sites d'absorption au niveau intestinal sont différents.

• ***Les vitamines.*** D'autres vitamines que la D sont impliquées dans la prévention de l'ostéoporose.
La vitamine K joue un rôle dans le métabolisme du calcium. On la trouve dans tous les choux (de même que le calcium) : choucroute, chou vert, chou rouge, chou de Bruxelles, chou-fleur, brocoli et le persil. Elle réduit l'excrétion urinaire du calcium.
La vitamine C intervient dans tous les phénomènes antioxydants et dans la synthèse du collagène (églantier, cassis, kiwi, agrumes, chou et chou-fleur).
Les apports alimentaires en vitamines K et C sont corrélés à la densité osseuse.
La vitamine B6 joue un rôle au niveau du collagène : levure de bière, germe de blé.

• ***L'homéopathie.*** L'homéopathie et la nutrithérapie (notamment les sels calcaires de Weleda, les sels du docteur Schuessler) proposent des thérapeutiques agissant sur la minéralisation osseuse.
Ferrum phosphoricum 6DH : 1 cp 3 fois par jour (bouffées de chaleur).

• ***L'eau de mer.*** Les dérivés d'eau de mer, riches en minéraux, sont facilement assimilables. On les trouve en pharmacie.
Ionyl (phosphore, magnésium, sodium, manganèse) et Plasma marin hypertonique (plus de 90 minéraux et vitamines) peuvent être prescrits sous forme de cures régulières (Plasma de Quinton).
2 ampoules tous les mois.

Surpoids

D'après la sixième édition de l'étude trisannuelle ObEpi-Roche, l'obésité touche, en 2012, 15 % de la population adulte, correspondant à un peu plus de 6,9 millions d'obèses, soit environ 3,3 millions de plus qu'en 1997.
L'enquête ObEpi-Roche a été réalisée, en collaboration avec l'Inserm, l'hôpital de la Pitié Salpêtrière et Kantar Health auprès de plus de 25 000 personnes âgées de plus de 18 ans en France.

Le surpoids est en passe de devenir un véritable phénomène de santé publique. Une alimentation trop grasse, trop sucrée, trop abondante, industrialisée, la sédentarité, le stress, mais aussi des causes génétiques et hormonales peuvent être responsables de ce trouble.
Il faut savoir que certains neurotransmetteurs tels que la dopamine, la sérotonine, et la noradrénaline jouent un rôle dans la prise de poids.
Quand l'organisme ne détient pas les substances nécessaires pour fabriquer ces trois neurotransmetteurs, le taux de ces derniers s'effondre, entraînant divers troubles comme, par exemple, une prise de poids.
La dopamine permet de réguler les pulsions et l'équilibre pondéral. Or, la tyrosine, un acide aminé, constitue un précurseur de la dopamine, c'est-à-dire que si l'apport en tyrosine n'est pas suffisant pour permettre la fabrication de dopamine, il y a carence en dopamine et fluctuation pondérale. On trouve de la tyrosine dans le soja, le poisson, les pois chiches, le blé et ses dérivés, les viandes rouges, les œufs. La tyrosine est également le précurseur de la noradrénaline. Le tryptophane (on en trouve dans le sucre et les produits sucrés, les tomates, les agrumes, les bananes, la viande rouge, le gibier, le lait et les produits laitiers, le germe de blé), est le précurseur de la sérotonine, c'est-à-dire qu'il est indispensable à sa fabrication. Une carence en sérotonine peut provoquer des troubles du comportement alimentaire : boulimie, hyperphagie, fringales…
Certains états ou événements de la vie peuvent également entraîner, directement ou indirectement, une prise de poids : stress, déprime, nervosité, adolescence, grossesse, périménopause, ménopause, arrêt du tabac, arrêt du sport…

Approches thérapeutiques

Pour éviter de prendre du poids (ou pour en perdre), le régime méditerranéen est particulièrement adapté. Sa ration calorique est peu élevée, et la répartition entre les différents nutriments équilibrés. Excellent pour votre ligne, ce programme vous permettra également de rester en bonne santé.
Vous consommerez des légumes à volonté, quelques fruits, des céréales et légumineuses, riches en fibres et qui « calent » bien, peu de viande, un peu de poisson, peu de produits laitiers, pas de beurre ni de crème, essentiellement des fromages de chèvre et de brebis, et un peu de fruits oléagineux ; vous éviterez de manger du sucre, des produits industrialisés ; l'huile de cuisson à privilégier reste l'huile d'olive bio première pression à froid ; pour vos salades et crudités, vous opterez pour l'huile de colza. Il vous faudra faire l'effort de cuisiner vous-même ! Bien sûr, vous veillerez à consommer des produits bio, car se gaver de fruits et de légumes traités revient à se gaver de produits phytosanitaires dont on connaît la dangerosité. Idem pour les viandes, le fromage et les œufs : privilégiez le bio, et en petite quantité.

LA CELLULITE

D'abord, il faut savoir que le terme de cellulite est employé à mauvais escient ; la vraie « cellulite » désigne l'inflammation des cellules. Mais dans le langage courant, le terme de cellulite est employé pour nommer l'inflammation et surtout l'infiltration du tissu conjonctif sous-cutané.
On peut avoir de la cellulite sans présenter de surpoids. Cette « peau d'orange » (de par son aspect) peut être assez discrète, ou former de véritables bourrelets constitués de graisse, de toxines et d'eau. Généralement, elle est la conséquence d'un phénomène d'assimilation et d'élimination qui ne fonctionne pas correctement, mais également à une mauvaise hygiène de vie, des troubles hormonaux, circulatoires, à des dérèglements nerveux ou à de mauvaises postures. Elle peut également être héréditaire, et quand on a une mère/grand-mère/sœur qui présente de la cellulite, il faut absolument adopter dès la préadolescence une hygiène de vie irréprochable, faire du sport, et se masser régulièrement aux endroits stratégiques !

Quelques remèdes de bon sens

- Boire 2 litres d'eau par jour, en petites quantités à chaque fois, mais fréquemment (on zappe les eaux minérales contenant trop de sodium, qui retient l'eau) ;
- Des menus variés et équilibrés, dégustés lentement, en marquant de véritables pauses ;
- Une activité physique régulière (idéalement au moins 30 minutes de marche rapide par jour).

Quelques remèdes naturels

- On préconise le drainage lymphatique, qui aide à faire circuler la lymphe.
- Certaines crèmes amincissantes, qui contiennent des huiles essentielles à cétones, rendent la peau plus souple et tonique ; l'effet disgracieux de peau d'orange est amoindri. Ce résultat positif est dû aux trois substances actives qu'elles contiennent : des substances désinfiltrantes et tonifiantes du système veineux, des substances qui aident à la fragmentation des graisses emprisonnées dans les cellules, et des substances raffermissantes. Elles sont faciles d'emploi : il suffit de masser les parties atteintes avec ces crèmes ; une utilisation quotidienne ou biquotidienne aide à améliorer l'aspect des capitons.

Phytothérapie

- Le thé vert, outre son effet antioxydant, est connu pour éliminer l'eau en excès et les graisses.
- L'orthosiphon (thé de Java) a des actions dépuratives et diurétiques.
- L'ispaghul, espèce de plantain des Indes, gonfle dans l'estomac au contact de l'eau et donne alors une sensation de satiété, au même titre que le konjac, l'agar-agar et le son d'avoine.
- Le fucus, riche en iode, stimule le métabolisme. On peut le prendre en gélules *(Arkopharma)* ou en teinture mère : fucus TM 120 gouttes dans un grand verre d'eau, en milieu d'après-midi.

- Tisane d'artichaut, 10 g + aubier de tilleul, 20 g + bruyère, 20 g + ortie, 20 g + reine-des-prés, 20 g + varech vésiculeux, 50 g + vigne rouge, 20 g.
  Posologie : 3 cuillerées à soupe dans un litre d'eau froide. Porter à ébullition durant deux minutes. Infusez 15 minutes. Filtrez et buvez trois à quatre tasses par jour pendant 3 mois.

Gemmothérapie

Gemmothérapie concentrée Herbalgem
- 3 x 5 gouttes pures ou avec de l'eau ; châtaignier (*Castanea vesca gemmae*) Bg. Mac. Glyc. Concentré ; 1 flacon 50 ml.
- 3 x 5 gouttes pures ou avec de l'eau ; genévrier (Juniperus cummunis surc.rec.) BG Mac.Glyc. concentré ; 1 flacon 50 ml.
- Complexe anticellulite Celluligem complexe (Herbalgem) : 1 x 20 gouttes dans un verre d'eau.
- Complexe Cellusève *(Herbalgem)*– 1 cuillerée à soupe dans un verre d'eau pendant 1 mois.

Oligothérapie

L'association zinc-nickel-cobalt aide à contrôler le métabolisme des graisses et des sucres. Il permet également de limiter les « fringales ». À prendre en comprimé à laisser fondre dans la bouche deux fois par jour, ou en ampoule dans une petite quantité d'eau, trois fois par jour, pendant trois mois. Le chrome, régulateur du taux de sucre dans le sang, est à prendre à raison d'une gélule deux fois par jour.
Parallèlement, il faudra adopter une alimentation équilibrée, bio de préférence, en consommant des choux, des céréales et légumineuses complètes, des champignons, du germe de blé, des fruits de mer, des herbes aromatiques telles que le thym, le persil…

Les enzymes

Des gastro-entérologues ont observé que la prise d'enzymes permettait de restaurer les métabolismes et ainsi d'équilibrer le poids.
- Prendre Enzy 20 : 2 gélules avant les 3 repas pendant 3 mois.

Ostéoporose

Ce terme désigne une diminution de la masse osseuse avec décalcification, responsable d'une fragilité osseuse à l'origine de fractures. L'ostéoporose représente en effet une «menace silencieuse» pour un quart des femmes ménopausées.
Il s'agit initialement d'un problème normal lié au vieillissement, mais qui est accéléré chez la femme après la ménopause du fait du déséquilibre hormonal qui s'installe. Elle peut également être secondaire à des maladies des glandes thyroïdes et parathyroïdes, à un traitement par les corticoïdes ou à un alcoolisme chronique. Un certain nombre de facteurs favorisent également son développement : sédentarité, absence d'exposition au soleil (pas de formation par la peau de vitamine D qui est essentielle pour fixer le calcium sur l'os), alimentation pauvre en calcium et en protéines.

Fréquence

Les chiffres sont alarmants quand on sait qu'en France par exemple elle est à l'origine de 140 000 fractures par an, entraînant directement ou indirectement près de 40 % de décès. Statistiquement elle touche trois fois plus la femme que l'homme
Elle représente un problème majeur de santé publique, du fait de la fréquence des fractures qui représentent la principale complication (55 000 fractures du col du fémur). À partir de 70 ans, les personnes des deux sexes sont touchées.
Elle entraîne 100 000 tassements vertébraux.
Sa prévention doit débuter à tous les âges. Car si elle se manifeste en règle générale chez les sexagénaires, elle débute déjà dès la trentaine. Elle se majore d'années en années : ainsi entre 30 et 80 ans les femmes ont perdu en moyenne 45 % de leur capital osseux. Enfin, on sait aujourd'hui que

le taux de calcification de l'os âgé dépend en grande partie de sa bonne calcification chez l'enfant. La période de croissance de l'adolescence est donc capitale, et la prise en charge de la prévention de l'ostéoporose passe par une bonne éducation nutritionnelle.
Les signes de l'ostéoporose ne sont pas caractéristiques mais on doit y penser devant les symptômes suivants : peau très sèche, crampes musculaires, ongles qui s'effritent, cheveux secs et cassants, douleurs vertébrales diffuses. Le déchaussement des dents est également un signe prédictif. Pour s'en assurer, on peut faire une ostéo densitométrie osseuse.
La plupart du temps, il n'existe aucun symptôme particulier, et la découverte se fait par hasard sur des radiographies osseuses. Les principaux signes sont les douleurs vertébrales chroniques, ou aiguës en cas de tassement vertébral, qui immobilisent le malade 3 à 4 semaines. Dans d'autres cas, il s'agit d'une fracture du col du fémur lors d'un traumatisme minime.

Examens

Les radiographies montrent une augmentation de la transparence de l'os, du fait du manque de calcium (au niveau des vertèbres en particulier). L'ostéodensitométrie qui mesure le taux de calcium dans l'os est également utile. Cet examen donne une image précise à un instant donné du pourcentage de fonte osseuse. Mais il ne permet pas de se faire une idée de l'évolution. Pour cela on le complète du dosage des CTX et NTX sanguins ou urinaires ; ce sont des molécules produites par la dégradation du conjonctif osseux. Cet examen permet de contrôler l'efficacité d'un traitement et de suivre l'évolution de l'ostéoporose. Si ces substances sont élevées, elles traduisent une destruction du collagène de l'os ; et si elles baissent sous traitement, on peut considérer que le traitement est efficace.

Facteurs de risque

- La notion d'antécédents familiaux d'ostéoporose,
- Une ménopause précoce,
- Une alimentation pauvre en calcium au cours de l'enfance et à l'âge adulte,

- La notion de tabagisme et d'alcoolisme,
- La prise éventuelle d'un traitement à base de cortisone,
- La maigreur (la graisse a au moins un bon côté, elle protège mieux du risque de décalcification),
- La sédentarité.

Mesures préventives

- Un apport alimentaire quotidien de calcium dès l'enfance,
- La pratique régulière d'une activité sportive modérée,
- L'arrêt du tabac et de l'alcool,
- La prise quotidienne de Calcium et de vitamine D par les sujets âgés.

Conseils hygiénopréventifs

- Limitez la consommation de viandes et de produits d'origine animale,
- Supprimez la margarine, les graisses végétales, préférez-leur un peu de beurre,
- Prenez une cuiller à soupe par jour d'un mélange d'huile d'olive et de colza,
- Mangez régulièrement des poissons gras.

Les marqueurs du remodelage osseux

L'os est un équilibre entre un processus de formation osseuse par les ostéoblastes et de destruction osseuse par les ostéoclastes. Pour juger de la formation osseuse, 2 dosages peuvent être réalisés :

- la *phosphatase alcaline osseuse* dont la concentration dans le sérum se développe avec l'augmentation de la formation osseuse d'où son utilisation comme marqueur dans l'ostéoporose, la maladie de Paget, l'insuffisance rénale et dans le suivi thérapeutique de ces maladies.

L'augmentation des phosphatases alcalines

Les phosphatases alcalines peuvent avoir une origine hépatique ou osseuse. Aussi, lorsque les phosphatases alcalines sont augmentées, il faut alors demander un dosage des 5'Nucléotidases:

- Si 5'Nucléotidase augmentées: l'origine est hépatique.
- Si 5'Nucléotidase normales ou diminuées: l'origine est osseuse : rachitisme, ostéomalacie, maladie de Paget, cancer osseux, fracture...

Mais les phosphatases alcalines sont aussi augmentées quelquefois dans les hyperthyroïdies, les leucémies, les mononucléoses infectieuses, les maladies de Hodgkin... et aussi lors de la croissance des enfants.

La diminution des phosphatases alcalines

Se retrouve dans certaines anémies, les hypothyroïdies, les avitaminoses C, les déficits congénitaux... L'**ostéocalcine**, protéine produite par les ostéoblastes, est un marqueur très spécifique de la formation osseuse, et donc de la réaction de l'organisme à une maladie osseuse s'accompagnant de destruction osseuse (maladie de Paget, hyperparathyroïdie, etc).
Pour juger de la *résorption osseuse*, un dosage s'est imposé, celui de la désoxypyridinoline dans les urines. Celle-ci est un produit de dégradation du collagène de l'os.

Calcium (calcémie)

La calcémie correspond au taux de calcium circulant dans le sang. Il est important de le surveiller en cas de prise de calcium ou de vitamine D au long cours comme lors de décalcification ou d'ostéoporose.

Hypocalcémie

Diminution des taux de calcium. Les principaux diagnostics à évoquer sont: l'ostéomalacie (maladie des os) et le rachitisme qui sont souvent associés à un taux de phosphore normal ou bas. En revanche, d'autres diagnostics doivent être envisagés:

- Avec un phosphore normal ou bas : problème de surrénales, carences en vitamine D ou en magnésium...
- Avec un phosphore élevé; insuffisance rénale, problème de parathyroïde...

L'alimentation devrait être suffisante pour apporter le calcium quotidien nécessaire. Elle doit être particulièrement surveillée en cas d'ostéoporose. D'emblée on recommande les laitages : une grave erreur qui s'explique par le fait que le lait et surtout les fromages recèlent des caseines composées de 80% de phospho-protéines. Or l'excès du phosphore bloque le calcium, minéral si nécessaire au métabolisme.
Les peuples qui présentent peu d'ostéoporose ne boivent pas de lait (peuples asiatiques).

Principales sources de calcium

- Farine de poisson : 4 000 mg pour 100g
- Sésame : 1 300 mg pour 100g
- Algues : 1 000 mg pour 100g
- Sardines : 300 mg pour 100g
- Amandes : 254 mg pour 100g
- Crevettes : 200 mg pour 100g
- Haricots secs : 120 mg pour 100g
- Fruits secs : 120 mg pour 100g

Traitement

• ***La vitamine D et la vitamine K.*** De nombreuses études récentes ont confirmé l'implication de la carence en vitamine D dans la survenue de l'ostéoporose. Si on est en carence de vitamine D, il va y avoir un emballement d'une hormone – la parathormone destinée au maintien de la calcémie. Cette hormone pompe alors le calcium de l'os pour maintenir une calcémie normale, et cela quel que soit l'apport alimentaire en calcium. Ce qui aggrave la déminéralisation.
La vitamine D est aussi impliquée dans une des complications indirectes de l'ostéoporose: les fractures en relation avec des chutes plus ou moins spontanées. L'apport de vitamine D permet d'éviter la faiblesse musculaire, et donc les chutes qui en sont la conséquence ainsi que les fractures chez les personnes âgées.

Des travaux ont permis de comprendre l'action de la vitamine D et surtout de la vitamine K sur divers organes dont l'os. La vitamine D favorise la synthèse d'une protéine de la matrice (au cœur de la fibre de l'os). Cette protéine dite matricielle est présente dans l'os, ainsi que dans le cœur, le rein, les parois artérielles et les poumons. Elle empêche que ces organes ne perdent leur souplesse et ne se calcifient, tandis que dans l'os elle aide au contraire à l'ossification. Cette protéine indispensable est activée par la vitamine K: ainsi, le manque de vitamine D entraîne une déminéralisation et de l'ostéoporose, tandis que la carence en vitamine K favorise les fractures.

- À prendre après avoir fait une analyse de la vitamine D :
  Dédrogyl 7 gouttes le soir

• ***Le calcium.*** L'acidité des aliments, le manque d'exercice, le foie encombré par une alimentation trop riche, le fait de ne pas bien s'aérer, sont autant de causes d'acidité du sang, et cela peut contrarier la fixation du calcium sur l'os. L'organisme régule son équilibre acido-basique en pompant sur la réserve de calcium osseux. Un apport en carbonate de calcium alcalin peut donc combattre cette acidité tout en favorisant la fixation du calcium sur l'os. Il faudrait également se supplémenter si on fait des excès de café, de tabac, de sel, d'alcool et de protéines car cela entraîne une perte de calcium. Les régimes hyperprotéines peuvent eux aussi favoriser la déminéralisation tout autant que l'alimentation trop acide.

• ***Le silicium marin.*** La silice est le constituant majeur de l'organisme. La silice naturelle est un oligo-élément essentiel pour l'os, comme pour la peau et la bonne santé cardiovasculaire. De récentes études démontrent que la perte en silicium s'accroît peu à peu avec l'âge. Notre mode de vie, nos habitudes alimentaires induisent des carences allant jusqu'à près de 50% des apports quotidiens recommandés en silice.
La forme utile du silicium est l'orthosilicate stable, forme cristalline organique que l'on retrouve par exemple dans les frustules (squelettes micro-algues diathomées). L'apport en silicium sous cette forme augmente le silicium sérique, prouvant sa bonne absorption, et entraîne aussi et surtout une meilleure concentration en collagène dans le derme, l'os et dans le cartilage, ce qui suggère bien la participation du silicium dans la formation des composants extra-cellulaires de la matrice cartilagineuse et osseuse.

Expérimentalement, la silice participe à la réparation de l'os, permettant aux cristaux d'hydroxyapatite de se fixer sur les fibres de collagène osseux.

Phytothérapie

On dispose de plantes reminéralisantes
- Prêle des champs
- Renouée des oiseaux
- Grande ortie
- Galeopsis tetrahit
- Bambou tabashir

À prendre en tisanes, décoctions, gélules, teinture mère pendant 3 mois.

Gemmothérapie (Bourgeons)

Utiliser tout le flacon, à renouveler si nécessaire.
- *Matin :* 50 gouttes + eau Ribes nigrum Bg Mac.glyc.1D 125ml
- *Midi :* chez la femme : 50 gouttes *sequoia gigantea*
  chez l'homme : *vaccinium vitis idaea*
- *Soir : 50 gouttes + eau Rubus fructicosus*

Homéopathie

À choisir selon la sexualité :
- *CALCAREA CARBONICA* : 9 CH, 2 tubes. Aide à la régulation du métabolisme calcique ; médicament à prescrire chez les patients à os gros et courts.
- *CALCAREA FLUORICA* : 9 CH, 2 tubes. Aide à la régulation du métabolisme calcique ; médicament à prescrire chez les patients à os déformés et asymétriques, avec tendance aux exostoses et hyperlaxité ligamentaire.
- *CALCAREA PHOSPHORICA* : 9 CH, 2 tubes. Aide à la régulation du métabolisme calcique ; médicament à prescrire chez les patients à os longs et fins ; on a éventuellement la notion de retard à la consolidation des fractures.

• *PHOSPHORUS* : 9 CH, 2 tubes. Médicament d'ostéonécrose, particulièrement indiqué dans l'ostéoporose liée à l'algodystrophie réflexe.
• *SILICEA* : 7 CH, 2 tubes. Principal médicament de l'ostéoporose ; il favorise la reminéralisation osseuse.
• *HEKLA LAVA* : 7 CH, 2 tubes. Médicament à prescrire si, en plus de l'ostéoporose, on a la notion d'exostoses.
• SYMPHYTUM : 7 CH, 2 tubes. Pour favoriser la consolidation en cas de fracture 5 granules matin et soir.
• PARATHORMONE : aide à la régulation du métabolisme calcique. Prescrire en 7 CH, 2 tubes (dynamisatrice, régulatrice) en plus du traitement calcique, spécialement si présence d'une hypocalcémie.
À prendre en 7 CH 3 granules 2 fois par jour en alternance.

Oligothérapie

- Fluor
  1 dose, 2 fois par semaine, par cycle de 3 mois.
- Manganèse-Cobalt
  1 dose, 3 fois par semaine, par cycle de 3 mois.
- Magnésium (Biomag)
  2 fois 2cp.
- Potassium
  1 dose, en jours alternés, pour contrôler la douleur.

Prévention

- Foldspath quadratique 8 DH
  1 ampoule perlinguale, 3 fois par semaine
- Calcaire de Versailles 8 DH
  1 ampoule perlinguale, 3 fois par semaine.

On conseille des cycles de 3 mois et 1 mois de pause.

Autres cas

Ostéoporose sénile masculine

Gemmothérapie
- Ribes nigrum M.G. 1 DH
  50 gouttes, au petit-déjeuner.
- Sequoia gigantea M.G. 1 DH
  50 gouttes, au repas de midi.
- Vaccinum vitis idoea M.G. 1 DH
  50 gouttes, au repas du soir.

Homéopathie
- Calcarea phosphorica 15 CH
- Calcarea fluorica 15 CH

1 dose par semaine de chacun des deux remèdes.

N.B. On conseille des cycles répétés de 3 mois et 1 mois de pause, éventuellement en alternance avec le traitement préventif.

Ostéoporose sénile féminine

Gemmothérapie
- Abies pectinata M.G. 1DH
  50 gouttes, au petit-déjeuner.
- Rubus fructicosus M.G. 1DH
  50 gouttes, au repas de midi.
- Vaccinum vitis idaea. M.G. 1DH
  50 gouttes, au repas du soir.

Homéopathie
- Calcarea phosphorica 15 CH
- Calcarea fluorica 15 CH

1 dose par semaine de chacun des deux remèdes.

Ostéoporose post-ménopause

Gemmothérapie

- Equisetum arvense. T.M.
  40 gouttes, au petit-déjeuner.
- Rubus fructicosus M.G. 1 D
  50 gouttes, au repas de midi.
- Salvia officinalis. T.M.
  40 gouttes, au repas du soir.

Homéopathie

- Calcarea phosphorica 15 CH
- Calcarea fluorica 15 CH

1 dose par semaine de chacun des deux remèdes.

N.B. On conseille des cycles de 3 mois et 1 mois de pause.

Compléments alimentaires

- Ostéoregul (poudre de perle, collagène marin, proteoglycanes, glucosamine, silicium, vitamine D)
  2 fois 2 gélules au cours des repas. Minimum 3 mois.
- Vitamine C
  2 à 3 gr/jour
- Stimu+ (booster l'immunité)
  2 fois 2 gélules
- Enzy 20 (relancer le système enzymatique) 2 gélules, 15mn avant les 2 repas.

Ces 4 produits au labo Phyt'Inov

- Dédrogyl (vitamine D) 10 gouttes le soir

Prendre cet ensemble pendant 3 mois. À renouveler.

Sexualité (troubles de la)

La sexualité fait partie de la vie, comme boire et manger. Les tabous qui s'y rattachent compliquent bien les choses.

Une sexualité épanouie est un agent de stabilité pour un individu. À chacun sa sexualité, car il n'existe pas de normes.

Certains sont très demandeurs, d'autres très peu. L'important, si cela pose problème, est d'en parler avec le partenaire afin que chacun puisse s'épanouir. Il ne faut pas hésiter non plus à en parler au médecin afin de se faire aider dans ce domaine.

Cela dit, le médecin ne peut pas ignorer le problème de l'insatisfaction, voire de l'absence permanente de plaisir sexuel. Il est toujours pénible de recevoir des patients qui, à cinquante ans, se masturbent parce que, sous prétexte d'un quelconque respect scrupuleux de la religion, ils n'osent ni quitter leur épouse, ni surtout poser le problème. Dans ce cas, il faut aborder la question avec des sexologues harmonieux ou des gens compétents, ou encore des personnes équilibrées et sensées.

Quant à l'augmentation des divorces dus à l'incompatibilité sexuelle, il faut bien se résoudre à constater que les individus sont noyés dans leurs désirs. Ils veulent tout et tout de suite, ils n'ont plus la force de surmonter des crises passagères, ils ne supportent pas la mésentente physique et, surtout, ils ne se parlent plus, jugeant l'autre incapable de comprendre !

Ils changent de partenaire puis s'aperçoivent que l'insatisfaction, momentanément masquée par la nouveauté, est toujours présente. Tout ceci parce que, dès le départ, ils méconnaissent leurs vrais besoins, submergés ou cachés par leurs faux besoins.

L'impuissance de l'homme et la frigidité de la femme s'instaurent progressivement, dès lors que se banalisent des relations sexuelles totalement dénuées de sentiments et d'affection, car le mental ne saurait se contenter du seul aspect physique de l'amour. Si intense soit-il, le plaisir physique – de quelques minutes à quelques heures – ne peut être qu'éphémère. L'absence de sentiments finit toujours par créer un vide, souvent générateur de souffrance, voire de perversion. En outre, il consomme une énergie colossale qui aboutit, in fine, à l'insatisfaction, à l'impuissance ou à la frigidité, en fait au dessèchement. Sexualité sans amour égale dessèchement au sens propre et figuré du terme, la sexualité serait la capacité qui nous est donnée d'approcher un semblable pour pouvoir nous retrouver nous-mêmes. La plupart du temps, il est très rare de partager vraiment, et au même instant, un sentiment et une sensation lors de l'acte sexuel. La simultanéité vient avec un peu de patience. La plupart des gens font l'amour dans leur tête avec eux-mêmes, la femme essayant d'avoir un plaisir épanouissant avant que l'homme ne s'épuise par une éjaculation précoce, ce dernier éprouvant un plaisir semblable à celui du plaisir solitaire. En fait l'idéal ne s'acquiert pas toujours d'emblée ! Peu importe, car l'essentiel n'est pas forcément la symbiose ultime et parfaite mais, petit à petit, la découverte de son unité à travers l'autre.

Les sept vertus insoupçonnées de la sexualité

❶ Améliore l'état de forme général

Ces effets sont comparables à une séance d'activité physique. Quand on transpire, on perd des calories (jusqu'à 200 calories par heure). On gesticule et on stimule aussi nos muscles dans des positions diverses et variées : de quoi gagner en souplesse. Enfin, on améliore son endurance cardiovasculaire: les rapports sexuels sollicitent le cœur en l'amenant à grimper jusqu'à 180 pulsations par minute.

❷ Booste l'immunité

Si l'on en croit les travaux de l'université de Wiles en Pennsylvanie, « les personnes ayant une activité sexuelle une ou deux fois par semaine sécrètent un taux d'anticorps de type immunoglobuline A supérieur de 30% à celui des individus qui 'pratiquent' beaucoup plus rarement, et qui jouent un rôle décisif dans la protection contre les maladies.

❸ Allonge l'espérance de vie
Plusieurs études concordantes, dont l'une parue dans le *British Medical journal* à la fin des années 90, prouvent qu'à un âge et à conditions de vie comparables, les personnes ayant une activité sexuelle très régulière ont un taux de mortalité plus bas que les autres, notamment parce que celle-ci diminue le risque d'attaques cérébrales et de crises cardiaques.

❹ Un antistress
Mieux que le yoga et la sophrologie réunis, le plaisir sexuel agit comme un cocktail d'ondes positives sur le cerveau, en allant stimuler des neurotransmetteurs comme la dopamine et la sérotonine qui déclenchent la sécrétion d'endorphines, de véritables « molécules du bonheur. »

❺ Restaure le collagène
Halte aux injections ! L'activité sexuelle stimule en effet chez les femmes la production d'œstrogènes, une hormone qui rend la peau plus élastique, plus souple, plus belle... et beaucoup d'autres effets.

❻ Un antidouleur
Juste avant d'accéder à l'orgasme, le déferlement d'ocytocine (hormone hypophysaire) grimpe dans notre organisme jusqu'à cinq fois plus élevé que son niveau normal, libérant ainsi des endorphines, des substances qui ont la faculté de renforcer le désir, rendre plus zen et d'atténuer certaines douleurs.

❼ Améliore la qualité du sommeil
Génère des endorphines qui permettent la relaxation et un certain bien être. Le sommeil arrive rapidement.

Après 40 ans, près d'un homme sur trois est atteint de troubles de l'érection. Tandis que chez les femmes la perte de plaisir est fréquente à l'approche de la ménopause. Un petit coup de pouce peut parfois suffire à rétablir une sexualité plus harmonieuse.
On estime que 10% des hommes à 40 ans, autour de 40% à partir de 65 ans et 70% des hommes au-dessus de 70 ans souffrent de troubles permanents ou épisodiques de l'érection.
Incapacité d'obtenir ou de maintenir une érection suffisante pour permettre la réalisation d'un acte sexuel considéré comme satisfaisant par le patient.

Il s'agit d'une incapacité à remplir correctement de sang les corps caverneux qui, lorsqu'ils sont pleins, assurent la rigidité de la verge.
Les causes sont multiples, physiques et psychiques. Sur le plan organique, on peut retrouver une maladie systémique (diabète principalement) des troubles circulatoires locaux (athérosclérose) des troubles endocriniens (hypopituitarisme, hypothyroïdie) infection génitale, insuffisance rénale, une maladie neurologique, l'alcoolisme, une toxicomanie. Certains médicaments comme les anti-hypertenseurs, les sédatifs, les tranquillisants peuvent être la cause ou une intervention chirurgicale de type sympathectomie et sur la prostate, le tabac, surmenage intense, problèmes dans le couple.

Jusqu'à une période récente, le traitement était complexe et utilisait la psychothérapie, l'injection dans le corps caverneux de certaines substances. L'apparition du *sildénafil* (Viagra) et d'autres médicaments analogues (Cialis 20 mg, *Tadalafis*) représentent un progrès considérable, puisqu'il permet dans 90% des cas d'obtenir une érection satisfaisante, quelle que soit l'origine du trouble. Cependant, le Viagra peut entraîner une baisse de la vision transitoire au début, puis chronique. Il peut provoquer des neuropathies optiques ischémiques irréversibles (université de Minnesota, revue *Neuro-ophtalmology*, 2005) et des accidents cardiaques (faire un Electro cardiogramme avant toute prise).

La testostérone est efficace pour les personnes qui souffrent d'un déficit hormonal. Le traitement par le vide, à l'aide d'un appareil qui ressemble à un préservatif rigide, est aussi une forme de traitement sans danger (mais onéreuse) qui s'est révélée utile dans de nombreux cas. Des injections de papavérine ou d'alprostadil dans le pénis, ou bien des implants péniens (qui nécessitent une opération) sont plus interventionnistes mais également efficaces.

Traitement

• ***L'arginine au chevet des couples.***
L'une des molécules naturelles les plus prometteuses pour remédier aux troubles de la sexualité chez les hommes aussi bien que chez les femmes est l'arginine. C'est l'un des vingt acides aminés qui composent nos protéines. À partir de l'arginine, le corps fabrique de l'oxyde nitrique

(NO), une substance qui favorise la dilatation des vaisseaux sanguins, et la sécrétion de créatine, un nutriment associé au développement et au bon fonctionnement des muscles. L'oxyde nitrique, en dilatant les vaisseaux sanguins, favorise l'afflux de sang nécessaire à l'érection. L'arginine, en tant que précurseur de l'oxyde nitrique, est un moyen d'en augmenter le taux et de lutter contre la dysfonction érectile. Chez l'homme, l'administration d'arginine améliore jour après jour la qualité de l'érection. Chez la femme ménopausée, l'arginine permet d'enregistrer une réponse physiologique accrue, notamment sur l'amplitude des contractions vaginales et permet une meilleure lubrification des muqueuses.

• ***Le Magnésium.*** Le glycérophosphate de magnésium est indiqué en cas de troubles de l'érection et d'éjaculations précoces car il diminue l'excitabilité neuronale et permet ainsi de mieux contrôler les sensations fortes. Il permet également de favoriser et de prolonger l'érection en intervenant sur la relaxation des cellules musculaires lisses lors de l'érection. La relaxation des muscles favorise la vasodilatation qui provoque l'augmentation du remplissage des corps spongieux et permet l'érection.

• ***Deux oligo-éléments.*** Le cuivre, comme le zinc, est un métal qui intervient dans de nombreuses réactions enzymatiques et notamment celles en lien avec le bon fonctionnement des organes sexuels, masculins et féminins. Il est clair que cette approche ne dispense pas d'une prise de conscience afin de mieux gérer son stress et, le cas échéant, sa fatigue physique tout en mettant un terme à certains excès (alcool, tabac...).

• ***T-norm*** (*labo Han Biotech*). Ce supplément nutritionnel (chitine extraite de la carapace de crabe, plus algues) enrichi en zinc contribue au maintien d'un niveau normal de testostérone dans le sang et, joue un rôle dans la biologie et la physiologie de l'homme.

- 1 gélule le matin, 2 gélules le soir.

• ***Les huiles essentielles***

- HE de Laurier noble (*Laurus nobilis*)
- HE de Romarin à verbénone (Rosmarinus officinalis CT verbénone)
- HE de Gingembre (Zingiber officinale)
- HE de bois de Siam (Fokienia hodginsii)
- HE de Giroflier (Eugenia caryophyllus)

Un flacon de 2 ml pour chacune

Ces HE aux propriétés antioxydantes et anti-radicalaires, permettent de soutenir les fonctions masculines : baisse de la libido, fatigue physique et psychique, trouble de l'érection, impuissance.

Indications :

- Par *voie cutanée* **:** Appliquer 6 gouttes sur la colonne vertébrale et les surrénales, en insistant sur le bas du dos, 2 fois par jour. Si la tolérance cutanée n'est pas bonne, diluer dans 2 gouttes d'huile végétale de noisette ou de noyau d'abricot.
- Par *voie olfactive* **:** Déposer 1 goutte à l'intérieur des poignets et respirer profondément, 5 fois de suite, 6 fois dans la journée.
- Par v*oie sublinguale* **:** 2 gouttes diluées dans un peu d'huile de lin ou de noisette, 3 fois par jour.

À pratiquer en cure de trois semaines en associant au besoin les trois voies d'administration.

Contre-indication :

- Sujets épileptiques.
- Déconseillé en cas d'antécédent de cancer hormono-dépendant.

Autre formulation

• H.E. Cannelle de Chine	1 ml
• H.E. Gingembre	2 ml
• H.E. Menthe poivrée	2 ml
• H.E. Bois de Siam	2 ml
• H.V. Sésame	5 ml

Conseil d'utilisation : 6 gouttes du mélange en massage dans le bas de la colonne vertébrale et sur la partie dorsale basse, 1 à 2 fois par jour jusqu'à amélioration.

Homéopathie

❶ Origine psychologique

Quand l'origine de l'impuissance est psychologique, un traitement homéopathique peut être prescrit à condition de l'accompagner d'une prise en charge sur le plan psycho émotionnel.

- *Agnus castus* le pénis se relâche en cas d'émotion et devient froid ou donne au patient une sensation de froid.
- *Argentum nitricum :* le pénis se relâche pendant le coït ; éjaculation précoce due à l'anxiété d'anticipation ; aggravé par le travail intellectuel.
- *Caladium seguinum* (Arum des Antilles) : le pénis se relâche en cas d'émotion ; le plaisir sexuel est absent mais le désir est conservé.
- *Staphysagria :* rumination permanente d'idées sexuelles avec augmentation du désir sexuel mais impuissance. Manifestation après colère ou indignations refoulées. Prendre en 15 CH jusqu'au retour de la libido. 1 dose par semaine ou 5 granules par jour.

❷ Absence de désir

- *Conium maculatum* 15 CH : impuissance par abstinence. Prendre 1 dose, 3 fois par semaine.
- *Graphites :* le désir et la possibilité du coït sont présents mais pendant l'acte, il n'y a ni satisfaction, ni jouissance.
- *Onosmodium* (faux Grémil) : absence de désir sexuel avec céphalée de tension.
- *Phosphorus :* impuissance après une excitation sexuelle excessive.
- *Pulsatilla* 15 *CH :* désir peu marqué ou absent ; peur du sexe. 1 dose par semaine.
- *Sepia :* désir peu marqué ou aggravé après les rapports sexuels.

❸ Impossible malgré l'envie

- *Lycopodium clavatum :* érection impossible ou incomplète et qui ne tient pas ; diminution du désir ou aversion pour le coït. Le pénis se relâche en cas d'émotion. Le patient s'endort pendant les rapports sexuels.
- *Caladium seguinum :* médicament des difficultés sexuelles avec, malgré tout, excitation.

❹ Chez un prostatique

- *Selenium metallicum :* dysfonctionnement érectile chez un prostatique. Il n'y a pas d'érection mais le désir est conservé.
- *Conium maculatum* : prostate indurée. Dysfonctionnement érectile chez un patient abstinent sur le plan sexuel. (1 dose en 15 CH par semaine).

Tous ces remèdes en 5 CH, 5 granules, 3 fois par jour pendant 2 à 3 mois.

❺ Suite de fatigue

- *Kalium phosphoricum* Épuisement cérébral (surmenage). Aggravation des symptômes par le coït. Le plaisir sexuel est retardé.
- Phosphoricum *acidum* : fatigue physique et psychologique. En 9 ou 15 CH 5 granules matin et soir ou une dose pendant 15 jours.

Plantes

- *Maca, Muirapuama* ou *Tribulus terrestris.* Au choix : 2 gélules, 2 fois par jour (ou en alternance) pendant 2 mois. (*labo Aromalia)*
- *T. norm.* Réduit l'hypertrophie prostatique, les effets aphrodisiaques surviennent après 3 semaines. 2 pipettes + eau, 2 fois par jour pendant 3 mois. (*labo Han Biotech*)

Tisane

Préparation :

- 20 g Roquette
- 30 g Berce
- 10 g Sarriette
- 10 g Ortie piquante
- 10 g Romarin
- 10 g Menthe
- 10 g Acné

Posologie : Incorporer 1 cuillerée à soupe de ce mélange dans une tasse d'eau froide. Amener très doucement à ébullition. Dès le premier bouillon, retirer du feu. Infuser 10 minutes. Filtrer, Boire 2 tasses par jour, la dernière au coucher, chaude, avec du miel. Cure de 3 mois.

Cas particuliers

➢ Éjaculation précoce

Normalement l'orgasme coïncide avec l'éjaculation.
L'éjaculation est physiologiquement normale mais elle survient de façon inopinée et irrésistible dès le début de la pénétration.

- *Argentum nitricum :* éjaculation précoce due à l'anxiété d'anticipation. Le pénis se relâche pendant le coït.
- *Graphites :* éjaculation précoce avec érection incomplète et de courte durée malgré le désir.
- *Lycopodium clavatum :* éjaculation précoce avec érection qui ne tient pas, flétrissement ou atrophie du pénis ; aversion du coït chez un patient âgé.

Prendre en 7 CH, 3 granules de chaque en alternance, 3 fois par jour.
+ Quiet-full, un complexe anti-stress : 2 fois 2 gélules (*Phyt'Inov*)

➢ Maladie de la peyronie

Cette affection auto-immune est caractérisée, selon le docteur Seignalet, par une réaction immunitaire et inflammatoire dirigée contre certaines structures conjonctives du pénis et engendre un processus de sclérose et de calcification.
La verge, normale au repos, devient douloureuse et déformée à l'érection : pénis coudé avec angle de 70 à 90°. Les zones sclérosées forment des masses perceptibles et les rapports sexuels sont difficiles ou impossibles.
L'évolution spontanée est très rarement favorable et le tableau clinique persiste, à l'état chronique. Les multiples traitements médicaux et chirurgicaux proposés sont peu satisfaisants.
Jean Seignalet préconise un régime ancestral ou atoxique. Une nette amélioration a toujours été obtenue en quelques mois. Sur le plan génital, on note une régression progressive des déformations et des masses de sclérose, alors que les rapports sexuels qui étaient impossibles sont devenus réalisables sans douleur.

Prendre :
- Immunoregul: 3 fois, 1 gélule durant de longs mois (maladie auto-immune). *(labo Phyt'Inov)*
  + Régime hypotoxique du Dr Jean Seignalet (voir chapitre « Maladies auto-immunes »).
- L. Arginine 500 mg, 3 fois, 1 gélule (on peut atteindre de 2 à 3 gr/j) .

➢ Frigidité

Absence de désir sexuel chez la femme, avec incapacité d'atteindre l'orgasme au cours de l'acte sexuel. Les facteurs psychologiques (mésentente conjugale, dépression nerveuse, stress) représentent les causes les plus fréquentes. Des causes organiques peuvent également exister (endométriose, cystite, vaginite, maladies de système, causes neurologiques).
AGNUS CASTUS : absence de désir sexuel et d'érection chez une personne prématurément vieillie; dépression nerveuse avec pressentiment de mort. Baisse des facultés mentales après une vie d'excès sexuels.

Homéopathie: à choisir selon les modalités
- *GRAPHITES* : désir peu marqué ou absent, et même aversion pour le coït, frigidité chez une personne obèse, frileuse, constipée, aux règles peu abondantes. Érection précoce et incomplète.
- *PLATINA* : frigidité chez une personne hautaine, méprisante ; contrairement à ce qu'on lit dans les matières médicales. Hypersensibilité des organes génitaux.
- *PULSATILLA* : désir peu marqué ou absent ; frigidité chez une personne qui redoute les rapports sexuels avec le sexe opposé. Excitation sexuelle pendant les règles.
- *SEPIA OFFICINALIS* : désir peu marqué ou absent ; frigidité chez une personne qui montre peu son affection à son partenaire, Sensation de pesanteur vers le bas des organes.
- *CALADIUM SEGUINUM* : plaisir sexuel absent mais le désir est conservé; prurit vaginal.
- *CAUSTICUM* : désir sexuel diminué ; absence de plaisir sexuel ou aversion du coït chez une personne présentant une parésie sphinctérienne (cause neurologique).

• *CONIUM MACULATUM* : frigidité chez une personne habituellement abstinente sur le plan sexuel. Formations indurées au niveau des organes génitaux.
• *HELONIAS DIOICA* : diminution du désir sexuel chez une personne à l'utérus congestif, et qui perçoit consciemment les contours de son utérus ; concomitance d'une stérilité.
Prendre en 5 ou 7 CH trois granules de chaque remède (choisi selon les modalités) en alternance trois fois/jour. pendant 3 mois.

➢ Nymphomanie

Augmentation du désir sexuel chez une femme, pouvant l'amener à renouveler fréquemment les rapports sexuels, et que l'on peut considérer comme pathologique si la patiente s'en plaint.

Homéopathie
• *CANTHARIS* : nymphomanie au cours d'un délire érotique et furieux, avec aboiements.
• LACHESIS MUTUS : Excitation sexuelle au moment de la ménopause ; chatouillement allant des cuisses aux parties génitales.
• *LILIUM TIGRINUM* : la patiente est en état d'hyperactivité permanente partagée entre ses pensées sexuelles permanentes et son délire mystique.
• *ORIGANUM MAJORANA* : picotement voluptueux dans les organes génitaux avec idées et rêves érotiques ; désir sexuel violent et constant conduisant à la masturbation.
• *PLATINA* : picotement voluptueux dans les organes génitaux ; hypersensibilité des organes génitaux qui rendent difficiles le toucher vaginal et les rapports sexuels ; vaginisme ; indiqué également dans la nymphomanie des femmes en couches ; médicament de fond, à choisir sur ses caractéristiques générales, notamment le caractère arrogant et hautain de la personne, à l'orgueil démesuré
• *STAPHYSAGRIA* : nymphomanie avec hypersensibilité aux impressions physiques et mentales ; rumination permanente d'idées sexuelles ; suites de vexation ou d'indignation rentrée.
• *HYOSCYAMUS NIGER* : nymphomanie avec exhibitionnisme (se déshabille, expose ses parties génitales), lascivité, au cours d'un délire querelleur et obscène.

• *MUREX PURPUREA* : nymphomanie après la suppression des règles. Congestion utérine avec prolapsus.
• *PHOSPHORUS* : nymphomanie avant les règles ; excitation sexuelle pendant la fièvre.
A prendre en 5 CH 2 fois par jour pendant 2 à 3 mois.

Il est clair que cette approche ne dispense pas d'une prise de conscience afin de mieux gérer son stress et, le cas échéant, sa fatigue physique tout en mettant un terme à certains excès (alcool, tabac…).

➢ Traitement pour toutes les pathologies sexuelles

Par ailleurs il est conseillé de renforcer ses défenses naturelles et de restaurer l'ensemble du terrain. À prendre pendant 2 mois.

- Afalg (algue Aplanizomenon, contenant 115 micronutriments) 2 fois 2 gélules.
- Stimu+ (complexe contenant : bêtaglucanes, échinacée, alkylglycérols, VitB, fer, zinc, cuivre) 4 à 6 gélules par jour.

Ces 2 produits au *labo Phyt'Inov*.

Thyroïde

La thyroïde est une petite glande endocrine qui se trouve à la base du cou. Elle est très importante pour réguler nos systèmes hormonaux et nos différentes fonctions corporelles. Elle fabrique des hormones indispensables à notre équilibre et à notre survie, qui permettent, par exemple, de réguler le métabolisme des lipides et des glucides et agissent sur le rythme cardiaque. Les hormones T et T4 permettent également le bon développement du cerveau du fœtus et du jeune enfant, et jouent un rôle dans la croissance osseuse.
Il est important de veiller au bon fonctionnement de sa thyroïde, car tout trouble – hyper ou hypothyroïdie, mais aussi tumeur bénigne ou maligne, a un impact sur notre santé. Une glande thyroïde en bonne santé est importante pour prévenir un vieillissement accéléré.
Les pathologies de la thyroïde sont beaucoup plus fréquentes chez la femme que chez l'homme. De nombreux spécialistes s'accordent pour dire qu'une femme sur deux a un probème avec sa thyroïde. Même si les tests donnent des indications, il ne faut pas négliger l'aspect clinique (étude des symptômes), très important.

Les symptômes de l'hypothyroïdie

En cas d'hypothyroïdie, l'organisme « tourne au ralenti » : on a du mal à se lever et à « démarrer » sa journée ; on assiste à une diminution du métabolisme de base, du transit intestinal, mais également à :

- Des troubles des règles, un syndrome prémenstruel important, des règles trop ou pas assez abondantes, des fausses couches qui s'enchaînent voire une stérilité, une perte de la libido, des seins fibrokystiques… ;
- Un ralentissement du rythme cardiaque, des palpitations, des battements du cœur lents et faibles ;

- Un système immunitaire affaibli, des infections à répétition ;
- Des crampes et douleurs musculaires, des mouvements lents, une faiblesse générale, des articulations raides ou douloureuses, des tendinites difficiles à soigner ;
- Une frilosité exagérée ;
- Une peau froide et sèche ;
- Une voix rauque, une élocution lente, une langue épaisse ;
- Une augmentation du cholestérol et du diabète ;
- Une prise de poids (à cause du ralentissement de la combustion des graisses), malgré un manque d'appétit ;
- Un gonflement du visage ;
- Une dépression plus ou moins marquée ;
- Une vision floue et des troubles de l'audition, avec vertiges ;
- Une chute des cheveux, de la queue des sourcils
- Une altération des facultés intellectuelles…

Les causes de l'hypothyroïdie

Les maladies auto-immunes sont une cause fréquente d'hypothyroïdie. En effet, la glande thyroïde est attaquée par le système immunitaire de son propre organisme, qui commet l'erreur de prendre ses propres tissus en tant que corps étrangers. Résultat : il sécrète des auto-anticorps visant à détruire ses propres tissus. La thyroïdite d'Hashimoto et le myxœdème atrophique sont deux maladies auto-immunes qui peuvent être responsables de ce dysfonctionnement de la thyroïde.

La thyroïdite d'Hashimoto s'attaque généralement aux femmes d'âge moyen. On pose le diagnostic lorsque l'on se trouve à la fois en présence d'un goitre et do taux élevés en antiTPO (anticorps antithyropéroxydases). Les concentrations des hormones thyroïdiennes et de la TSH sont parfois normales. La thyroïdite d'Hashimoto commence souvent par une hyperthyroïdie parfois jumelée avec des problèmes oculaires. Dans la plupart des cas, la TSH se montre trop élevée, et le taux des hormones thyroïdiennes est bas, signe d'une hypothyroïdie.

La thyroïdite d'Hashimoto est parfois jumelée à certaines maladies auto-immunes : insuffisance surrénalienne, diabète de type I, pelade, vilitigo).

Traitement de l'hypothyroïdie au naturel

• ***Par des compléments alimentaires :***
- Thyrégul de chez *Phyt'inov*, stimule les hormones thyroïdiennes. 1 gélule au lever et 1 gélule avant dîner.
- Orthoflore relance la flore intestinale et remplace aisément le Lévothyrox : une gélule le matin avant le petit-déjeuner (deux cures de trois semaines par trimestre).
- Afalg des *laboratoires Phyt inov* : l'algue aphanizoménon est l'aliment le plus complet de la planète (115 micronutriments). Elle couvre toutes les carences et détoxifie l'organisme. À prendre en dose progressive, 1 flacon.

• ***Par la gemmothérapie :*** Bouleau (*Betula pubescens*) et amandier (*Prunus amygdalus*) : Bourgeons macérat glycériné 1D, flacon de 120 ou 250 ml, deux fois 40 gouttes + eau jusqu'à la fin du flacon.

• ***Par les huiles essentielles :*** HE de girofle (clou) et HE de myrte vert : deux gouttes de chaque sur support (mie de pain, un quart de sucre).

• ***Par l'homéopathie :***
- *Graphites 5 CH* : , 3 tubes, 3 granules trois fois par jour
- *Thyroidea 5 CH* : 3 tubes, 3 granules trois fois par jour
- *Calcarea carbonica* (extrait de l'écaille d'huître) : 3 tubes, hypothyroïdie avec goitre, chez un patient obèse, transpirant de la tête, peureux ; les règles sont en avance et abondantes.
- *Graphites* : 7 CH, 3 tubes, 5 granules. Hypothyroïdie et présence d'un myxœdème, avec obésité chez un patient triste, indécis, frileux.

Maladie de Hashimoto. Neutraliser le contexte auto-immun. La médecine officielle n'obtient pas de résultats. Immunoregul contient des stérols et des stérolines (phytostérols), des huiles essentielles spécifiques et réduit l'hyperactivité immunitaire (HE de Ciste ladanifère et de Laurier noble) 2 gélules loin des repas pendant de longs mois.
Il faut également veiller au changement nutritionnel. Le régime hypotoxique du Dr Jean Seignalet peut éteindre la maladie auto-immune, mais n'a aucune action quand les cellules sont détruites.

Les symptômes d'une hyperthyroïdie

En cas d'hyperthyroïdie, l'organisme s'affole ; la thyroïde fonctionne à plein régime, le fonctionnement des organes tourne à plein régime et tout s'accélère. Dans 80 % des cas, l'hyperthyroïdie touche la population féminine âgée de 30 à 50 ans.

- Tachycardie dans tous les cas ;
- Nervosité ;
- Troubles du caractère ;
- Fatigue, essoufflement ;
- Hyperactivité ;
- Accélération du rythme cardiaque ;
- Augmentation de la tension artérielle dans certains cas ;
- Extrasystoles (contractions anarchiques du cœur)
- Sensation de chaleur, thermophobie ;
- Tremblements, notamment au niveau des extrémités ;
- Accélération du transit intestinal ;
- Amaigrissement, diminution de la masse musculaire ;
- Œdème des membres inférieurs ;
- Transpiration excessive…

La maladie de Basedow. Il s'agit de la forme la plus courante d'hyperthyroïdie ; on considère que 1 à 2 % des femmes en souffre à un moment de leur vie.

D'autres symptômes peuvent mettre sur la piste d'une hyperthyroïdie. À l'origine, cette maladie est auto-immune. Le système immunitaire de la personne atteinte sécrète des anticorps, visant à détruire les tissus de sa propre thyroïde. D'autres symptômes peuvent également survenir : déficience oculaire, troubles de la peau et des muscles… La maladie de Basedow est parfois concomitante à d'autres maladies auto-immunes, tels que le diabète de type I.

Le spécialiste pose son diagnostic en listant les symptômes, puis en prenant connaissance des dosages de la TSH, une hormone que l'on peut doser grâce à une prise de sang. Dans le cas où la thyroïde ne sécrète pas assez d'hormones, l'hypophyse, glande endocrine sécrétant différentes hormones, produit plus de TSH afin de stimuler la thyroïde.

La médecine officielle. Les traitements sont souvent très lourds : ablation de la glande thyroïde, irradiation, traitement hormonal de subs-

titution… On est souvent confronté à une pléiade d'effets secondaires, d'autant que la pharmacopée allopathique fait généralement abstraction du profil de chacun, de son terrain, et de ses autres pathologies.
Le levothyrox agit sur l'hormone T4 qui est peu active, il manque 5 facteurs pour la convertir en T3 ce que réalise Thyrégul.

Traitement de l'hyperthyroïdie au naturel

À prendre pendant 3 mois.
• ***Par la gemmothérapie :***
Bourgeons macérat glycériné ID (flacons de 125 ou 250 ml) ;
La viorne (*Viburnum lantana*) qui agit sur l'axe diencéphalo-thyroïdien (Basedow, hyperthyroïdie) : 50 gouttes + eau, le matin.
L'aubépine (Crataegus oxyacantha) est un sédatif du système nerveux central. Elle équilibre le système vago-sympathique. Son action s'exerce dans la tachycardie, l'arythmie, les palpitations, les extrasystoles : 50 gouttes + eau, le midi.
Le cornouiller sanguin (*Cornus sanguinea*) agit au niveau glandulaire. Il est indiqué dans l'hyperthyroïdie, dans l'apparition du goitre euthythyroïdien et les phénomènes de dysendocrinie : 50 gouttes + eau, le soir.

À prendre pendant 3 mois.
• ***Par l'homéopathie***
Prendre : *Iodum* 15 CH + *Thyroïdea* 9 CH + Natrum muriaticum 5 CH : 3 granules de chaque, deux fois par jour.
Calcarea iodatum : hyperthyroïdie avec importantes adénopathies cervicales.
• **Par les huiles essentielles.** Quatre huiles essentielles sont à privilégier en cas d'hyperthyroïdie : l'huile essentielle de Myrrhe, de Cumin des prés, de Marjolaine des jardins et de Petit calament des montagnes.
Il faut acheter un flacon de 5 ml de chaque, et mettre une goutte de chaque huile essentielle sur un support (comprimé de lactose, un quart de morceau de sucre ou dans une cuillerée à café d'huile d'olive vierge extra) avant les repas.

Maladie de Basedow

Ajouter Immunorégul : deux gélules loin des repas, pour neutraliser la maladie auto-immune. Pendant de longs mois

→ Lire *Les pathologies de la thyroïde,* éd. du Dauphin

Les bilans

- Bilan en fer
- Bilan hépatique
- Bilan de l'inflammation
- Ionogramme sanguin
- Bilan lipidique
- Bilan neurobiologique et psychiatrique
- Numération Formule Sanguine (NFS)
- Bilan prostatique
- Bilan rénal
- Bilan thyroïdien

Utilité des analyses biologiques

Des analyses biologiques sont réalisées à tout âge de la vie, à titre de bilan de dépistage pour aider au diagnostic, ou encore pour suivre l'évolution d'une maladie connue.

La médecine avance à grands pas. De même, la recherche ne cesse de perfectionner les analyses de laboratoire, les rendant plus pertinentes, plus précises et plus fiables.

La croissance rapide des connaissances scientifiques, de même que l'évolution des techniques rendent souvent difficile pour le non-spécialiste la compréhension du but et des limites de chaque science. Il reste à améliorer les conditions d'utilisation des examens ou investigations biochimiques par les praticiens. Il ne sert à rien de prescrire des examens complémentaires si les principes physiopathologiques sur lesquels ils sont basés ne sont pas connus. Cette connaissance permet l'interprétation des résultats et influence dans une large mesure le choix des indications du dosage.

L'étroite intrication entre données biologiques et applications médicales doit rester une donnée essentielle. Il est ainsi bien nécessaire de définir l'objet de la Biochimie ainsi que son domaine médical.

La Biochimie (ancienne Chimie biologique dans le vocabulaire scientifique français) est la Science qui étudie la structure des molécules vivantes, leur concentration dans chaque cellule ou chaque liquide biologique, leur mode de formation (anabolisme, biosynthèse), leur transport et leur mode de destruction (catabolisme, dégradation). Non seulement elle observe ces faits scientifiques que sont les structures ou les réactions métaboliques, mais encore elle tend à dégager des lois générales qui permettent de les relier entre eux et éventuellement de découvrir des phénomènes inconnus ou des concepts nouveaux.

Les méthodes de la biochimie ne font pas seulement appel à des techniques chimiques classiques (l'utilisation de l'éprouvette, de la burette, de la pipette) mais aussi le plus souvent à des méthodes biochimiques nouvelles, puissantes et sensibles comme la chromatographie (sous ses formes innombrables) et l'électrophorèse, ou à des méthodes physiques (spectrophotométrie), histologiques (microscopie électronique), immunologiques (typage lymphocytaire, antigènes, anticorps, groupage...).

Les cellules sont alimentées en métabolites par les liquides biologiques comme le plasma sanguin. Elles confient également à ces liquides les métabolites dont elles n'ont pas besoin et aussi leurs déchets, révélant leur activité. À l'état normal, il sort toujours de la cellule une certaine quantité de métabolites utiles que les membranes laissent passer vers l'extérieur pour des raisons diverses.

Enfin, les cellules ont des activités sécrétoires et déversent dans la circulation générale des métabolites utiles à d'autres cellules (acides gras non estérifiés), des hormones, des substances énergétiques.

Il en résulte que la composition biochimique des liquides biologiques reflète plus ou moins l'activité métabolique cellulaire, qu'elle est stable quand celle-ci ne varie pas et qu'elle varie quand cette dernière change.

La mesure quantitative des divers métabolites soit dans les cellules quand c'est possible, soit dans les liquides biologiques, plus facilement accessibles, permet donc d'obtenir une image fidèle de l'activité métabolique d'un organisme. La constance de nombreux paramètres permet en somme de définir "des constantes biologiques", démontrant que l'organisme est en état d'équilibre métabolique.

À côté des modifications de ces paramètres biologiques provoquées par l'adaptation au milieu extérieur (qu'on peut qualifier de variations physiologiques), les variations les plus caractéristiques de ces paramètres sont produites par les états pathologiques. C'est là le but même de la Biochimie clinique : apprécier un état pathologique en mesurant le degré de modification qualitative ou surtout quantitative d'un paramètre biochimique.

Bien que, dans certains cas pathologiques particuliers, la structure d'une molécule puisse être altérée (modification qualitative), c'est presque toujours à l'heure actuelle une différence quantitative qui permet de caractériser un état pathologique : il faut donc un dosage pour la mettre en évidence.

C'est ainsi que les résultats des examens ne sont que des indicateurs. Ils ne donnent qu'un aspect mais ne révèlent pas l'état général du patient, ni l'explication des signes cliniques, ils ne font qu'indiquer simplement les désordres potentiels.

C'est pour toutes ces raisons qu'il est indispensable en premier lieu, de vérifier tout résultat anormal d'un test avant d'en tirer une quelconque conclusion. Et ce n'est qu'après confirmation de l'anomalie que l'on procédera éventuellement à d'autres examens afin d'en déterminer l'origine.

Ne pas s'arrêter non plus dans un diagnostic rapide qui reste hypothétique. Ainsi, une augmentation des gamma-GT ne signifie pas que le patient s'adonne à l'alcool, une vitesse de sédimentation élevée ne veut pas dire obligatoirement cancer. Elle peut être augmentée pour des centaines de causes possibles. Il ne faut pas non plus faire une confiance aveugle à un résultat, même confirmé. En effet, on peut observer :

- *faux-positifs :* c'est-à-dire des résultats qui révèlent une anomalie qui ne correspond à rien.
- *faux-négatifs :* c'est-à-dire des résultats normaux alors que la personne est bien atteinte d'une maladie.

Au regard de toutes ces considérations, il est possible de définir ce que devrait être un examen de laboratoire valable et justifié:

- un examen simple, facile à réaliser ,
- spécifique (significatif d'une pathologie donnée),
- peu coûteux et ,
- surtout ne présentant pas (ou le moins possible) de faux-positifs et de faux-négatifs.

Les nouveaux examens de laboratoire répondent de plus en plus à ces critères (sauf peut-être pour le prix...). Ils sont ainsi de plus en plus précis et fiables.

Bilan en fer

Le fer contenu dans l'hémoglobine est essentiel pour le transport de l'oxygène dans l'organisme.

Le fer

Cet examen est moins utilisé car très labile et donc peu fiable : le taux de fer variant beaucoup d'un examen à l'autre, selon l'alimentation, l'état général, etc. On préférera le dosage de la ferritine, qui reflète davantage le taux réel du fer dans l'organisme.

Le fer sérique peut être facilement dosé ; le sujet doit être à jeun, et le prélèvement effectué le matin à 8 heures, car les variations de la concentration sérique du fer sont considérables : maximale le matin, elle s'abaisse dans la journée de 30 % et parfois plus.

L'absorption a lieu surtout dans le duodénum et un peu moins dans le reste de l'intestin grêle. Le fer doit être à l'état ferreux pour être absorbé, de sorte que la présence de substances réductrices comme l'acide ascorbique, favorise cette absorption. En outre le fer, pour être bien séparé des protéines alimentaires qui le chélatent, doit être soumis à l'action ionisante du suc gastrique acide. Les gastrectomies ou les malades souffrant d'une atrophie de la muqueuse gastrique ont des troubles de l'absorption du fer.

La transferrine répartit le fer entre les organes qui le fixent : le foie qui le met en réserve sur la ferritine et l'hémosidérine, la moelle osseuse où, semble-t-il, il pénètre dans les réticulocytes avec la transferrine. Il y a toujours un excès de fer dans la moelle osseuse, fixé à de la transferrine ou à de la ferritine.

Les troubles atteignant le métabolisme du fer se divisent en 2 groupes, selon qu'il s'agit d'un défaut d'absorption du fer ou d'un défaut d'incorporation du fer dans l'hémoglobine (anémies sidéroachrestiques). Dans ce dernier cas, l'absorption intestinale du fer est fortement augmentée mais le fer ne se fixe pas à l'hème. Il reste stocké dans les érythroblastes de la moelle osseuse contenant de grands amas d'hémosidérine et de ferritine dans les mitochondries.

Baisse de taux de fer

La baisse du taux de fer sanguin **(hyposidérémie)** doit être analysée avec le taux de ferritine. La cause la plus fréquemment rencontrée est la présence de saignements connus comme les règles abondantes et prolongées chez la femme, ou encore inconnus comme des micro-saignements d'origine digestive ou urinaire.

Chez la femme, une carence en fer appelée aussi carence martiale est très fréquente en période d'activité génitale. En effet, la perte de sang au cours des règles provoque une importante perte de fer.

Si la perte de sang menstruel dépasse 60 à 80 ml par mois, une carence en fer s'installe, d'où survenue possible d'une anémie.

Dans ce cas, la ferritine sérique devient inférieure à 20 microgrammes par litre de sérum.

La carence martiale est constante après une grossesse car la mère donne plus de 1 gramme de fer à son enfant. En l'absence d'une supplémentation en fer après l'accouchement, la mère ne récupérera un stock de fer normal (et donc une ferritine sérique normale) qu'au bout de 3 ans.

Le taux de fer sérique est légèrement diminué pendant la grossesse et le coefficient de saturation abaissé, d'autant plus que la transferrine est augmentée.

Chez le nourrisson, la carence martiale est fréquente car le besoin en fer, pour la croissance dépasse les apports alimentaires habituels d'où la prescription des laits supplémentés en fer. Cet apport diminuera sans doute la survenue d'épisodes infectieux.

Chez l'homme et la femme, à tout âge, n'importe quel saignement digestif provoquera une carence en fer, et donc une anémie: chute de la concentration de l'hémoglobine dans le sang avec des globules rouges de petite taille (microcytoses) et diminution de la concentration de l'hémoglobine, mesurée dans les globules rouges (anémie dite hypochrome).

Il faut insister sur la nécessité de ne pas se contenter du diagnostic de carence d'apport en fer dans les **anémies microcytaires**, car tout saignement passé inaperçu peut être à l'origine d'une anémie: ulcère, cancers, hernie hiatale, etc. sont des causes à rechercher.

Dans les **anémies mégalocytaires** avec augmentation du volume moyen des globules rouges, il faut rechercher une anomalie du métabolisme de la vitamine B12 et des folates (vitamine B9).

Dans les anémies non améliorées lorsque la moelle osseuse présente sans doute un dysfonctionnement avec, en particulier, une absence d'élévation du nombre de réticulocytes (formes jeunes encore immatures des globules rouges), pratiquer une ponction de moelle osseuse pour réaliser un myélogramme. C'est l'analyse au microscope des cellules contenues dans la moelle osseuse, tissu situé à la partie centrale des os, et responsable de la fabrication des cellules sanguines.

En cas d'inflammation chronique, l'hypercaptation du fer par les tissus entraîne une hyposidérémie : c'est « l'anémie inflammatoire ». Dans ce cas, le taux de transferrine n'est pas augmenté.

Dans les infections et les inflammations, la transferrine et le fer sérique diminuent ensemble.

En cas de carence d'apport, il est conseillé de combler avec l'alimentation (foie de porc, levure de bière, cacao, ...)

Rappelons que le fer d'origine animale est très bien absorbé, le fer végétal plus difficilement et le fer minéral pas du tout. Faites appel au traitement médicamenteux dans les cas sévères.

Par ailleurs diminuer la prise des médicaments lorsque les selles deviennent noires. Cela signifie que le fer que vous absorbez est éliminé directement dans les selles. II n'est pas fonctionnel ; dès lors, il irrite les intestins !

Ne recourez pas aux médicaments contenant du fer, si vous n'êtes pas sûr de manquer de fer. Par ailleurs, un excès de fer est pro-oxydant, donc très irritant, et perturbe l'organisme. Si le fer est mieux absorbé en présence de vitamine C, cette association est également à éviter car pro-oxydante.

Augmentation du taux de fer

Il existe de nombreuses causes d'augmentation du taux de fer sérique :
- hyperhémolyses et troubles de synthèse de l'hémoglobine ;
- cytolyse hépatique ;
- anémies sidéroblastiques et anémies « réfractaires » ;
- hémochromatose ;
- transfusions répétées ;
- traitement par le fer ;
- apport alimentaire excessif.

Dans certaines maladies caractérisées par une surcharge en fer, comme les hémochromatoses et les hémosidéroses la capacité latente de fixation est faible parce que le taux de fer sérique est augmenté sans augmentation du taux de transferrine ou même avec baisse de celle-ci en cas d'insuffisance hépatique associée.

Ce sujet accumulera du fer dans son foie (d'où apparition d'une cirrhose), dans son pancréas (d'où apparition d'un diabète). Le traitement est simple : saignées régulières qui, retirant du sang, retirent du fer (0,5 gramme de fer pour un litre de sang). On poursuit jusqu'à une ferritine sérique inférieure à 50 microgrammes par litre.

Dans certaines maladies de la formation de l'hémoglobine (thalassémies, drépanocytose) ainsi que dans certaines anémies (anémies sidéroblastiques), les malades doivent être régulièrement transfusés ce qui provoque une accumulation progressive de fer dans l'organisme (d'où le nom d'hémosidérose post-transfusionnelle) : la concentration de la ferritine dans le sérum devient énorme jusqu'à 10 000 microgrammes par litre de sérum. Elle diminuera sous l'effet d'un traitement par un produit, le Desféral® qui capte le fer et permet son élimination dans les urines.

Elle s'observe aussi lors d'hémolyses (destruction exagérée des globules rouges) chroniques, d'intoxication au CO, de cytolyse hépatique (médicamenteuse...).

La concentration sérique en ferritine augmente très fortement dans les surcharges en fer de l'organisme.

Férritine

Si le fer correspond au fer circulant dans le sang, la ferritine est l'indicateur du stock de fer dans l'organisme. C'est un examen plus fiable que le simple dosage du fer qui varie facilement selon l'alimentation par exemple.

Cette protéine de masse molaire élevée (450 000 d) contient environ 4 000 atomes de fer. Elle est normalement contenue dans le foie, la rate, la moelle osseuse, en particulier dans les cellules du système réticulo-endothélial.

Cette protéine est de très grande taille par rapport aux autres protéines du sérum et elle est présente dans toutes les cellules de l'organisme.

- **Chez le nouveau-né,** la concentration sérique en ferritine est élevée, puis diminue après l'âge de 6 mois : son dosage n'a donc d'intérêt qu'après cette date et jusqu'à la puberté, les valeurs normales sont comprises entre 15 et 100 microgrammes par litre de sérum.
- **Chez la femme :** de 20 à 200
- **Chez l'homme :** de 30 à 300 microgrammes par litre de sérum.

(1 microgramme = un millionième de gramme)

Augmentation

La ferritine est augmentée dans l'hémochromatose et les syndromes inflammatoires, mais peut être un indicateur d'autres maladies comme :

➤ **Les affections malignes :** cancer du sein, du foie, des bronches, leucémies, maladie de Hodgkin.

Le dosage de la ferritine peut être utilisé comme marqueur tumoral de certains cancers (pulmonaire, ovarien) ou leucémies : ce dosage est utile pour suivre une thérapeutique : la ferritine s'abaisse avec toute diminution de la masse tumorale.

La destruction du tissu hépatique appelée cytolyse hépatique quelle qu'en soit l'origine, virale, toxique, etc., libère dans le plasma d'importantes quantités d'une ferritine, qui possède une propriété qui la distingue de la ferritine circulante : la ferritine libérée par cytolyse n'est pas glycosylée, elle ne possède pas, à l'inverse de la ferritine circulante, de sucres divers fixés sur la molécule protéique. Il est possible de doser séparément la ferritine glycosylée de la ferritine non glycosylée.

➤ **autres causes** qui peuvent être responsables de l'augmentation de la ferritine : nécrose hépatique, hyperthyroïdie, thalassémie, saturnisme et certaines anémies sidéroblastiques.

Diminution

La baisse de la ferritine aura les mêmes causes qu'une baisse en fer chez la femme en période d'activité génitale (règles après une grossesse)

Transferrine

Les taux normaux sont de 1,9 à 2,7 g/l (dosage par immuno-précipitation). La transferrine est la molécule transporteuse du fer dans le sang.

La transferrine est une protéine de transport du fer de l'intestin, où ce métal est absorbé jusqu'aux différentes cellules de l'organisme où il sera utilisé. La concentration de la transferrine varie en sens inverse de celle de la ferritine et des stocks de fer. On admet qu'un mg de transferrine porte 1,2 μg g de fer quand elle est saturée.

Le fer transporté par la transferrine est presque égal au taux du fer sérique total :

- **chez l'homme,** 16 à 28 μMole/1 soit 0,9 à I, 55 mg/l
- **chez la femme,** 13 à 25 μMole/1 soit 0,75 à 1, 40 mg/l

La transferrine, à l'état physiologique, n'est pas saturée. Il reste donc une fraction de cette protéine dépourvue de fer mais qui pourrait en fixer si on la mettait en contact avec une solution de sel ferrique. C'est la capacité latente de fixation du fer qu'on mesure en ajoutant à 1 ml de plasma un excès de sel ferrique, et en mesurant le fer lié à la transferrine. On obtient ainsi la capacité totale de fixation.

Mais surtout, il est intéressant de calculer le « coefficient de saturation » de la transferrine. La normale se situe entre 25 et 35 %. Une forte augmentation de saturation est un excellent signe indicateur d'hémo-chromatose.

Augmentation du taux

Au côté des carences en fer, la transferrine est augmentée dans un certain nombre de situations courantes :

- imprégnation œstrogénique : grossesse, prise d'œstrogènes, cancer sécrétant des œstrogènes (ovaire, seins, testicules, prostate),
- cancers primitifs ou secondaires du foie, -
- médicaments (thiazidiques).

Diminution du taux

- Inflammations chroniques, subaiguës ou aiguës
- Infections (chute du fer sérique)
- Maladies auto-immunes
- Insuffisance hépatique
- Dénutrition
- Lupus érythémateux
- Syndrome néphrotique, certaines glomérulo-néphrites
- Pertes cutanées (brûlures), rénales ou digestives (diarrhée, vomissement…)
- Prise d'androgènes
- Surcharge en fer
- Sujets dépourvus de transferrine (anémie hypochrome chronique)

Bilan hépatique

Nous disposons d'un ensemble d'analyses qui étudient les fonctions du foie.

Les transaminases

On les désigne aussi sous le terme d'Aminotransferases.
Il existe deux enzymes :
❶ Alanine aminotransferase ou ALAT (anciennement SGPT ou TGP). Taux 5 à 35 UI par litre de sérum).
❷ Aspartate aminotransferase ou ASAT (anciennement SGOT ou TGO). Taux 5 à 40 UI.

Les activités sériques s'élèvent si le tissu hépatique est partiellement détruit, par exemple par une hépatite quelle qu'en soit la cause (virus, médicament, alcool, etc.) :
Leur activité peut s'élever de façon immédiate : 10 à 100 fois le nombre.
Elles sont le témoin sensible, mais non-spécifique des maladies hépatobiliaires. En effet si les ALAT d'origine exclusivement hépatique, les ASAT sont présents dans de nombreux tissus (rein, foie, cerveau, muscles, cœur). Des lésions des muscles squelettiques ou du muscle cardiaque (par infarctus) provoquent une augmentation de l'ASAT dans le sérum, sans augmentation de l'ALAT.

Pour le diagnostic de cytolyse hépatique (destruction des cellules), on peut compléter le bilan par un dosage de fer et de vitamine B12 qui seront également augmentés dans ce cas. Si l'on soupçonne un problème d'alcool on fera le dosage des gamma- GT (γGT).

Augmentation des taux

Outre les causes hépatiques classiques, qu'elles relèvent d'un alcoolisme, ou d'une cause nutritionnelle, d'une cause virale (hépatite), d'une cause médicamenteuse. Il faut songer aux :

- Causes musculaires : exercice physique, myopathie
- Causes diverses : hyperthyroïdie, insuffisance rénale, hémolyse chronique, obésité, diabète, hémochromatose
- causes cardiaques : insuffisance cardiaque, péricardite, infarctus

Infarctus du myocarde

Le tissu cardiaque est riche en Aspartate aminotransférase. Au cours de l'infarctus du myocarde, l'activité sérique de cette enzyme augmente à partir de la 6e heure, atteint son taux maximal en 24 à 48 heures et revient à des valeurs normales en 4 à 5 jours en l'absence de complications.

Lors des phénomènes angineux purs, le taux d'asparate aminotransférase sérique reste normal. Toutefois une augmentation de l'activité de cette enzyme n'est pas synonyme d'infarctus. Des élévations modérées peuvent se produire lors d'embolies pulmonaires, d'infarctus rénaux ou d'une atteinte hépatique secondaire à une cardiopathie.

Evolution des transaminases

❶ **Hépatite aiguë.** Au cours des hépatites aiguës, en particulier virales, les deux types d'aminotransférases sont présents à des taux élevés dans le sérum (6 à 100 fois la valeur normale). Leur taux s'élève précocement précédant de plusieurs jours le début de l'ictère. En l'absence de complications le retour à la normale s'effectue en environ 3 semaines. Devant un ictère, une élévation importante, supérieure à 20 fois la limite supérieure des taux normaux, est un très bon signe en faveur d'une hépatite. Cette

élévation se produit de la même manière dans les formes anictériques des hépatites aiguës. Elle est le reflet de la cytolyse hépatique. Il faut toutefois noter l'absence de valeur pronostique du taux des aminotransférases dans les hépatites virales.
Le tissu hépatique est plus riche en Asparate aminotransférase qu'en Alanine aminotransférase mais la répartition cellulaire de ces deux enzymes est différente. La première est présente à la fois dans les mitochondries et le cytoplasme, la seconde est uniquement cytoplasmique. Au début d'une hépatite aiguë, si les lésions cellulaires ne sont pas trop intenses, seules les enzymes cytoplasmiques sont libérées et le taux sérique de l'Alanine aminotransférase est plus élevé que celui de l'Aspartate aminotransférase. Au cours de l'évolution, le rapport de ces activités enzymatiques peut se modifier car l'Aspartate aminotransférase a une demi-vie plasmatique plus courte que celle de l'Alanine aminotransférase. Lorsque les lésions cellulaires sont très sévères comme dans certaines hépatites toxiques, les enzymes cytoplasmiques et mitochondriales sont libérées dans le sérum et l'élévation prédomine sur l'Aspartate aminotransférase.

❷ **Hépatite chronique.** La persistance d'un taux supérieur à 2 fois la limite supérieure de la normale peut s'observer pendant les 3 mois qui suivent le début d'une hépatite virale dont l'évolution sera cependant favorable vers la guérison définitive.
Un taux élevé des transaminases au-delà du 3e mois doit altérer et faire craindre l'évolution vers une hépatite chronique persistante ou agressive, et plusieurs années plus tard vers un cancer du foie.

❸ **Autres affections hépatiques.** Une élévation des aminotransférases peut s'observer dans d'autres affections hépatiques mais elle est beaucoup moins importante que dans les hépatites.
Au cours des ictères obstructifs, les activités des aminotransférases ne s'élèvent que d'une manière très modérée. Cependant au cours des angio-cholites, on peut observer des taux stimulant une hépatite virale.
D'autres affections comme les cirrhoses, les tumeurs malignes du foie peuvent conduire à des augmentations modérées des activités sériques de ces enzymes. Ces élévations n'ont guère de valeur diagnostique ou pronostique.

Gamma glutamyl transférase (γ-GT)

La gamma-glutamyl transférase ou γ-GT, signe d'une activité enzymatique présente principalement dans le foie et les reins ; laγ-GT sérique augmente dans les maladies du foie dans lesquelles existe un obstacle à l'écoulement normal de la bile du foie vers l'intestin grêle (cholestase). Son dosage est un bon test du fonctionnement hépatique. La γ-GT s'élève aussi dans le sérum des sujets atteints d'alcoolisme chronique, et ce dosage est souvent utilisé en médecine du travail pour sa détection.
Une augmentation des γ-GT évoque une intoxication, en particulier à l'alcool si elle est associée à une augmentation du VGM (Volume Globulaire Moyen des Hématies) qui correspond à une macrocytose. Mais en dehors de l'intoxication éthylique, il existe également de nombreuses autres causes où l'alcoolisme est absent.

Augmentation du taux

- Médicaments pris au long cours : hypnotiques, anxiolytiques, barbituriques, antidépresseurs, anticonvulsivants, oestroprogestatifs, antihypertenseurs, statines, IPP, biphosphonates
- Prises de toxiques : trichloréthylène, solvants organiques, corticoïdes, lithium, oxyde de carbone
- hyperlipidémie.
- Endocrinopathies : diabète, dysthyroïdie
- Parasitoses.
- Autres : pancréatite, maladies auto-immunes, foie cardiaque, colites inflammatoires.

La bilirubine

La bilirubine est le produit de dégradation d'une partie de l'hémoglobine. Elle est éliminée par la bile, d'où son augmentation dans le sang (hyperbilirubinémie) dans 2 conditions bien différentes :
• Augmentation de la destruction normale de l'hémoglobine par destruction des globules rouges, soit parce qu'existe une maladie des globules rouges (voir enzymes érythrocytaires), soit parce qu'existent des anticorps

dirigés contre les globules rouges (voir anticorps anti-érythrocytaires).
• Obstacle à l'écoulement normal de la bile vers l'intestin grêle, calcul dans les voies biliaires, hépatites, compression des voies biliaires par tumeur.

Il existe en fait 2 types de bilirubine dans le plasma

❶ **La bilirubine non conjuguée,** celle qui provient directement de la destruction de l'hémoglobine
❷ **la bilirubine conjuguée** qui est produite dans le foie à partir de la précédente et qui peut être éliminée plus facilement car elle

La concentration des 2 bilirubines dans le plasma est normalement inférieure à 10 milligrammes par litre (ou 6 micromoles par litre).
Si la concentration s'élève au-dessus de 30 milligrammes par litre, la peau du patient devient jaune, c'est un ictère (anciennement appelé jaunisse). Les ictères sont à bilirubine conjuguée s'il y a augmentation de la destruction de l'hémoglobine, ou bien chez les sujets ayant une anomalie héréditaire (maladie de Gilbert). Les ictères sont à bilirubine conjuguée ou mixte dans les obstacles à l'écoulement normal de la bile.

Augmentation de la bilirubine

La bilirubine conjuguée par le foie. Son augmentation proviendra essentiellement d'un problème hépatique : hépatites virales, hépatites médicamenteuses (contraceptifs oraux, anesthésiques), obstructions biliaires extra-hépatiques (calculs, cancer des voies biliaires...), ictère cholestatique de la grossesse.

La bilirubine non conjuguée. Son augmentation fera penser en premier à une hémolyse (altération des globules rouges), mais aussi à une érythropoïèse (fabrication des globules rouges) inefficace, une hépatite, une cirrhose, des causes médicamenteuses, un jeûne prolongé, etc.

Les phosphatases alcalines

Les phosphatases alcalines sont présentes dans tous les tissus humains : la bile et les ostéoblastes en sont particulièrement riches. Les phosphatases alcalines du sérum peuvent avoir plusieurs origines tissulaires : foie, intestin, os, placenta. Leurs variations essentielles s'observent dans les maladies s'accompagnant d'une hyperactivité des ostéoblastes et des affections touchant le foie ou les canaux biliaires.
Les valeurs habituelles chez l'adulte sont de 80 à 200 UI par litre. Les taux sont plus élevés chez l'enfant durant la période de croissance par suite du passage dans le sang de phosphatase alcaline d'origine osseuse et chez la femme enceinte (phosphatase alcaline d'origine placentaire).
On observe donc une augmentation des phosphatases alcalines au-dessus de la valeur normale de 120 UI par litre (UI = unités internationales) dans :

- les maladies du foie ou des biliaires, chaque fois qu'existe un obstacle sur les voies d'écoulement de la bile (normalement du foie vers l'intestin grêle) avec un relais dans la vésicule biliaire.
  L'obstacle peut se situer dans le foie, comme dans les hépatites, ou bien au niveau des voies biliaires (par compression tumorale ou par présence d'un calcul).
- les maladies osseuses qui s'accompagnent d'un processus très actif de reconstitution osseuse.

Le passage dans le sérum de phosphatases alcalines d'origine osseuse est un reflet de l'activité des ostéoblastes.
Le taux des phosphatases alcalines est élevé dans le sérum au cours des ostéomalacies et du rachitisme carentiel. Il est par contre normal ou diminué lors des ostéoporoses.
Il est élevé dans des affections où une destruction osseuse s'accompagne de phénomènes de reconstruction : métastases osseuses avec activité ostéoblastique élevée ; maladie osseuse de Paget ; hyperparathyroïdie avec atteinte osseuse.

Dès lors que les phosphatases alcalines élevées peuvent avoir une origine hépatique ou osseuse, on demande un dosage des 5 nucléotidases :

- si 5 nucléotidases augmentées : origine hépatique.
- Si 5 nucléotidases normales ou diminuées : origine osseuse.

Au cours de la grossesse, les phosphatases alcalines peuvent doubler.

Affections hépato-biliaires

L'élévation des phosphatases alcalines lors des affections hépato-biliaires est un reflet de la cholestase même si le mécanisme en cause ne fait pas appel à un défaut d'élimination biliaire de l'enzyme.
Le taux de phosphatases alcalines sériques est élevé lors des ictères obstructifs. Il est normal, lorsque l'ictère est en rapport avec une hépatite, une cirrhose ou une hyperhémolyse.
Les lésions infiltratives du foie, même sans ictère, s'accompagnent d'une élévation des phosphates alcalines sériques : cancers primitifs ou secondaires, localisation hépatique de la maladie de Hodkin, amyloïdose la valeur séméiologique est d'autant plus grande que la cholostase n'est pas accompagnée d'un ictère.

L'électrophorèse des protéines

L'électrophorèse des protéines est un examen moins fréquemment utilisé dans un bilan hépatique. L'analyse consiste à placer une goutte de sérum sur une feuille de papier (ou autre support plus sophistiqué), à appliquer un courant continu à cette feuille de papier humectée d'une solution de sels (pour que le courant passe).
Les protéines du sérum migrent et se déplacent sur la feuille de papier. On ajoute ensuite un colorant qui se fixe aux protéines, ce qui permet de les repérer et d'en mesurer les quantités. Les protéines de sérum se séparent en albumine, alpha 1 et alpha 2 globulines, bêta globulines, gamma-globulines.
Dans les sérums des sujets atteints de cirrhose, quelle qu'en soit la cause, les bandes bêta et gamma-globulines s'unissent en ce que l'on appelle un bloc bêta-gamma.
La prescription lipidogramme comporte une électrophorèse des protéines suivie d'une coloration spécifique des protéines transportant des lipides ; cette exploration permet le diagnostic des dyslipidémies, héréditaires ou acquises.
Le bilan hépatique doit également comporter quelques examens destinés à doser dans le plasma, des facteurs de la coagulation qui sont synthétisés

par le foie.
S'il existe ce que l'on appelle une insuffisance hépato-cellulaire, ces facteurs ne sont plus synthétisés en quantités suffisantes, d'où risques d'hémorragie.
Le dosage le plus utilisé est celui de la prothrombine par le temps de Quick qui indique le niveau de fonctionnement du foie. Son taux normal est entre 80 et 100% (en dehors d'une prise d'anticoagulants type anti-vitaminiques K).

Pour juger du fonctionnement du foie, il est possible aussi de doser le cholestérol, le fibrinogène et l'albumine. Ces trois substances étant fabriquées par le foie, la baisse de leur taux indiquera une insuffisance hépatique.

- Test de floculation et test de Mc Lagan : anciens examens permettant de rechercher une inflammation hépatique.
- Sérologies des hépatites virales B (HBV) et C (HCV) seront effectuées au moindre doute.

Traitements

- Silydium : 1 gélule avant les repas
- Enzy 20 : 2 fois 2 gélules

(*labo Phyt'Inov*)

- Ajouter des oméga 3

La durée du traitement tient compte de l'atteinte (légère insuffisance, stéatose, ou une cirrhose).

Bilan de l'inflammation

La plupart des pathologies s'accompagnent d'un état inflammatoire. L'organisme réagit à toutes attaques (infectieuse, métabolique, chimique). On dispose d'une série de tests pour identifier l'inflammation et ses différentes modalités qui orientent vers un diagnostic.

Vitesse de sédimentation (VS)

Le terme de vitesse de sédimentation, ou plus simplement VS, désigne la vitesse de sédimentation des globules rouges dans leur propre plasma : pour effectuer cette mesure, du sang, rendu incoagulable par un anti-coagulant, on le verse dans un mince tube, placé verticalement. Au bout d'une heure, la progression des globules rouges est mesurée et exprimée en millimètres par heure.
Seul le premier chiffre de la vitesse de sédimentation est important : celui de la première heure. La vitesse de sédimentation est un examen extrêmement simple et peu coûteux, cependant il est très labile.

La VS se trouve **augmentée ou accélérée** en cas de syndrome inflammatoire pouvant provenir de n'importe quelle région de l'organisme. Mais il existe aussi des accélérations normales : âge, grossesse et sexe féminin. Toutes les maladies entraînent une inflammation et donc une augmentation de la VS.

Une inflammation quelle qu'en soit l'origine, provoque la sécrétion par des cellules spécialisées du sang, de produits qui transitent par le foie.

Celui-ci produit alors des protéines dites de la réaction inflammatoire et les déverse dans le sang.
Ces protéines modifient la viscosité du plasma ce qui accélère la migration, et provoque la sédimentation sous l'effet de la pesanteur des globules rouges. Cet examen est très simple, très peu coûteux mais il n'est guère utile chez les sujets fébriles : le plus souvent une fièvre, dès qu'elle est supérieure à 38°C, provoque une accélération de la VS.

On retrouve beaucoup plus rarement les baisses de la VS : la VS à la première heure est de 1 ou 2. La cause provient généralement d'une polyglobulie, c'est-à-dire d'une augmentation du nombre des globules rouges. On le complète au moindre doute par la PCR, le dosage de Protéine C Réactive, examen beaucoup plus sensible et fiable.

Protéine C *réactive* (PCR)

La PCR est une protéine synthétisée dans le foie : cette synthèse augmente de façon considérable au cours des processus inflammatoires, quelle qu'en soit la localisation.
La PCR est mesurée dans le sérum. C'est un indicateur de l'inflammation. Et plus l'inflammation est grande, plus les valeurs de la PCR seront élevées. Ce sera d'autant plus vrai que les différents témoins (VS, fibrinogène et alpha 2 globulines) seront augmentés conjointement. Mais la aussi, il y a des faux-négatifs et des faux-positifs. _

La concentration normale est inférieure à 6 milligrammes par litre (6 mg/l).
Des concentrations comprises entre 6 et 12 sont suspectes, et celles supérieures à 12 mg/l sont sûrement pathologiques.
La PCR sérique s'élève dans les infections bactériennes, beaucoup moins dans les affections virales.

Après guérison d'une inflammation, la PCR diminue très vite (en quelques heures) dans le sérum.
L'élévation de la PCR sérique est un marqueur de risque cardiovasculaire.

L'électrophorèse des protides

Elle consiste à doser un ensemble de protéines sériques (en général 8) pour en tirer des enseignements, le plus souvent imprécis ; la conséquence de ces prescriptions est inutile et coûteuse. Parfois, la prescription *est* ciblée (profil immunitaire ou inflammatoire ou hémolytique ou nutritionnel) ce qui est plus acceptable, mais il serait plus raisonnable que les dosages souhaités soient explicités par le prescripteur.

• ***Protéines totales.*** Taux de 65 g/l à 85 g/l.
Cette valeur est importante, car la baisse marquée des protéines ou protides est un signe de dénutrition ayant de graves répercussions sur le fonctionnement de l'organisme.

• ***Albumine.*** Taux de 52 à 67 % soit 40 à 50 g/1.
C'est la protéine la plus abondante dans le sang. L'augmentation est un bon signe d'hémoconcentration, la baisse signe une insuffisance de synthèse (foie) ou une fuite urinaire.

• ***Alpha 1 globulines.*** Taux de 3 à 5 % soit 1 à 2,5 g/1.
Augmentent dans tous les états inflammatoires (avec les alpha2) et diminuent dans les insuffisances hépatiques.

• ***Alpha 2 globulines.*** 6 à 11 % soit 5 à 10 g/1.
Elles sont augmentées en cas de syndrome inflammatoire.

• ***Bêta globulines.***
9 à 15 % soit 6 à 12,5 g/1.
Légère diminution en cas d'insuffisance hépatique, forte augmentation en cas de néphrose lipoïdique.

• ***Gamma globulines.*** Taux de 12 à 20 % soit 6 à 14,5 g/1.
Dépistage des déficits immunitaires et des myélomes multiples. Elles sont modifiées en cas de chute des défenses immunitaires. Elles sont élevées dans les syndromes infectieux, parasitaires ou des maladies auto-imunes Quand elles sont très élevées elles signent un vieillissement grave de l'organisme, notamment les gammaglobulines. Le traitement en sera long. On peut poursuivre les investigations par une immuno électrophorèse réservée aux spécialistes.

Les principaux syndromes observables sur le diagramme électrophorétique

Ces syndromes sont parfois caricaturaux tellement ils sont évidents. Parfois aussi, ils sont moins nets et demandent une attention soutenue pour être mis en évidence. Souvent enfin, ils s'associent, de sorte que les distinctions que nous introduisons ci-dessous ont, avant tout, un caractère didactique.

❶ **Syndrome de carence nutritionnelle ou d'insuffisance hépatique.** Albumine abaissée, alpha 1 et alpha 2 globulines abaissées, (bêta globulines parfois abaissées).
Y globulines inchangées ou, à la rigueur, abaissées. Ce syndrome est également constaté dans les cas de malabsorption et de pertes digestives de protéines.

❷ **Syndrome inflammatoire.** Albumine normale (elle est abaissée s'il apparaît une dénutrition, autrement dit en cas d'association avec le syndrome précédent).

- Alpha 1 globulines augmentées.
- Alpha 2 globulines augmentées. On affirmera l'augmentation par une méthode graphique.

Les alpha 2 globulines sont toujours augmentés lorsque leur pic dépasse, sur le graphique, la droite unissant les sommets des alpha1, et bêta globulines qui encadrent les a_2. C'est un signe très sensible d'état inflammatoire.
Les bêta et y globulines sont inchangées.

❸ **Syndrome de réponse immunitaire**
Albumine, alpha 1, alpha 2, bêta globulines normales.
$Y_{\text{gramme 2}}$ globulines augmentées (y gramme $_1$ globulines variables).

❹ **Syndrome infectieux + inflammatoire**
Tout syndrome infectieux est rapidement suivi par une réponse inflammatoire, provoquée par la présence de complexes antigène-anticorps.
L'albumine est normale ou abaissée (élément du syndrome de dénutrition, par compétition au niveau des synthèses protéiques).
Les alpha 1 et surtout alpha $_2$ globulines sont élevées (élément inflammatoire). Bêta globulines inchangées, gamme 1 globulines variables, gamma $_2$ globulines élevées (réponse immunitaire à l'élément infectieux).

❺ Syndrome parasitaire
C'est une variante du syndrome infectieux. L'hypergamma-globulinémie peut être très forte et donner un pic aussi élevé que l'albumine. On l'observe souvent chez les sujets africains porteurs de parasitoses. L'hypergamma-globulinémie des parasitoses européennes est le plus discrète.

Autres marqueurs de l'inflammation

D'autres tests sont utilisés, il s'agit des protéines synthétisées par le foie. Orosomucoïde et RBP, ou retinol-binding protein ou protéine de fixation de la vitamine A.
Le dosage de la RBP est plus utilisé comme témoin de dénutrition, comme le sont le dosage de la préalbumine et celui de l'albumine. La dénutrition provoque une forte diminution de ces protéines ; l'inflammation provoque une augmentation de l'orosomucoïde et de la RBP.

Intérêt du dosage d'un panel de cytokines dans l'exploration de l'immunité cellulaire et de l'inflammation

Les cytokines sont des messagers de communication intercellulaires. Elles régulent le système immunitaire, l'inflammation et jouent un rôle essentiel dans la différenciation cellulaire et l'apoptose (fin de l'immortalisation cellulaire caractéristique du cancer et retour à une mort naturelle)
Dans la famille des cytokines, on distingue : les **interleukines** (IL-1, IL - 2, IL- 6,...), les **interférons** (INFy,...), les facteurs **hématopoïétiques** (érythropoïétine, G - CSF, ...), les facteurs nécrosant des tumeurs (TNFa *(Tumor Necrosis Factor alpha)*, ...) les facteurs de **croissance** (ECF favorise les nouveaux vaisseaux tumoraux, et VEGF,...) et les chimiokines (MCP- 1, IL-8,...).

Les cytokines sont des **glycoprotéines qui** agissent à très faible concentration. Elles fonctionnent en **réseau** avec un large spectre d'activités (pléiotropisme, redondance, synergie, antagonisme,...) Elles se fixent sur **des récepteurs** spécifiques pour exercer leur activité biologique.

Sous l'influence d'un stimuli inflammatoire (agents infectieux, auto-anticorps, produits cytotoxiques,...) l'activation du facteur de transcription NF-KB aboutit à une synthèse accrue des cytokines pro-inflammatoires. Ces dernières entraînent la surproduction de radicaux libres et d'autres médiateurs de l'inflammation (PLA2, COX2 PGE2, LÎB4) qui, à leur tour activent le facteur NF-KB et-la synthèse d'autres cytokines pro-inflammatoires. Ainsi l'équilibre de production .des cytokines par les lymphocytes TH1 (antitumorale et antivirale), TH2, allergies, intolérances, TH17 sera rompu au profit d'une maladie inflammatoire chronique chez des sujets prédisposés.

Ainsi, il est important d'insister sur le rôle central joué par les **cytokines** dans les mécanismes inflammatoires et immunitaires, en particulier dès la prise en charge de l'antigène par les CPA. (cellules présentatrices de l'antigène)

Pour illustrer l'importance de ces médiateurs de l'inflammation, nous avons choisi de décrire successivement l'ILl, l'IL2, l'IL4, l'IL6, l'IL10 l'IL12 et les TNF (*Tumor Necrosis Factor)*

• ***L'interleukine 1 (IL1)***

C'est le médiateur central à la fois de l'inflammation et de l'immunité; elle est produite par toutes les cellules immunitaires : lymphocytes B, T, cellules phagocytaires (polynucléaires surtout neutrophiles et éosinophiles, monocytes, macrophages).

L'interleukine 2 joue un rôle primordial dans la cascade des cytokines produites au cours des réponses immunitaires à médiation cellulaire.

L'IL 2 stimule non seulement l'immunité cellulaire (lymphocytes T) mais également la production d'anticorps par les lymphocytes B stimulés par l'antigène.

• ***L'interleukine 4 (IL4)***

L'IL 4 est une cytokine produite par :

- Les lymphocytes TCD4+ de type TH2 (à l'instar de l'IL10) qui sont une sous-population de lymphocytes TCD4+ qui joue un rôle clé dans la prolifération et la différenciation des **lymphocytes B sécréteurs d'anticorps** et supports de l'immunité humorale ; les Th2 produisent également de **l'IL5** cytokine indispensable à la croissance et à la différenciation des polynucléaires **éosinophiles** dont on sait qu'ils interviennent dans les réactions **d'hypersensibilité immédiate** (faisant intervenir les **IgE) et dans les réactions dues aux complexes immuns** (phénomène d'Arthus) : *hypersensibilité immédiate et hypersensibilité semi-retardée sont bel et bien une et indivisible.* Outre l'IL4 et IL5 les TH2 synthétisent également l'IL6, l'IL10 et **L'IL13**;

- L'IL4 est également produite par les polynucléaires **basophiles et les mastocytes: ces** deux types cellulaires sont également omniprésents dans les réactions **d'hypersensibilité immédiate** ;
- L'IL4 est enfin produite par certains **lymphocytes TCD8+** ; cette population de lymphocytes T8 a généralement une **fonction cytotoxique:** on sait que *l'élévation du nombre de T8 cytotoxiques*

• ***L'interleukine 6 (IL6)***

Elle est produite par :

- Les phagocytes (monocytes, macrophages)
- Les lymphocytes T (globalement défenseurs du système immunitaire et « chasseurs » d'antigènes en particulier les T4)
- Les lymphocytes B (producteurs d'anticorps après activation des T4 par l'antigène) ; ce sont les supports de l'immunité humorale base des réactions hypersensibilité immédiate (anaphylaxie, atopie) et du phénomène d'Arthus (voir l'IL4)
- Les fibroblastes du collagène : on sait qu'ils sont stimulés de façon excessive par l'IL4 chez les patients sclérodermiques.
- l'IL6 partage avec l'IL1 et les TNF (pr-tSO), des activités pro inflammatoires et induit la production (par les cellules hépatiques) des protéines de phase aiguë de l'inflammation, comme par exemple la CRP (C Réactive Protéine : dont le taux sérique est d'ailleurs corrélé à celui de l'IL6).

• ***L'interleukine 10 (IL10)***

C'est une cytokine produite par les lymphocytes Th2 (comme l'IL4) ; les lymphocytes TH1 sont eux plus spécialisés dans l'activation des macrophages et les réactions d'hypersensibilité retardée. L'IL10 inhibe la production de nombreuses cytokines pro inflammatoires dont l'ILl, TIL2, l'IL6, les interférons (IFN) et les TNF en diminuant la capacité des macrophages à présenter l'antigène « sans doute en diminuant l'expression des antigènes d'histocompatibilité de classe II » : c'est donc une cytokine anti-inflammatoire.

Tout est décidément une question d'équilibre, de juste équilibre entre le « bon » et le « mauvais » pour un fonctionnement optimal de l'organisme: ainsi les cytokines anti-inflammatoires côtoient les cytokines pro-inflammatoires.

• ***L'interleukine 12*** est produite exclusivement par les CPA (cellules présentatrices d'antigènes), y compris les lymphocytes B. L'IL12 joue également un rôle important dans la polarisation TH1/TH2; elle induit la production d'interféron (IFN) par les lymphocytes T activés. On connaît les propriétés antivirales, immunomodulatrices et antitummorale des trois types d'interférons a, f, y ; leur prescription est désormais habituelle pour suivre et traiter symptomatiquement les cancers, les hépatites auto-immunes et la SEP. Rappelons que l'IFN B est produit exclusivement par les fibroblastes et que l'IFN y est produit quasi exclusivement par les lymphocytes T activés.

Ce panel de cytokines, de facteurs hémato..., des facteurs de croissance et de chimiokines est d'une utilité exceptionnelle pour le diagnostic et le suivi thérapeutiques des processus tumorieux.
(Ces tests sont réalisés au laboratoire Zamaria)

Autres tests inflammatoires

- Acides gras de la membrane crythrocytaire (40 acides gras)
- Tests à l'acetaminophène (phase II)
- Les vitamines B
- Coenzyme Q10 plasmatique

(réalisés au labo Philippe Auguste)

Traitements

- Apport d'oméga 3
  - Lyprinol – deux fois deux gélules (très efficaces)
  - Ou EPA Krill - deux fois deux gélules
- Relancer les défenses immunitaires
  - Stimu + - deux fois deux gélules
- Restaurer le système enzymatique
  - Enzy 20 – deux fois deux gélules
- Vitamine C
  - Deux à trois grammes par jour

durée 3 mois

Tous ces produits sont au laboratoire Phyt'inov

Ionogramme sanguin

L'ionogramme sanguin correspond au dosage des ions du sang. On le pratique en cas de prises de certains traitements (comme les diurétiques utilisés dans l'hypertension artérielle et autres), de perfusions ou de problèmes rénaux.
Ces différents ions déterminent la régulation de l'eau dans l'organisme. La régulation rénale de l'équilibre hydro-éléctrolytique fait intervenir deux hormones :
L'aldostérone et l'hormone anti-diurétique (ADH ou vasopressine). L'aldostérone favorise la réabsorption du sodium au niveau du tube distal.

Lorsque l'on dissout du sel dans l'eau, le sel ou chlorure de sodium se dissocie en chlorure d'une part (CL-) et sodium d'autre part (Na+). CL- et Na+ sont appelés des ions, l'un possède une charge électrique négative, l'autre positive :effectuer un ionogramme, c'est déterminer les principaux ions du plasma, les positifs appelés cations et les négatifs appelés anions. En principe la somme des cations est toujours égale à la somme des anions.
Parmi les cations dosés : le sodium (Na+), le potassium (K+), le calcium (Ca++), le magnésium (Mg++).
Parmi les anions dosés : le chlorure (Cl-), lcs phosphates (PO4-) les protéines (Protéines-), le bicarbonate (HCO3-).

IL permet l'étude quantitative des divers ions présents dans un liquide biologique.
L'expression des taux de ces ions en millimoles par litre (suivant le système S.I.) permet de saisir d'emblée le pouvoir osmotique de ces ions dissous et d'en déduire des renseignements à la fois sur l'état hydrique de l'organisme et la répartition de ses réserves minérales.

- **Sodium (Na-Natrémie)**
  Le sel de notre alimentation est constitué de chlorure de sodium (NaCl)
  135 à 145 meq (ou mmol/l)
- **Potassium (K-Kaliémie)**
  3,5 à 4,5 meq (ou mmol/l)
- **Chlore (Cl-Chlorémie)**
  99 à 110 meq (ou mmol/l)
- **Réserve alcaline**
  55 à 65% de la capacité totale théorique de réserve alcaline dans l'organisme.

Importance de l'eau

L'eau est un constituant essentiel des êtres vivants. Les principes dynamiques qui régissent les mouvements de l'eau dans l'organisme sont étroitement liés aux déplacements d'ions minéraux. Le métabolisme hydro-minéral fait un tout. C'est essentiellement au niveau des tissus liquides, faciles à prélever, comme le sang et l'urine, que l'investigation chimique permettra d'étudier eau et sels minéraux.
Chez l'adulte normal, l'eau représente 65 à 70% du poids du corps. Cette valeur ne correspond qu'à une moyenne et varie selon les conditions physiologiques et les tissus considérés. Ce pourcentage est plus faible chez les sujets gras (la masse lipidique constitue un secteur dont l'eau est exclue). Au contraire, il est plus élevé chez le nouveau-né (80%) et il quitte le corps au fil des années. L'eau se répartit entre 2 grands compartiments théoriques séparés par la membrane cellulaire.

- L'eau intracellulaire (60% du total)
- L'eau extra-cellulaire (40%)

Cette dernière est subdivisée en plasma sanguin (secteur intravasculaire) et liquides interstitiels (secteur extravasculaire), séparés par l'endothélium capillaire ou vasculaire.

Les mouvements de l'eau entre les différents secteurs dépendent essentiellement de leur osmolarité respective : l'eau suit passivement les électrolytes. La membrane capillaire est perméable à l'eau et aux sels minéraux.

Indications

En médecine libérale, l'ionogramme se limite en ces principaux ions : sodium, potassium, chlorure et bicarbonate. En médecine hospitalière, pour des malades en réanimation, il est impératif de doser calcium, phosphates et protéines.

Sodium (natrémie)

La natrémie normale est supérieure à 136 millimoles par litre (de 136 à 143 mmol/l).
Le sodium est le principal minéral qui règle les mouvements de l'eau dans l'organisme entre les cellules et le plasma.
Le sodium est le cation le plus abondant dans les liquides extracellulaires. Les ions minéraux sont responsables d'environ 95% de l'osmolarité plasmatique. Les anions et les cations sont globalement en quantités égales. Le sodium est responsable d'environ 93% de l'osmolarité due aux cations. En pratique, la natrémie donne donc un bon reflet de l'osmolarité plasmatique sauf si les substances non ionisées dissoutes dans le plasma n'y jouent plus un rôle lorsque la concentration en glucose ou en urée du plasma devient très importante. En dehors de ce cas, toute variation de la natrémie est le reflet des variations de l'osmolarité plasmatique.
Les résultats du dosage du sodium, comme ceux de tous les constituants plasmatiques sont exprimés en mMoles/l donc en unité de concentration.
Une modification de la natrémie peut relever de deux mécanismes : elle peut correspondre à une variation de la quantité de sodium contenue dans le plasma sanguin ou à une modification de la teneur en eau de celui-ci.

Systématiquement, on conseille des régimes sans ou plutôt limités en sel. En effet, notre alimentation moderne et très riche en sel (on peut atteindre 11 grammes par jour alors qu'il n'en faut que 3 grammes), ce qui provoque de nombreux problèmes en particulier les pathologies cardiovasculaires comme l'Hyper Tension Artérielle (HTA), l'insuffisance cardiaque, la rétention d'eau.
Quand le sodium augmente (hypernatrémie), l'eau sort des cellules, « dilue » le plasma et les cellules se déshydratent : il faut alors reconstituer le stock en eau et cellules.

À l'inverse, si le sodium diminue (hyponatrémie), l'eau du plasma pénètre dans les cellules qui se forgent d'eau.
L'étroite liaison du sodium et de l'eau dans l'organisme et l'existence de plusieurs compartiments dans l'organisme (les cellules et ce qui entoure les cellules) rendent difficile l'interprétation des résultats du dosage du sodium dans le plasma.

Diminution du taux (hyponatrémie)

Les hyponatrémies correspondent à une diminution de la concentration du sodium dans le plasma. Elles résultent d'une diminution de la quantité de sodium (hyponatrémie de déplétion) ou d'une augmentation de la quantité d'eau du plasma (hyponatrémie de dilution). Cette distinction est fondamentale car un apport de NaCl, bénéfique dans le premier cas, est dangereux dans le second.

• **Hyponatrémie par dilution.** Elles traduisent une surcharge hydrique du secteur extra-cellulaire. Un apport hydrique excessif ne se rencontre guère qu'au cours d'une réanimation inadaptée, ou chez des sujets buvant des quantités anormales de liquides (thé- bière). Ce type d'hyponatrémie disparaît rapidement dès l'arrêt de la surcharge. Dans d'autres circonstances, les mécanismes responsables de l'hyponatrémie sont plus complexes, faisant intervenir en particulier une rétention d'eau proportionnellement plus importante que celle des électrolytes.
On observe une rétention d'eau supérieure à la rétention d'électrolytes dans les :

- insuffisances rénales
- insuffisances cardiaques
- cirrhoses ;
- insuffisances thyroïdienne ou hypophysaire sévères

Lorsqu'une hyponatrémie est due à une surcharge hydrique, elle ne doit pas être corrigée par un apport de sodium qui ne ferait qu'aggraver la situation. Il faut au contraire diminuer les apports d'eau.

Apports hydriques excessifs

- surcharge parentérale en solutés hypotoniques
- surcharges parentérales en soluté dont le composé osmotiquement actif est métabolisable (sérum glucosé).

• **Hyponatrémies par déplétion.** Elles s'observent lorsque le déficit en sodium est supérieur aux pertes d'eau. Contrairement aux hyponatrémies par dilution, la correction des déplétions nécessite un apport sodé. Avant de tenter de corriger une anomalie de la natrémie, il est donc indispensable d'établir les causes de façon à mettre en œuvre une thérapeutique appropriée.

Rapport insuffisant

- régimes désodés excessifs prolongés.

Pertes cutanées

- transpirations abondantes compensées par un apport d'eau (la perte en NaCI n'est pas corrigée).

Pertes digestives

- vomissements prolongés ;
- diarrhées prolongées ;
- fistules digestives

Pertes rénales

- traitement par certains diurétiques (thiazines en particuliers).
- insuffisance rénale évoluée
- insuffisance surrénale en poussée.

• **Fausses hyponatrémies.** Cette situation correspond à une teneur en eau du plasma diminuée alors que la concentration en sodium de l'eau plasmatique est normale. La natrémic ct l'osmolarité plasmatique sont diminuées mais l'osmolalité est normale. On rencontre ce type de cas dans les situations de :

- Hyperprotéinémies.
- Hyperlipidémie importante.
- Perfusion de solutés de remplissage (dextrans).

Hypernatrémies

Les hypernatrémies sont dues :

- A des pertes d'eau sans perte de sodium d'où hypernatrémie, par exemple : sueurs profuses, diabète insipide (les maladies atteints sont incapables de retenir l'eau en raison de l'absence d'ADH, une hormone sécrétée par la partie postérieure de l'hypophyse.

Apport excessif de sodium

- Réanimation mal adaptée.
- Défaut d'apport hydrique :

Pertes rénales d'eau ou de liquides hypotoniques :

- Défaut de sécrétion d'ADH : diabète insipide d'origine hypophysaire ;
- Défaut de sensibilité du néphron à l'ADH : diabète insipide néphrogénique ;
- Diurèse osmotique ; hyperglycémies importantes (coma avec hyperosmolarité), hyperalcémies.

Potassium (kaliémie)

Le potassium a un rôle essentiel au sein de toutes les cellules de l'organisme. Il existe un équilibre entre le potassium intracellulaire et le sodium extracellulaire.
Cet équilibre permet la constitution d'une différence de potentiel (polarité, champ électrique) propice à la vie cellulaire.

Le dosage de potassium dans le plasma porte le nom de kaliémie : à l'inverse de la natrémie, il n'y a pas de liaison avec le métabolisme de l'eau. Les cellules sont très riches en potassium : c'est le cas des globules rouges, et toute hémolyse (destruction des globules rouges) au cours du prélèvement sanguin provoque une augmentation du potassium plasmatique ; ceci est un simple artefact et ne doit pas être pris en considération. Par contre la pratique d'un électrocardiogramme est indispensable lorsqu'on suspecte une variation de la kaliémie, qui peut entrainer des risques myocardiques graves. Il est par ailleurs important d'interpréter les résultats d'une kaliémie en fonction de la kaliurie contemporaine, ce qui permet d'obtenir des orientations étiologiques.

La kaliémie normale évolue entre 3,5 et 5,0 millimoles par litre (mmol/l)
L'hypokaliémie (kaliémie inférieure à 3,5 mmol/l) est fréquente : 20% des sujets hospitalisés, 30% des sujets traités par des médicaments diurétiques (qui augmente le volume des urines).

Les manifestations cliniques apparaissent pour une kaliémie inférieure le plus souvent à 3 mmol/l, mais parfois dès la concentration de 3,3 mmol/l : fatigue avec diminution de la force musculaire, crampes musculaires, constipation.
Les risques de destruction musculaire apparaissent pour des kaliémies inférieures à 2,5 mmol/l avec de très graves risques au niveau cardiaque majorés par des traitements par certains médicaments (digitaline, digoxine, anti-arythmiques)

Diminution du taux

Une hypokaliémie peut se manifester cliniquement par des troubles neuro-musculaires allant d'une simple asthénie à des paralysies flasques. Une hypokaliémie sévère a un retentissement myocardique important se traduisant par des troubles électrocardiographiques : onde T aplatie et élargie, sous décalage du segment ST, augmentation de l'onde U.

Les hypokaliémies sont liées à :

Des pertes de potassium par le tube digestif

- liées à des diarrhées, l'utilisation des laxatifs, le plus souvent.

Le dosage du potassium dans les urines de 24 heures (ou kaliuric) montre que le rein réagit bien à l'hypokaliémie en retenant le potassium dont l'élimination urinaire reste inférieure à 20 millimoles par jour (20 mmol/24 heures).

Des pertes de potassium au niveau rénal

- La kaliurie est alors supérieure à 30 millimoles par jour.
  Ces pertes sont liées à la prise de certains médicaments (diurétiques et cortisol en particulier), à l'abus de réglisse

ou de pastis sans alcool mais peuvent aussi être liées à un dysfonctionnement des glandes surrénales, dont les fonctions sont à la fois multiples et extrêmement importantes. La mesure de la tension artérielle, le dosage de l'aldostérone et de la rénine dans le plasma permettent de définir avec précision les anomalies en cause dans le fonctionnement des surrénales.

Ainsi, pour faire remonter un taux de potassium, on absorbe de sels de potassium vendus en pharmacie (voir perfusion en cas d'urgence).
On peut recourir à des aliments riches en potassium

- Fruits secs : 1 200 à 1 600mg / 100 g.
- Fruits oléagineux : 800mg / 100g
- Légumes crus : 500 à 800
- Il faut deux bananes pour faire 1 gramme..

Augmentation du taux

L'hyperkaliémie (kaliémie supérieure à 5 mmol/l) est beaucoup plus rare que l'hypokaliémie. Elle se manifeste par une faiblesse musculaire. Contrairement à l'hypokaliémie, il peut exister plusieurs causes de fausses hyperkaliémies, toutes liées à des problèmes techniques : mauvais prélèvement, trop long délai entre le prélèvement et la réalisation du dosage.
Une hyperkaliémie peut se manifester par des troubles neuro-musculaires comme des dysesthésies ou des paralysies flasques mais le risque majeur est cardiaque. Lors de l'électrocardiogramme, l'onde T est étroite et pointue. En absence de traitement, on peut aboutir à un arrêt cardiaque en diastole.

La moitié des hyperkaliémies sont d'origine médicamenteuse ou par excès d'apport (sel de régime). Les autres sont liées à une insuffisance rénale chronique ou aiguë qui empêche l'élimination urinaire normale du potassium, ou bien à un mauvais fonctionnement des glandes surrénales.

Causes des hyperkaliémies

Apport parentéral excessif

Défauts d'élimination rénale :

- anuries ;
- insuffisance rénale grave en cas d'erreur diététique ou médicamenteuse ;
- poussées évolutives de la maladie d'Addison ;
- hypoaldostéronisme ;
- utilisation de diurétiques à action distale (spirolactones) sur une fonction rénale déficiente.

Passage du potassium des liquides intra cellulaires vers le plasma :

- syndrome post-traumatique avec des écrasements tissulaires ;
- syndrome hémolytique ;
- brûlures ;
- infarctus du myocarde ;
- pancréatites aiguës ;
- acidoses ;
- coma diabétique non traité.

Causes médicamenteuses

- spironolactone, intoxication digitalique...

Cause enocriniennes

- insuffisance surrénalienne.

Causes métaboliques

- baisse du sodium, acidoses, catabolisme (destruction) protéique ou glucidique...

Chlore

Le dosage de l'ion chlorure dans le plasma porte le nom de chlorémie, mauvais terme mais consacré par l'usage car on ne dose pas le gaz chlore mais l'ion chlorure (Cl-) et le terme de chlorurémie aurait dû être utilisé. Les valeurs normales se situent entre 95 millions et 105 millimoles par litre de plasma (95 et 105 mmol/l)

Il n'existe pas de signe clinique spécifique de l'hypo ou de l'hyperchlorémie (augmentation ou diminution de la chlorémie). En fait, les variations des ions chlorures se font en sens inverse des variations du bicarbonate et servent à compenser les pertes de bicarbonate (hyperchlorémie) ou les gains de bicarbonate (hypochlorémie)

La réserve alcaline

On relève 55 à 65% de la capacité totale théorique des réserves alcalines dans l'organisme.
Le dosage du bicarbonate dans le plasma est très important en réanimation médicale : il est effectué en même temps que la mesure des ions H+ (ions qui définissent l'acidité d'une substance). La gamme de concentration des ions H+ en chimie est si grande pour trouver un mode d'expression satisfaisant, on utilise la notion de pH sous forme d'échelle logarithmique. La valeur 7 pour le pH correspond à la neutralité : ni acide, ni basique.

UN PH DE 0 EST EXTRÊMEMENT ACIDE ET UN PH DE 14 EST EXTRÊMEMENT BASIQUE

Le pH du sang se rapproche de la neutralité, en fait très légèrement alcalin puisque le pH habituel est de 7,1 ce qui correspond à une concentration des ions H+ de 40 nanomoles par litre (10-9 moles par litre), soit 40 millièmes de millionièmes de moles. Cette valeur est très faible, mais elle est déterminante. La mort survient très rapidement si des variations importantes de cette concentration se produisent : multiplier par 2 cette concentration entraîne la mort. Louis Claude Vincent a mis au point le bio-électromètre qui comprend trois paramètres (pH, résistivité, pouvoir oxydo-réduction). Le cancer survient dans un terrain oxydo-alcalin, les mycoses dans un terrain acide.

Le rôle principal du bicarbonate est d'éviter ces variations car H+ réagit avec HCO3- pour donner de l'eau et du gaz carbonique qui peut être rapidement éliminé par les poumons.

L'homme produit environ 800 g de gaz carbonique par jour soit 450 litres ! La concentration normale en bicarbonate d'un plasma est de 25 millimoles par litre (25 mmol/l) avec une variation possible de 23 à 27.

La diminution du bicarbonate plasmatique est liée :

❶ À l'accumulation de produits acides comme par exemple, ceux formés par l'organisme au cours des comas diabétiques, comas dits acido-cétosiques selon la nature des produits acides accumulés. Les produits acides peuvent être autres : phosphates, sulfates chez les sujets en insuffisance rénale car le rein ne peut alors pas assurer leur élimination dans l'urine.
❷ À une perte de bicarbonate par voie digestive ou provoquée par un diurétique.
❸ À une hyperventilation qui provoque l'élimination de CO2 produit à partir du bicarbonate. Elle provoque une alcanisation du plasma : on parle d'alcalose respiratoire alors que les 2 premières situations induisaient une acidification du plasma (acidose métabolique).

L'augmentation du bicarbonate plasmatique est liée à :

❶ Un gain de bicarbonate apporté par perfusion, ou par apport d'autres produits alcalins, ou liés à une hypersécrétion des hormones des glandes corticosurrénales.
❷ Une perte de chlorure d'origine digestive ou rénale compensée par l'augmentation du bicarbonate.
❸ Une diminution de l'élimination pulmonaire de CO2 (gaz carbonique) dont l'accumulation provoque la formation de bicarbonate. Cette hypoventilation est désignée sous le terme d'acidose respiratoire, alors que les 2 premières situations correspondaient à une alcalose métabolique.

Bilan lipidique

On désigne sous ce terme plusieurs dosages réalisés sur le même prélèvement afin d'apprécier un risque d'atteintes vasculaires liées au cholestérol. Celui-ci n'est pas libéré dans le sang mais transporté par des protéines : Certaines protéines transportent le cholestérol jusqu'aux tissus par les vaisseaux sanguins, ce qui comporte un risque car le cholestérol est susceptible de se déposer dans les parois des vaisseaux, d'où la possibilité de thrombose/ou obstruction des artères ou des veines par un caillot sanguin. Ces protéines sont appelées LDL (Low Density Lipoprotein) et VLDL (Very Low Density Lipoprotein) (selon qu'elles proviennent du foie ou de l'intestin).
Selon la quantité de cholestérol portée par ces protéines, on évaluera le risque vasculaire.

D'autres protéines, les HDL (High Density Lipoproteins), transportent à l'inverse le cholestérol des tissus vers le foie, elles participent à une protection cardio-vasculaire. Plus grande sera le taux de cholestérol porté par ces protéines, et plus faible sera le risque vasculaire. D'où l'expression : « le bon cholestérol » celui des HDL opposé au « mauvais cholestérol », celui des LDL.
Aujourd'hui on attribue moins d'importance à l'élévation du cholestérol. Les risques de pathologies cardiovasculaires surviennent quand il y a un état inflammatoire (Vitesse de sédimentation augmentée et surtout la C.Réactive Protéine).
Ainsi, on identifie 4 types essentiels de lipoprotéines : les chylomicrons, VLDL, LDL et HDL.
On mesure directement sur un sérum :

- Les lipides totaux ;
- Le cholestérol total ;
- L'HDL-cholestérol ;
- Les triglycérides.

Lipides totaux

C'est un très mauvais dosage, puisqu'il prétend évaluer des molécules très différentes entre elles, dont le seul caractère commun est leur extractibilité par les solvants des lipides taux normal : 4 à 7 g/l). Cet examen est encore demandé trop souvent. Il n'a pas grande valeur car il est peu sensible et n'apporte aucune information sur la nature de l'hyperlipémie.

Cholestérol total (cholestérolémie)

Le mode d'expression des résultats varie selon les laboratoires en gramme par litre (g/l) ou millimoles par litre (mmol/l).
Les valeurs considérées comme normales sont :

- cholestérol total : inférieur à 2,40 g/l (ou 6,21 mmol/l)
- HDL-cholestérol : supérieur à 0,55 g/l (ou 1,42 mmol/l)
- LDL inférieure à 1,60 g/l
- triglycérides : compris entre 0,5 et 1,5 g/l (ou 0,56 à 1,70 mmol/l)

On peut, par le calcul, et seulement par lui, en routine, obtenir le LDL cholestérol et le VLDL-cholestérol.
Les VLDL sont très riches en triglycérides (graisses) que l'on sait doser dans le sérum. On considère que le LDL-cholestérol est égal au « total des Triglycérides divisé par 2,2 ».
Le LDL-cholestérol peut donc être calculé par la formule de Friedwald :
LDL-cholestérol = (cholestérol total - HDL-cholestérol) - (VLDL-cholestérol)

LDL

Le LDL cholestérol correspond au « mauvais » cholestérol, responsable de l'athérome : dépôts de graisse dans les artères qui les obstruent. Il est responsable de l'artérite, de l'infarctus du myocarde, de l'AVC.
Le taux normal doit être inférieur à 1,60 g/l s'il n'existe pas d'autres facteurs de risque comme une augmentation des triglycérides, un diabète, une hypertension artérielle.
Par contre son taux devra être inférieur à 1,30 g/l s'il y a d'autres facteurs de risque (syndrome métabolique).

Ces différents dosages doivent être interprétés comme suit :

- le prélèvement de sang doit impérativement être effectué après 12 heures de jeûne.
- Un résultat anormal doit être vérifié 15 jours après.

HDL

Il correspond au « bon » cholestérol qui met à l'abri d'une atteinte cardio-vasculaire.
Son taux normal correspond à 0,050g/litre.
Les HDL, d'origine intestinale et hépatique facilitent le métabolisme des VLDL et des LDL. Elles ramènent vers le foie l'excès de cholestérol circulant, les phospholipides et une partie des Apo-lipoprotéines C.

Les protéines transporteuses du cholestérol
Ces protéines ont la propriété de s'associer aux lipides afin de les transporter dans le plasma sanguin.

- Apo A : supérieur à 1,20 g/l correspondrait au bon cholestérol.
- Apo B : inférieur à 1,30g/l correspond au mauvais cholestérol.

Un abaissement du taux de cholestérol total (au-dessous de 4 mmol/l chez l'adulte dans nos régions) évoque une dénutrition, une insuffisance hépatocellulaire, une hyperthyroïdie. Plus rarement elle peut être physiologique, en rapport avec les habitudes alimentaires, ou témoigner d'une affection familiale (déficit en LCAT, en apolipoprotéine A « maladie de Tangier » ou apolipoprotéine B « a-béta lipoprotéinémie »).
L'élévation de la cholestérolémie, outre les dyslipémies familiales primitives, se rencontre dans un certain nombre de situations pathologiques (isolée ou associée à une hypertriglycéridémie), hypothyroïdie, cholestase, syndrome néphrotique, corticothérapie, chez les pléthoriques avec apport alimentaire excessif en cholestérol et graisses saturées.
Une polémique a été récemment ouverte par le concept de bon et mauvais cholestérol. Il existe en effet dans le plasma des pools de cholestérol différents, portés par les différentes lipoprotéines. Un taux élevé de HDL, dont on tend à admettre le rôle protecteur vis-à-vis de l'athérome, peut quelquefois se traduire par une élévation modérée du cholestérol total.

Toutefois, en l'absence de dosage fiable en routine de l'Apo A cholestérol, ou mieux du rapport Apo A/Apo B cholestérol, une hypercholestérolémie même modeste doit être surveillée et mérite au moins des mesures diététiques adaptées.

Échelles de risque individuel de pathologies cardio-vasculaires

Il suffit d'additionner ces différents facteurs :

- L'âge
- Cholestérol total. Dépend du nombre de points à retrancher ou à ajouter en fonction de la concentration sérique du cholestérol total, et du sexe masculin ou féminin
- HDL-cholestérol. Une concentration basse est de mauvais pronostic
- L'hypertension artérielle est un facteur aggravant
- Le diabète
- Le tabac : créé un spasme vasculaire et une carence en vitamines C

Triglycérides 0,6 à 1,3 g/l (0,68 à 1,70 mmol/l)

Ce sont des graisses fabriquées par l'organisme à partir de sucres.
• ***Variations physiologiques et pathologiques.*** Les taux normaux sont exprimés en millimoles de glycérols des triglycérides par litre. Ils sont plus élevés chez l'homme que chez la femme en période d'activité génitale. Ils varient avec l'âge. Les dosages ci-dessus fournissent à la fois les taux de tri, di, et monoglycérides. En pratique, les taux de mono et diglycérides sont négligeables par rapport aux taux de triglycérides.

• ***On retient comme valeurs limites supérieures en France :***

- 1,60 mmol/l chez l'**homme**
- 1,50 mmol/l chez la **femme**

• ***Augmentation des triglycérides.*** Un taux de 1,80 mmol/l sera à surveiller, un taux de 2,15 mmol/l à traiter.
Les variations des triglycérides traduisent en fait celles des lipoprotéines riches en triglycérines (chylomicrons et VLDL). Nous nous limiterons ici à rappeler leur augmentation chez la femme recevant des estro-progestatifs et pendant la grossesse. En dehors des dyslipémies primitives on observe une élévation plus ou moins marquée des triglycérides dans les situations suivantes :

- obésité moyenne
- diabète sucré
- syndrome néphrotique, insuffisance rénale, hémodialyse
- hypothyroïdie
- pancréatites
- stade initial de l'hépatite
- cholestases
- dysfonctionnements endocriniens
- alcoolisme

Certains traitements peuvent également être en cause (corticoïdes, diurétiques thiazidiques, bétabloquants, oestroprogestatif).

• ***Baisse des triglycérides.*** Les triglycérides sont des graisses mais, ils proviennent essentiellement de la dégradation du sucre absorbé en excès et métabolisé par le foie.
Ainsi le régime d'une hypertriglycéridémie consistera à supprimer tous les sucres inutiles ou du moins en excès dans l'alimentation y compris les féculents et les fruits qui produisent des sucres lors de la digestion.
Une baisse des triglycérides est d'interprétation difficile. Associée à une hypocholestérolémie, elle se rencontre dans l'insuffisance hépatocellulaire grave, les syndromes de malnutrition ou dénutrition.

À côté de ces limitations, il convient de prendre une alimentation riche en omégas 3 : huile de noix, de colza, mais surtout des huiles de poissons qu'il convient de prendre associés à des antioxydants pour éviter une oxydation préjudiciable qui accompagnent les acides gras polyinsaturés (AGPI) :

- AGPI : - Lyprinol : 2 fois deux gélules
- ou EPA- Krill : 2 fois de gélules
- Bioline (huile de lin bio) : 2 fois deux gélules

- Antioxydants : oxyolise (grenade, goji, açaï)
- Stimulant hépatique : Silydium : 1 gélule avant 2 repas
- Apport d'enzymes digestives :Enzy 20 – 3 fois 2 gélules, 20 minutes avant les repas

Au labo Pyt'Inov

Bilan neurobiologique et psychiatrique

Aperçu sur le fonctionnement biochimique des cellules nerveuses

Des progrès considérables ont été faits au cours des dernières années dans la compréhension des mécanismes biochimiques servant de support à l'activité nerveuse.
Certaines applications médicales, thérapeutiques en particulier, ont été trouvées, par exemple dans le domaine de l'épilepsie ou de la maladie de Parkinson. D'autres suivront, de sorte que, même si dans l'immédiat, la sémiologie biochimique des maladies neuro-psychiatriques reste limitée, il n'est pas douteux qu'elles ne s'accroissent rapidement en se basant sur les découvertes actuelles de la Neurochimie.

L'élément fondamental du fonctionnement du système nerveux est le neurone, cellule spécialisée dont les fonctions sécrétrices permettent la transmission d'informations très spécialisées d'une cellule à une autre.
Le neurone comporte essentiellement un corps cellulaire, consommant une grande quantité d'énergie, des prolongements périphériques (les dendrites) en contact avec d'autres neurones et un prolongement de plus grande dimension que les autres, l'axone, qui se termine dans une synapse, une région de contact des neurones ou de neurone et de muscle qu'il innerve (synapse neuro-musculaire)
Sous l'action d'influences spécifiques, le corps cellulaire fabrique certaines substances qui circulent de façon polarisée dans l'axone, sont concentrées

dans les synapses, traversent la membrane dans des conditions précises et vont exciter la cellule nerveuse (ou parfois musculaire) suivante.
Il en résulte dans cette dernière, la libération d'un second messager (par exemple le calcium ou l'AMP cyclique) qui produit un effet pléiotropique (enclenche plusieurs actions). On dit que « l'influx nerveux est passé d'une cellule à l'autre ».

Les neuromédiateurs actuellement connus dans le cerveau sont au nombre de plus de 30.
Certains ont une structure d'amine dérivant d'un acide aminé (tyrosine ou tryptophane). D'autres, connus depuis moins de temps, ont une structure peptidique. À partir du moment où on a su les préparer à l'état pur, on a pu s'en servir comme des réactifs, après les avoir marqués par des isotopes radioactifs, afin d'étudier leurs localisations cérébrales. On connaît ainsi à l'heure actuelle les zones de répartition, parfois extrêmement limitées, et toujours complexes, de ces médiateurs. Certains neurones sont d'ailleurs capables de sécréter plus d'un médiateur. On peut en déduire que les médiateurs, au sein d'une même cellule, sont spécialisés dans le transfert de catégories distinctes d'informations nerveuses (excitation, inhibition, sommeil, etc).

La biosynthèse du médiateur dépend de réactions enzymatiques (possibilités de lésions génétiques provenant d'une mutation, ou de lésions acquises dépendant d'une carence en coenzyme vitaminique). En outre, ces médiateurs ne doivent pas s'accumuler plus de quelques millisecondes, sous peine d'interruption de la conduction. Les médiateurs peptidiques sont détruits par des peptidases, les médiateurs aminés par des amine-oxydases. Toute lésion biochimique de ces enzymes cataboliques se traduit par une lésion neurologique ou psychiatrique.
La cellule qui reçoit la stimulation possède des récepteurs protéiques spécifiques du médiateur (comme dans le cas des hormones). Des mutations peuvent, vraisemblablement rendre ces récepteurs inactifs.
La paroi des axones doit conserver intacte son architecture liproprotéique délicate, afin de protéger le neurone et de permettre la conductibilité normale du cylindraxe pour les métabolites. Sa destruction, par divers processus pathologiques (immunitaires, infectieux, dégénératifs, ou d'origine génétique), est génératrice des graves syndromes de démyélinisation (sclérose en plaque).

En outre, les cellules de la névroglie (tissu conjonctif de soutien du tissu nerveux) ont un rôle actif de protection des neurones.

Une nouvelle approche sans produits chimiques
Considérant le peu d'effets des psychotropes et neuroleptiques et leurs nombreux effets dévastateurs, une approche naturelle prend essor.

Les trois tests pour identifier la dépression et un ensemble de troubles des comportements et psychiatriques

Désormais, nous disposons de trois tests
❶ l'histamine ;
❷ le rapport zinc/cuivre ;
❸ les kryptopyrroles.

À partir des résultats de ces tests, il est possible d'établir un diagnostic et de proposer un traitement composé de micronutriments en s'appuyant sur les bases de la « médecine orthomoléculaire » : un corps (humain ou animal) a un besoin individuel spécifique en nutriments vitaux. Ce besoin doit être couvert pour que l›organisme reste en bonne santé ou guérisse d'une maladie. La médecine orthomoléculaire repose sur des fondements médicaux et biochimiques très élaborés, scientifiques et parfaitement logiques. Elle utilise des nutriments (minéraux, oligoéléments, vitamines, acides aminés et acides gras essentiels) pour combattre les causes des maladies. Elle est complémentaire à toute autre action thérapeutique. Elle attache une grande importance au fait qu'à l'époque actuelle, la préservation de la santé n'est pas acquise spontanément, mais que tout individu a besoin d'une prévention qu›il doit gérer activement sous sa propre responsabilité et sa vie durant. Elle montre clairement qu'un comportement alimentaire réfléchi et un apport spécifique de nutriments diminuent nettement le risque de maladie.

Cela posé, il est possible d'éviter les neuroleptiques et les psychotropes dont on connaît les dégâts collatéraux et l'inefficacité. Ainsi, parallèlement à ces trois tests, il est conseillé de vérifier dans le cas de la dépression, de l'autisme, schizophrénie, hyperactivité, maladie polaire etc. l'absence d›intolérances alimentaires (gluten, caséine du lait) et de métaux lourds. Rappelons que la majorité des vaccins contient de l'aluminium.

❶ Histamine

L'histamine est un neurorégulateur. Il assure un rétrocontrôle négatif' sur la libération des neurotransmetteurs au niveau des synapses. Le dosage de l'histamine sanguine permet d'identifier un défaut de méthylation. En effet, dans les conditions physiologiques, l'histamine est convertie en méthyl-histamine.
En cas d'hypométhylation, le taux sanguin de l'histamine reste élevé ; à l'inverse, en cas d'hyperméthylation, le taux est diminué.
Les valeurs optimales de l'histamine sont entre 400 et 800 ng/l.
Lorsque l'histamine est élevée, la libération des neurotransmetteurs est freinée et leur taux diminué. Lorsqu'elle est basse, la libération des neurotransmetteurs est accélérée et leur taux augmenté,
L'hypométhylation se corrige essentiellement par l'apport en SAMe (S-adénosylméthionine), le donneur universel du méthyl. Le SAMe est une substance physiologique synthétisée par l'organisme à partir d'un acide aminé essentiel : la méthionine et de l'adénosine triphosphate (ATP)
L›hyperméthylation se corrige principalement par l›apport en vitamines du groupe B (B3, B6, B9, B12) en activant les enzymes de déméthylation.

❷ Le rapport cuivre/zinc (Ou CU/ZN)

Le cuivre participe en tant que cofacteur à un certain nombre de réactions, dont l'une contribue à la lutte contre les radicaux libres. En effet, le cuivre est le coenzyme essentiel de la « superoxyde- dismutase cytosolique (SOD Cu-Zn) », qui transforme l'anion superoxyde en eau oxygénée (H_2O_2). Cette eau oxygénée doit elle-même être neutralisée, soit par la « glutathion-peroxydase à sélénium (GPX Se) », soit par la catalase (une enzyme contenue à l'intérieur des cellules et détruite par l'eau oxygénée synthétisée par l'organisme). Si l'eau oxygénée n'est pas neutralisée, elle

peut réagir avec le cuivre et produire l'hyper agressif « radical hydroxyle (OH°) ».
Le cuivre, par ses propriétés pro-oxydantes, risque d'entraîner une inactivation de la sérotonine.
Associer le cuivre avec soit du zinc, soit de la vitamine B2, soit des antioxydants (vitamines C, E, caroténoïdes*, flavonoïdes*, groupes thiols) est un non-sens.
Le cuivre, comme le manganèse, doit, de toute manière, n'être administré que lorsque des déficits sont avérés.
Le maintien d'un rapport Cu/Zn inférieur à 1,2 est souhaitable pour le bon fonctionnement du cerveau.
L'excès de cuivre est corrigé par un apport en zinc, manganèse et en molybdène. Le zinc est indispensable au bon fonctionnement du programme contenu dans les gènes. En l'absence de zinc, toute croissance cellulaire est arrêtée. En cas de déficit, même léger, de nombreuses fonctions dépendant de la multiplication cellulaire peuvent être perturbées : fertilité, développement de l'embryon, maturation du fœtus, y compris la croissance cérébrale de l'enfant, développement intellectuel, immunité, cicatrisation de la peau, maintenance de la trame osseuse...

Quand le rapport cuivre / zinc est élevé, prendre:

- zinc — une ampoule le soir
- Manganèse (sauf si le taux d'histamine est élevé)
- Molybdène
- Magnésium
- Et au besoin Vitamine C, E, B6 et B8

durée : 3 mois minimum

❸ Les kryptopyrroles

Les kryptopyrroles sont des métabolites' issus d'une anomalie dans la synthèse de l'hème d'origine génétique ou acquise : toxiques de l'environnement (métaux lourds, benzène, xénobiotiques, alcool...) surproduction d'espèces radicalaires, agents infectieux (maladie de Lyme, hépatite, VIH/Sida, herpès)...
Les kryptopyrroles produits en excès captent le zinc et la forme active de la vitamine B6 (Pyridoxyl 5 Phosphate ou P5P) entraînant une diminution dans l'organisme (déplétion) de ces nutriments essentiels pour la synthèse des neurotransmetteurs.

La correction des déficits en vitamine B6 et zinc fait chuter le taux des kryptopyrroles dans les urines et à une amélioration des symptômes.
Les valeurs usuelles sont inférieures à 200 μg/l.

La correction des anomalies biochimiques doit être adaptée aux besoins de chacun. Les doses optimales peuvent varier selon les individus et seront équilibrées en tenant compte de l'évolution de l'état du patient.
Un individu peut appartenir à plus d'un biotype (augmentation de l'histamine + pyrrolurie, par exemple) et aura besoin d›une combinaison de supplémentation.
Dans les cas chroniques, l›amélioration se fait progressivement et nécessite des semaines, voire des mois de surveillance médicale.
Il est conseillé de vérifier l'état de la thyroïde. Les dysthyroïdies génèrent un ensemble de troubles de comportement (TSH, T3, T4).
On trouve le SAMe au *Laboratoire Fenioux*

Numération Formule sanguine (NFS)

On l'appelle aussi : Hémogramme.
C'est l'examen de laboratoire le plus souvent prescrit, dès qu'il existe une suspicion (recherche d'une anémie, recherche de signes d'infection), mais souvent par prescription systématique, en particulier en milieu hospitalier. Il apporte de nombreuses informations et les résultats sont complexes et nécessitent une lecture attentive pour ne pas laisser échapper une information. La qualité des informations obtenues est aujourd'hui très élevée du fait de l'automatisation.
Cet examen comporte en fait plusieurs dosages de mesures. Plusieurs calculs sont ensuite effectués à partir des données obtenues expérimentalement.

Globules rouges

Homme : 4500000 à 5500000 par mm3 de sang.
Femme : 4200000 à 5000000 par mm3 de sang.
Les globules rouges (GR) ou érythrocytes, sont de petits sacs appelés stromas, contenant l'hémoglobine (Hb). La paroi du sac est constituée par une double couche phospholipidique contenant plusieurs types de glycoprotéines (glycophorine A, Spectrine) dont certaines jouent le rôle de récepteurs spécifiques de métabolites. La surface extérieure est tapissée par une mosaïque d'antigènes glycolipidiques ou glycoprotéiques (les groupes sanguins).

Le stroma, comme toutes les membranes, a des fonctions sélectives qui nécessitent la fourniture d'énergie. Il fait entrer le potassium, le magnésium, les phosphates et sortir le sodium. Il empêche l'hémoglobine de sortir des globules rouges avant la destruction physiologique de ceux-ci. Toute destruction des GR provoque la sortie de l'Hb : c'est l'hémolyse. Les GR sont dépourvus de noyaux, ils dérivent de cellules-souches de la moelle osseuse par toute une série de transformations au cours desquelles ils passent par les stades d'érythroblastes nucléés, formant beaucoup d'ADN, d'ARN et d'Hb, de réticulocytes possédant des vestiges de noyaux et synthétisant encore activement Hb et enfin d'hématies adultes.

Les troubles des globules rouges

Le renouvellement rapide des GR implique une formation accélérée et permanente de leurs précurseurs dans la moelle osseuse, ce qui entraîne la consommation intense de nombreux métabolites et l'existence de synthèses particulièrement actives d'acides nucléiques et de protéines. Les troubles atteignant cette formation entrent dans le cadre de la pathologie particulière des cellules à division rapide. Ils se traduiront par des anémies dont les caractéristiques dépendront du mécanisme biosynthétique bloqué. Schématiquement, si la formation de l'hémoglobine est interrompue, il y a anémie microcytaire, si la biosynthèse de l'ADN des cellules précurseurs est empêchée, il y a anémie macrocytaire.

Au cours des premiers stades de la différenciation des GR, les cellules-souches se transforment en érythroblastes qui se multiplient activement. Ce sont des cellules nucléées, dans lesquelles la biosynthèse de l'ADN est un événement primordial, et la synthèse protéique également active. Il faut donc un apport suffisant des molécules à partir desquelles ces synthèses se produisent, en particulier des acides aminés et des glucides permettant le fonctionnement du cycle des acides tricarboxyliques (apport d'énergie). En cas de carence protéique alimentaire, l'hématopoïèse est ralentie. Certains ions minéraux sont indispensables comme le fer, le cuivre, le cobalt, le zinc. La formation d'ADN nécessite tout particulièrement la présence de vitamine B12 et d'acide folique (vitamine B9). Les autres processus nécessitent en outre riboflavine, acides pantothéniques (vitamine B3), ascorbique, nicotinique et vitamine E. Les divisions sont stimulées par un polypeptide hormonal, l'érythropoïétine.

Anémie : Il y a anémie quand la concentration en Hb par litre de sang descend au-dessous de 120g/l (7,8mMoles/l). L'anémie peut être provoquée par une grande spoliation sanguine (éventuellement compensée par une hémodilution, qu'on devra penser à dépister en faisant pratiquer la mesure de l'hématocrite), par l'absence de formation des globules rouges ou par la destruction des globules rouges avant l'échéance moyenne normale de 120 jours.
Causes les plus fréquentes :

- Saignement passé inaperçu, voire hémorragies importantes
- Insuffisance d'apport alimentaire en fer
- Anomalie de synthèse de l'hémoglobine liée à une maladie héréditaire (thalassémies,drépanocytose)

Dans ce cas, la moelle osseuse qui forme les globules rouges (et les autres cellules du sang) est stimulée et synthétise des formes jeunes de globules rouges appelées réticulocytes ont on peut mesurer la concentration dans le sang (normalement de 20 à 120 milliards par litre de sang) : elle s'élève au-dessus de 120 dans les anémies dites régénératives citées ci-dessus. Par contre, elle reste basse dans les anémies par aplasie de la moelle osseuse (avec production insuffisante de globules rouges et le plus souvent des autres cellules du sang, par la moelle osseuse).

Les rétuculocytes : Ce sont des globules rouges jeunes immatures issus de la moelle osseuse où ils ont été fabriqués. Un taux élevé de réticulocytes signifie que la moelle travaille en accéléré pour régénérer le sang. Quand le taux est trop bas cela signifie que la moelle osseuse est en inertie (épuisée ou sidérée par des éléments agressifs)

Analyses

• ***Hémoglobine (Hb) :*** l'hémoglobine se loge à l'intérieur des globules rouges, elle contient du fer. C'est sa baisse, en général associée à une baisse du nombre des globules rouges qui traduit une anémie.
Le dosage de l'hémoglobine, la protéine qui assure le transport de l'oxygène, est celui qui permet de définir l'anémie.

Dosage :

- Homme : 14 à 15 g/100 ml de sang.
- Femme:12,8 à 15g/100 ml de sang.

• ***Hématocrite :*** l'hématocrite est une autre mesure importante : c'est le volume occupé par les globules rouges dans 1 litre de sang.
Chez l'homme, normalement 0,40 litre de globules rouges dans 1l de sang (40 à 48%). Chez la femme, 0,35 (37 à 45%)
L'hématocrite donne le pourcentage du volume de globules rouges (phase solide) par rapport au sang total. En cas d'anémie, le nombre de globules rouges diminue et donc l'hématocrite est diminué.

• ***VGM. (Volume Globulaire Moyen) : valeur = 82 à 98 mm3.*** Le VGM indique le volume moyen d'un globule rouge : il varie normalement de 82 à 98 mm3 (mm3 correspond à 10-6 mètre cube). En dessous de 82, il y a microcytose, les globules rouges sont trop petits, aux dessus de 98, il y a macrocytose, les globules rouges sont trop gros. Cette distinction est très importante pour le diagnostic des anémies.
Une macrocytose est définie par un VGM supérieur à 100 par mm3 (augmentation du volume des globules rouges au-dessus de 100 par mm3.

Les causes sont :

- causes hématologiques simples : Anémie hémolytique, anémie hémorragique, splénectomie (ablation de la rate)...
- prise médicamenteuse : Colchicine, néomycine, méthotrexate, 5-fluorouracyle.

Causes carentielles :

- déficit en Vitamine B12 ou acide folique.
- Atteinte hépatique

L'augmentation du VGM associée à une augmentation des y GT évoque un problème d'éthylisme.

• ***CCMH : Valeur : 32 à 36%.*** La concentration corpusculaire moyenne en hémoglobine (CCMH) correspond à la concentration en hémoglobine exprimée en gramme pour 100 ml de globules rouges (attention : de globules rouges, pas de sang).
C'est un élément important car la fonction principale du globule rouge est le transport d'oxygène assuré par l'hémoglobine. Pour que les globules jouent leur rôle, ils doivent être bien pourvus en hémoglobine.
Dans l'absolu le globule rouge pourrait être concentré en hémoglobine à 100%. Mais en pratique, il n'est saturé à l'état normal qu'au tiers. Cette concentration est plus élevée chez les peuples vivant en haute altitude. La raréfaction de l'air en oxygène se rétablit par la richesse du sang en hémoglobine.

Si cette concentration est inférieure à 32, on dit qu'il y a hypochromie (c'est-à-dire pas assez d'hémoglobine dans chaque globule rouge). Une anémie hypochrome est souvent observée dans les carences en fer, secondaires ou non à des hémorragies.
Les réticulocytes sont des globules rouges immatures présentant encore des… et un réseau de mitochondries visibles.

Les globules blancs : leucocytes

Ils correspondent à la ligné blanche en comparaison de la lignée rouge. La plupart des globules blancs sont formés dans la moelle osseuse et les organes et tissus lymphoïdes (rate, amygdales, ganglions lymphatiques).
Taux : 5 à 10000 globules blancs par mm3 de sang.
On dénombre cinq types de globules blancs spécialisés :

• Les **neutrophiles** (45 à 70%), des cellules sanguines provenant de la moelle osseuse. Ils ont un grand pouvoir de phagocytose et sont très actifs contre les bactéries et les virus ;
• Les **éosinophiles** (1 à 3%) se multiplient sur un terrain allergique, en présence d'une infection parasitaire, une allergie ou d'une atteinte tissulaire (cancer). Ces cellules dévoilent des phénomènes de phagocytose (une cellule capture et ingère des particules) et de chimiotaxie (leucocytes attirés par certaines substances);
• Les **basophiles** (0 à 1%) produisent de nombreux médiateurs susceptibles d'intervenir dans les réactions d'hypersensibilité et d'inflammations chroniques ;
• Les **lymphocytes** (20 à 40%) proviennent des tissus lymphoïdes et ganglions lymphatiques. Ils interviennent également dans les inflammations chroniques. Le rôle principal du thymus est d'accueillir les cellules précurseurs des lymphocytes qui proviennent de la moelle osseuse. Ces cellules se multiplient dans le thymus et se différencient en lymphocytes B et lymphocytes T (T pour thymus). Puis ces lymphocytes quittent le thymus pour jouer un rôle de surveillance dans tout l'organisme. En effet, lors de leur passage dans le thymus, ils ont appris à distinguer les antigènes appartenant à l'organisme des antigènes étrangers. Le thymus, de par sa relation avec l'hypothalamus et l'hypophyse, réagit lui-même au

stress, et occupe une place prépondérante dans la boucle du retour qui régit le système endocrinien.

• Les **monocytes** (2 à 8%) sont formés par la moelle osseuse, par la rate et par les cellules capillaires. Lorsqu'ils migrent vers les tissus infectés, on les nomme macrophages libres, des cellules qui sont activement phagocytaires. Les monocytes ont également une importance spécifique, du fait qu'ils se meuvent à travers les tissus, gonflent et deviennent des macrophages libres. Ils se déplacent très rapidement jusqu'à atteindre le niveau d'une lésion tissulaire. Ils sont alors capables de capturer et de détruire beaucoup plus de bactéries et de débris tissulaires, parce que les propriétés phagocytaires des macrophages sont supérieures à celles des neutrophiles. En effet, les macrophages possèdent beaucoup d'enzymes, en particulier les lipases, et détiennent le pouvoir d'absorber l'acide ascorbique.

Augmentation du nombre de monocytes

Une monocytose est définie par un taux de monocytes supérieur à 800 éléments/mm3, constaté à plusieurs reprises.

Les causes peuvent être :

• Causes infectieuses et parasitaires : tuberculose, mycoses, maladies tropicales, paludisme, fièvre hémorragique, dengue.

• Causes inflammatoires et immunologiques (maladies auto-immunes)

• Sarcoïdose, colite, cirrhose, lupus érythémateux disséminé, polyarthrite rhumatoïde, maladie de Horton.

Divers :

• Exposition à des toxiques, pancytopénie (baisse de toute la « lignée blanche ») après chimiothérapie.

• Cause néoplasiques et hémopathies : maladie de Hodgkin et leucémies, histiocytose maligne, épithélioma et tous les cancers.

Neutrophiles

Les polynucléaires neutrophiles se mobilisent en présence d'une infection bactérienne qui donne lieu à une inflammation. En cas d'infection cette augmentation est normale et physiologique, mais elle peut se prolonger et donner lieu à une cascade d'événements biologiques.

Les neutrophiles sont activés, au moyen de récepteurs spécifiques, par une interaction avec des bactéries, laquelle lie des facteurs chimiotactiques ou des complexes anticorps-antigène. La montée du calcium intracellulaire qui en résulte touche plusieurs processus dans les neutrophiles. Lorsque les neutrophiles et d'autres cellules phagocytaires englobent les bactéries, il y a une augmentation rapide de la consommation d'oxygène : c'est le métabolisme oxydatif. Ce phénomène est le reflet d'une utilisation rapide de l'oxygène et de la production à partir de l'oxygène de grandes quantités de dérivés réactifs tels que : O-2,$H_2$02,OHO. Quelques-uns de ces produits sont des agents microbicides puissants.

La peroxydation est un processus permanent dans notre organisme se produisant à l'aide de protéines spécifiques appelées enzymes ou bien par l'intermédiaire de réactions chimiques séquentielles radicalaires. Alors que, dans certains cas, la peroxydation surtout enzymatique protège contre l'invasion microbienne et joue, dons un rôle de défense bénéfique, le deuxième type de peroxydation impliquant la génération de radicaux libres est généralement considéré comme nuisible. Les espèces chimiques dites radicalaires propagent considérablement l'élan de peroxydation, en faisant appel à l'oxygène, et altèrent différentes fonctions tissulaires.
Lors de déficience des antioxydants, les radicaux libres attaquent les membranes cellulaires, altèrent les doubles liens des acides gras polyinsaturés et modifient leur structure. Ces agressions finissent par avoir raison de la fonction membranaire (perméabilité, transport, activité enzymatique). Les effets nocifs peuvent aussi affecter les acides nucléiques (ADN), et gêner la transmission du patrimoine génétique, promouvoir le vieillissement, causer l'inflammation, la cataracte d'origine diabétique, le cancer et, particulièrement, l'athérosclérose.

Les radicaux libres déclenchent la cascade de l'acide arachidonique. Des réactions aboutissant à la biosynthèse des prostacyclines vont produire aussi des radicaux superoxydes.
Lors de l'inflammation, les macrophages et les neutrophiles pénètrent dans le site inflammatoire et sécrètent des radicaux libres oxygénés qui provoquent la dégradation de nombreuses molécules présentes : acide hyaluronique, protéines, collagène, etc. Ces réactions peuvent accroître la synthèse des prostaglandines pro-inflammatoire et la perméabilité vasculaire.
Les substances qui luttent contre les radicaux libres sont : les vitamines A, C et E, le sélénium, les huiles de bourrache, d'onagre et de poisson des

mers froides, les flavonoïdes, les anthocyanes et le superoxyde-dismutase (SOD).

• ***Augmentation du nombre de neutrophiles :*** la présence de plus 7500 neutrophiles/mm3 dans le sang veineux définit la neutrophilie. Les hyperneutrophilies mettent sur la voie d'infections virales ou bactériennes.

Notamment dans les :

- Vascularité : périarthrite noueuse, maladie de Horton, purpura thrombocytopenique, maladie de Behcet.
- Collagénoses : lupus érythémateux disséminé, polyarthrite rhumatoïde, sclérodermie.
- Dermatoses, psoriasis, urticaire.
- Maladies métaboliques et endocriniennes : maladie de Cushing, goutte, insuffisance rénale, acidocétose diabétique...
- Cancers et hémopathies malignes : maladie de Hodgkin, leucémie lymphocytaire T, tous les cancers.
- Accidents vasculaires cérébraux et cardiaques.
- Médicaments chimiques et toxiques (métaux lourds) : lithium, héparine, corticoïde, oxyde de carbone, alcool, tabac, cannabis
- Causes diverses : suites opératoires, anesthésie générale, grossesse, pancréatite chronique...

• ***Diminution du nombre de neutrophiles :*** définie par un taux de neutrophiles inférieurs à 1800/mm3, le neutropénie s'observe classiquement au cours des aplasies myéloïdes et des hémopathies malignes, mais également lors de l'épuisement de nos défenses naturelles (maladies infectieuses, cancéreuses, métaboliques).

Eosinophiles

C'est une des cinq catégories de globules blancs. On parlera d'hyperéosinophilie lorsque le taux des éosinophiles circulants est supérieur à 500/mm3 c'est-à-dire supérieur à 7% des leucocytes totaux. Les principales causes sont les parasites (vers intestinaux) et les maladies allergiques (rhinite allergique, asthme...).
Le taux des éosinophiles augmentent dans les maladies inflammatoires et auto-immunes, dans les hémopathies et cancers et dans les maladies infectieuses.

Les lymphocytes

Les lymphocytes, cellules sanguines faisant partie des globules blancs, sont impliqués dans les mécanismes immunitaires.
On en distingue 2 catégories principales :

- Les lymphocytes B ont des fonctions de synthèse d'anticorps ;
- Les lymphocytes T ont des fonctions de reconnaissance des substances ou micro-organismes, étrangers à l'organisme et aussi de contrôle des réactions immunitaires. Certains d'entre eux sont doués de capacités cytotoxiques, capables de tuer des cellules étrangères.

• ***La lettre T signifie Thymus.*** La NFS comptabilise l'ensemble des lymphocytes. Pour analyser l'ensemble des lymphocytes, on procède à un typage lymphocytaire.
Ce mini-organe glandulaire, très développé pendant l'enfance et régressant après la puberté, est déterminant dans le système de défense, notamment lorsqu'il transforme certains lymphocytes en lymphocytes T, dont les rôles sont multiples :

- Les *lymphocytes T auxiliaires* incitent les lymphocytes B à produire plus d'anticorps. Ils sont des facilitateurs avec un marqueur de surface appelé CD4.
- Les *lymphocytes T suppresseurs* inhibent la production d'anticorps.
- Les *lymphocytes T d'hypersensibilisation* retardée sécrètent plusieurs lymphokines occupant un rôle prépondérant dans l'hypersensibilité (allergie).
- Les *lymphocytes T amplificateurs* accroissent l'activité des lymphocytes T auxiliaires et suppresseurs des lymphocytes B.
- Les *lymphocytes T à mémoire* sont capables de reconnaître, après des années, des antigènes envahisseurs.

On peut identifier un lymphocyte par des protéines particulières, ou marqueurs, présentes à leur surface. Les lymphocytes T possèdent presque tous les marqueurs CD3, certains ont le marqueur CD4, d'autres le marqueur CD8 : des anticorps spécifiques permettent d'identifier ces différentes catégories.

En résumé, les lymphocytes T se divisent en deux populations principales :

- Les **T avec marqueurs CD4**, qui sont classiquement les T auxiliaires ou T amplificateurs de la réponse immune ou T-helper des Anglo-saxons ;
- Les **T avec marqueurs CD8**, qui sont classiquement des T tueurs ou cytotoxiques.

Cependant, certains T, les uns CD4, les autres CD8, peuvent ralentir la réponse immunitaire et se comporter comme T suppresseurs (TS).
On peut effectuer la numération des cellules T (CD3 positives, CD4 positives, CD8 positives) et des cellules B. La numération des simples cellules T CD4+ est un élément majeur de surveillance avec la charge virale des sujets infectés par le VIH (virus de l'immunodéficience humaine, ou SIDA, parfois appelé aussi par l'abréviation anglo-saxonne HIV).

Dosage des lymphocytes :

- Lymphocytes T4 : 450 à 1200 par mm3
- Lymphocytes T8 : 250 à 850 par mm3
- Lymphocytes T4/T8 : 1,4 à 2,2

Dans l'immunosuppression (chute des défenses)

- T4 diminué
- T8 augmenté
- Rapport T4/T8 diminué

Un nombre de cellules CD4+ inférieur à 500 par microlitre (ml ou 1/1000e de millilitre) doit faire envisager l'instauration d'un traitement ;
Lorsque ce nombre s'abaisse au-dessous de 200, il faut craindre une infection et mettre en œuvre un traitement préventif (STIMU + / 2 fois 2 gélules).
Au-dessous de 50, s'y ajoutent les risques d'infection par cytomégalovirus (CMV) et des bactéries qui ne sont pas pathogènes chez un individu non infecté par le VIH.
Le contrôle des T-CD4+ est donc nécessaire tous les 3 mois chez les sujets infectés. Le nombre de CD4+ est diminué dans des déficits immunitaires divers d'origine génétique ; il en existe un peu moins de 30, différents les uns des autres, de gravité variable.

En plus des lymphocytes T, on peut ajouter les cellules NK, l'acronyme de l'anglais Natural Killer (tueuses naturelles). Ce sont des lymphocytes à grosses granulations qui représentent 2% des lymphocytes du sang, mais qui sont beaucoup plus abondants au niveau des régions en contact avec l'extérieur : épiderme ou muqueuse intestinale. Ces lymphocytes, sans réception de surface, détruisent directement les cellules anormales en sécrétant des cytokines, des lymphotoxines et indirectement, des lymphokines. Ils sécrètent également l'interféron.

• ***Augmentation du nombre de lymphocytes :*** l'hyperlymphocytose est définie chez l'adulte par un taux de lymphocytes supérieur à 4000/mm3.
On distingue les hyperlymphocytoses à lymphocytes matures et les hyperlymphocytoses des syndromes mononucléosiques.

Hyperlymphocytose à lymphocytes matures

- Les lymphopathies
- Les endocrinopathies (maladie d'Addison)
- Les médicaments

Syndromes mononucléosiques

- Les infections virales, bactériennes et parasitaires
- Les réactions d'hypersensibilité : purpura thrombopénique, anémie hémolytique, urticaire, médicaments (pénicilline...).

• ***Diminution du nombre de lymphocytes :*** définie par un nombre de lymphocytes inférieurs à 1500 par mm3 chez l'adulte et 3000 par mm3 chez le jeune enfant. La lymphopénie se rencontre lors de l'épuisement ou la sidération des défenses immunitaires (infection), sans oublier la radiothérapie, les antimitotiques, les 10 corticoïdes, le stress, le vieillissement.

Plaquettes

Les plaquettes sont la troisième lignée sanguine, après les globules rouges et les globules blancs. Leur dosage est effectué en cas de prise d'anticoagulants ou « fluidifiants » (Héparine, antivitamine K, antiagrégants plaquettaires, Aspirine).

Les plaquettes sanguines ou thrombocytes sont de petites cellules du sang ; elles sont extrêmement importantes dans la coagulation du sang.
Les valeurs normales oscillent entre 150 et 400 000 par mm^3.
Au-dessous de 150 on dit qu'il existe une thrombopénie.
Le risque hémorragique est majeur en dessous de 50.
Comme souvent en hématologie, il faut toujours rechercher d'emblée une cause médicamenteuse aux anomalies hématologiques, certaines substances pouvant être toxiques pour la moelle osseuse (substances dites aplasiantes) ou pour une seule lignée sanguine, exemple les thrombopénies induites par l'héparine.

• ***Augmentation du taux de plaquettes***
L'augmentation du taux de plaquettes (200 000 à 1 million/mm3) peut mettre sur la voie d'une hémopathie ou d'un syndrome inflammatoire. Une hyperplaquettose s'observe également au cours des hyposidérémies (baisse du fer) quelles qu'en soient leurs causes.

Les anomalies de la fonction plaquettaire

Les déficits génétiques sont rares mais constituent des « modèles » permettant de comprendre le fonctionnement plaquettaire.
Par contre, les anomalies acquises sont nombreuses et sont dominées par l'important problème de la participation plaquettaire à la maladie thrombo-embolique.

• ***Les anomalies acquises.*** *Les anomalies quantitatives* peuvent être dues à un défaut de production médullaire (thrombopénies centrales) ou une réduction de la durée de vie (thrombopénies périphériques).
Leurs explorations relèvent des méthodes hématologiques, immunologiques et isotopiques.
Les déficits qualitatifs sont le plus souvent d'origine médicamenteuse ; c'est le cas de traitements par acide acétyl salicylique, anti-inflammatoires non stéroïdiens, sulfinpyrazone, ticlopidine etc.
Les autres anomalies acquises sont la conséquence d un trouble de la thrombopoïèse : c'est le cas des syndromes myéloprolifératifs où l'on observe souvent une dysmorphie plaquettaire. Il s'agit d'anomalies complexes où s'associent souvent des lésions de structure (perte des granules) et de fonction membranaire. Enfin un autre groupe d anomalies

est lié à un déséquilibre entre les prostaglandines agrégantes et les prostacyclines antiagrégantes. C'est le cas de l'insuffisance rénale.

• ***Hyperconsommation – hyperdestruction.*** Au cours des coagulopathies de consommation, la participation à la coagulation entraîne une hyperconsommation à l'origine d'une thrombopénie. Ceci s'observe également au cours des purpuras thrombotiques thrombocytopéniques où il y aurait excès de production de prostaglandines agrégantes et défaut de synthèse des prostacyclines facilitant la formation de thrombus plaquettaires.
Les plaquettes étant très sensibles aux complexes antigène- anticorps et au complément activé, peuvent participer à de nombreux processus pathologiques d'autant que ces mêmes éléments peuvent altérer les cellules endothéliales ; c'est le cas au cours des lupus érythémateux disséminés, de la thromboan- géite oblitérante de Buerger. Des mécanismes voisins ont été décrits dans le rejet de transplant et même dans la toxémie gravidique.

• **Hyperfonctionnement.** Cette notion s'appuie sur des réponses accrues in vitro à divers stimuli. Par exemple, lors des lésions coronariennes et artérielles, chez le diabétique, il est possible d'observer une réponse accrue de l'agrégation plaquettaire à l'ADP. Chez le diabétique, on observe une augmentation de la production de dialdéhyde malonique. Cependant, chez la plupart de ces malades, on observe également des agrégats plaquettaires circulants, des plaquettes activées, des plaquettes ayant perdu leurs granules. Les taux plasmatiques de facteur 4 plaquettaire ou de (5-thromboglobuline sont accrus, témoignant de leur libération in vivo.
Il est possible d'évoquer chez ces malades une stimulation permanente et modérée des plaquettes dues aux lésions endothéliales, par exemple d'athérome, et non une véritable hyperactivité propre de la plaquette. Les anomalies des plaquettes au cours des processus thrombogènes ou athérogènes peuvent donc être la conséquence des lésions endothéliales même si à d'autres moments ou d'autres endroits, elles ont participé à l'induction des lésions.
Notons enfin que l'hyperplaquettose augmente le risque de thrombose. C'est le cas des hyperplaquettoses, des thrombocytémies essentielles, des syndromes inflammatoires, des hyposidérémies.

Examens spécialisés en hémostase

L'hémostase désigne l'ensemble des processus permettant de réparer des plaies vasculaires.
En pratique, les problèmes posés sont de 3 ordres :

- L'exploration d'un syndrome hémorragique
- La recherche d'une anomalie qui prédispose aux thromboses
- Les méthodes de surveillance des traitements anti thrombotiques

• ***L'exploration d'un syndrome hémorragique.*** Lorsque une plaie vasculaire se produit, les plaquettes sanguines avec l'aide d'une protéine du plasma, le facteur Willebrand, s'agrègent au niveau de la lésion, en assurant ainsi la fermeture : c'est la formation du clou plaquettaire.
Puis, un facteur tissulaire (libéré par le vaisseau sanguin lésé) agit sur un ensemble de protéines : les facteurs de la coagulation auxquels s'associent des inhibiteurs de la coagulation : c'est le second temps ou temps plasmatique de l'hémostase.
L'exploration du premier temps de l'hémostase comporte la numération des plaquettes sanguines, la mesure du temps de saignement et du temps d'occlusion.
La numération des plaquettes permet de définir les thrombopénies (moins de 100 milliards par litre).
Celles-ci sont soit liées à une insuffisance de production et il faudra étudier la moelle osseuse, soit liées à une destruction excessive. Dans les 2 cas, il faudra toujours rechercher une cause toxique médicamenteuse ou infectieuse et une insuffisance hépatique, avant de réaliser la recherche des différentes maladies héréditaires ou acquises pouvant induire des thrombopénies.

Les **thrombocytoses** (plus de 500 milliards de plaquettes par litre) sont plus rares : parmi celles-ci, la thrombocytémie primitive, sorte de «leucémie» des plaquettes.
La mesure du temps de saignement est une exploration globale du premier temps de l'hémostase. On utilise le plus souvent une incision légère du lobe de l'oreille et on mesure le temps de saignement de cette incision. On considère qu'au-delà de 7 minutes, le temps de saignement est franchement pathologique.

La mesure du temps d'occlusion est effectuée sur un appareil automatique le PFA 100 : le sang du patient pénètre dans un système artificiel qui mime ce qui se passe dans les vaisseaux sanguins et mesure, en particulier, le comportement des plaquettes sanguines. Cette mesure remplace avantageusement les anciennes mesures d'agrégabilité plaquettaire.
Le diagnostic d'un allongement du temps de saignement est guidé par la numération des plaquettes et le temps de céphaline activée (TCA).
Si la numération des plaquettes et le TCA sont normaux, cela signera l'existence d'une anomalie purement plaquettaire due à l'une des différentes thrombopathies, maladies le plus souvent héréditaires.
Lorsqu'il y a concordance entre allongement du TCA et du temps de Quick, et en l'absence de toute cause évidente (traitement à l'héparine, insuffisance hépatique), on recherche la cause par **mesure du temps de thrombine.**

Dans le second temps, ou **temps plasmatique de l'hémostase**, de très nombreux acteurs de la coagulation interviennent ; en agissant les uns sur les autres, ils aboutissent à la formation d'un enzyme actif, la thrombine. Celle-ci agit sur une protéine plasmatique soluble, le fibrinogène, et le coupe en petits fragments. Un gros fragment non soluble dans le plasma, la fibrine, précipite pour former le caillot.

Donc, si on ajoute directement la thrombine à un plasma : si le fibrinogène est normal, le temps de coagulation sera normal ; si le temps de coagulation est allongé, il faudra étudier soigneusement la structure du fibrinogène ou le niveau de sa synthèse que plusieurs maladies, héréditaires surtout, peuvent altérer. Cependant, un temps de thrombine normal avec un temps de Quick et un TCA allongé indiquent clairement que l'un des facteurs plasmatiques de la coagulation est anormal, et il faudra pousser plus loin encore les explorations.
Une fois qu'un micro-caillot s'est formé dans le sang circulant, des mécanismes aboutissant à sa destruction sont mis en route afin d'éviter une coagulation dans les vaisseaux sanguins : ceci porte le nom de fibrinolyse.
Un accroissement anormal de la fibrinolyse peut être à l'origine d'hémorragies.

Traitements

L'insuffisance immunitaire (baisse des défenses)

• **STIMU +** : lorsque nos défenses naturelles sont affaiblies, notre résistance à certains virus ou certaines bactéries se trouvent diminuée, induisant une litanie de troubles. Le rôle du système immunitaire est très important pour la santé et sa survie. Béchamp proclamait : « le microbe n'est rien, le terrain est partout ». Dès lors, il existe deux axes d'action : réduire la présence d'agents pathogènes et environnementaux et stimuler l'immunité de l'organisme. Des molécules intéressantes existent pour restaurer notre équilibre immunitaire.
Composition : Alkylglycérols, Beta-glucanes, Calcium, L-Cystéine, Bêta carotène, Fer, Levure lyophilisée, HE Eugénia caryophyllus, Melaleuca alternifolia, Origanum compactum, Vit. E, B1, B3, B6, Zinc, Cuivre, Echinacea, Polyphénols, Sélénium.
Conseils d'utilisation : de 4 à 6 gélules par jour. Plusieurs mois. A adapter selon l'état du terrain et l'évolution.
Présentation : Boîte de 200 licaps marines dosées à 555 mg. *(labo Phyto'Inov)*
L'expérience nous a appris que tout médicament homéopathique, indiqué d'après l'ensemble des symptômes du patient (loi de similitude) et de ses modalités réactionnelles face à la maladie, peut avoir une action immunostimulante lorsqu'on le prescrit de la 7 CH à la 15 CH, une à deux doses par semaine. Le choix de ce traitement, que l'on appelle « de fond », ne peut être fait que par un médecin habitué à l'homéopathie.

On peut utiliser également :
• **ADN** et **ARN** : indiqué dans toutes les maladies avec perturbation immunitaire, notamment après une infection virale prolongée. En cancérologie, ils ont un **effet bénéfique sur l'état général et la fatigue.**
Ils favoriseraient également la cicatrisation post-opératoire, la consolidation des fractures et préviendraient les leucopénies et les anémies chimio-induites. Nous conseillons leur utilisation en mélange de dilution :
ADN 5 CH, ADN 7 CH et ADN 9 CH, 2 granules de chaque tube le matin.
ARN 5 CH, ARN 7 CH et ARN 9 CH, 2 granules de chaque tube le soir.
À faire par cure d'un mois dans le but de stimuler l'état général et le système immunitaire.

• **ECHINACEA ANGUSTIFOLIA** : de nombreuses études [Goel V. 2004 et Luettig B. 1989] suggèrent que l'échinacée stimule le système immunitaire. Il ne faut pas l'utiliser trop longtemps à dose phytothérapique, c'est-à-dire en teinture mère, en raison de sa toxicité possible pour le foie et de possibles interactions avec la chimiothérapie. À dose homéopathique, il n'y a aucun problème. En 7 CH ou 9 CH, 3 granules 1 fois par jour.

• **SILICEA** : excellent stimulant de l'immunité surtout en cas de leucopénie ou de tendance aux infections suppuratives. Agit également sur l'asthénie, la frilosité, la perte d'énergie physique et morale, le découragement, l'amaigrissement progressif et les troubles des ongles. En 9 CH, 1 dose par semaine.

L'anémie (baisse des globules rouges)

Définie par un taux d'hémoglobine en-dessous de 12 grammes par décilitre de sang. C'est un effet secondaire fréquent des chimiothérapies qui nécessite parfois la prise d'érythropoïétine (EPO) ou des transfusions sanguines. L'homéopathie peut stimuler la fabrication des globules rouges et diminuer la fatigue liée à l'anémie.

• **MEDULOSS** : organothérapie de moelle osseuse, prescrite de façon systématique dès qu' il y a une baisse d'une des trois lignées sanguines pour en stimuler la fabrication. Son efficacité sur la formule sanguine est remarquable et régulièrement observée.
En D 8, 60 ml, 15 gouttes 2 à 3 fois par jour ou en 4 CH, 1 à 2 ampoules buvables par jour.

• **CHINA** : médicament des suites de pertes de sang ou d'anémies par suite de destruction des globules rouges, ce qui est précisément le cas lors de la chimiothérapie. La soif et la faiblesse intense, les bourdonnements d'oreille, les sueurs profuses et bien sûr la pâleur sont autant de signes qui orientent de façon très claire vers ce remède.
En 9 CH, 3 granules 2 à 3 fois par jour.

• **FERRUM MURIATICUM** : anémie par suite de pertes sanguines, de malnutrition ou de maladie chronique avec déficience de l'état général. Indiqué dans les hémopathies malignes associant splénomégalie (grosse rate) et anémie. CHINA est son complémentaire.
En 7 CH, 3 granules 2 fois par jour.

• **KALIUM CARBONICUM** : anémie ferriprive avec douleur dans le bas du dos épurement pâleur, sueurs, dyspnée, amaigrissement et œdème des angles internes des paupières supérieures. En 4 CH,
3 granules 2 à 3 fois par jour.

La leucopénie (baisse des globules blancs)

Définie par une baisse des globules blancs en-dessous de 4000 par millilitre de sang. Cela survient très fréquemment entre le septième et le dixième jour après la chimiothérapie, période que l'on nomme le nadir. Les globules blancs sont composés notamment par les polynucléaires neutrophiles dont l'acronyme est PNN. Ils permettent de lutter contre les infections bactériennes. C'est surtout cette valeur qui est surveillée par l'oncologue pour autoriser ou non une nouvelle chimiothérapie lorsque les PNN sont inférieurs à 1 500 par millilitres, la chimiothérapie est repoussée. Dans certains cas la limite est abaissée à 1 000 PNN par millilitres. Pour éviter cela, l'oncologue prescrit de plus en plus souvent des facteurs de croissance granulocytaires comme le lénograstim (Granocyte®) ou le filgras- tim (Neupogen®) ou sa forme à libération prolongée (Neulasta®). Ces injections parfois indispensables sont très efficaces et d'action rapide, mais peuvent provoquer des douleurs osseuses et des courbatures.

• **MEDULOSS** : organothérapie de moelle osseuse, à prendre de façon systématique dès qu'il y a une baisse d'une des trois lignées sanguines.
En D 8 60 ml, 15 gouttes 2 à 3 fois par jour ou en 4 CH, 1 à 2 ampoules buvables par jour.

• **NATRUM MURIATICUM** : indiqué dans les **leucopénies chimio-induites**. En 7 CH, 3 granules par jour.

• **SILICEA** : indiqué dans les hypo-gammaglobulinémies et dans la **leucopénie**. Stimule l'immunité. En 9 CH, 3 granules 1 à 2 fois par jour.

• **CARBOLICUM ACIDUM** : défaillance brutale de l'état général avec leucopénie sévère et surinfection. Indiqué **en cas de septicémie fébrile en association avec l'antibiothérapie.** Indication heureusement assez rare et qui nécessite une hospitalisation. En 7 CH, 3 granules 3 fois par jour.

La thrombopénie (baisse des plaquettes)

Définie par un taux de plaquettes inférieur à 150 000 par millilitre de risque de saignement apparaît surtout en cas de plaquettes inférieures à 30 000. Les transfusions de culots plaquettaires ne sont effectuées qu'en cas de risque hémorragique ou d'intervention chirurgicale indispensable. En effet, la durée d'action de ces culots plaquettaires n'est que de quelques jours. L'homéopathie est très utile dans cette indication car il n'existe pas encore de facteur de croissance des plaquettes.

• **MEDULOSS** : organothérapie de moelle osseuse, à prendre de façon systématique dès qu'il y a une baisse d'une des trois lignées sanguines. En D 8, 60 ml, 15 gouttes 2 à 3 fois par jour ou en 4 CH, 1 à 2 ampoules buvables par jour.

• **CROTALUS HORRIDUS** : venin de cotale, puissant activateur plaquettaire, son efficacité est souvent vérifiée. En. 7 CH, 3 granules 2 a 3 fois par jour.

• **BOTHROPS** : autre venin de serpent; également activateur plaquettaire à utiliser à la place de Crotalus lorsque celui-ci n'agit plus suffisamment. En 9 CH, 3 granules 1 à 2 fois par jour.

• **VIPERA TORVA** : venin de vipère, indiqué dans le purpura, les pétéchies et les ecchymoses spontanées. C'est également un bon médicament de l'insuffisance veineuse lorsque les jambes sont lourdes et améliorées surélevées. En 5 CH, 3 granules 2 fois par jour.

• **PHOSPHORUS** : en prévention des saignements à répétition et de la baisse des plaquettes. En 15 CH, 1 dose par semaine.

Bilan prostatique

Il sera fait systématiquement après la cinquantaine chez l'homme couplé au toucher rectal, examen systématique permettant de palper la prostate par voie interne.
La prostate donne lieu à deux pathologies : l'hypertrophie et le cancer.

Phosphatases acides

Les phosphatases acides existent dans tous les tissus humains. Leur activité est élevée dans les érythrocytes (globules rouges) et surtout dans le tissu prostatique.
Seule la phosphatase acide d'origine prostatique présente un intérêt séméiologique (signes des maladies). Son activité est élevée au cours des cancers de la prostate. C'est un examen peu sensible puisque souvent l'élévation de l'activité enzymatique devient nette qu'après l'apparition de métastases.
Un toucher rectal peut augmenter le taux sérique de la phosphatase acide d'origine prostatique. Le prélèvement sanguin doit donc être effectué avant ou 2 à 4 jours après un toucher rectal.

- Taux 1 à 5 UI/l. Doit être inférieur à 10 UI/l.

Elles sont augmentées en cas de problème osseux ou prostatique. Pour les distinguer, on peut faire des dosages séparés, (phosphatases acides prostatiques).
Aujourd'hui cet examen est pratiquement abandonné au profit du marqueur prostatique spécifique : les PSA (« Prostatic Specific Antigen »)

PSA

C'est l'examen habituel de la surveillance prostatique. Il faut d'abord savoir que le taux normal augmente avec l'âge. Ainsi avant la cinquantaine les PSA doivent être inférieurs à 2,7 nanogrammes par millilitre de sérum et au-delà de la cinquantaine, ils doivent demeurer inférieurs à 4. Par ailleurs, les PSA augmentent avec le volume de la prostate.
Il est préférable d'effectuer le prélèvement sanguin pour ce dosage au moins 48 heures après un examen par toucher rectal de la prostate et surtout après une biopsie (prélèvement d'un fragment de tissu) ou une intervention chirurgicale sur la prostate (attendre alors au moins 3 semaines). Pour un traitement médical classique (antiandrogènes, antagonistes LH-RH), il faut attendre 3 mois. Une infection microbienne (prostatite) a le même effet.

Chez les sujets âgés, le PSA peut se situer entre 4 et 10 nanogrammes.

- **Entre 4 et 10,** il faut attendre, renouveler le dosage au bout de 2 mois, ou bien recourir au rapport PSA libres/PSA totales.
- **Au-delà de 10,** un cancer doit être recherché.
- **Si le PSA est situé entre 4 et 10** et si le rapport libre/total est inférieur à 15%, il faut rechercher un cancer prostatique par biopsie.
- **Si le rapport est supérieur à 25%**, un cancer est très peu probable. Il s'agit probablement d'une simple hypertrophie. (adénome)
- **Entre 15 et 25%** il faut renforcer la surveillance clinique et biologique.

Toutefois, l'examen clinique reste indispensable car 3 % des cancers prostatiques évoluent avec un PSA sérique normal.
Lorsqu'un cancer prostatique est diagnostiqué, le dosage du PSA continue à avoir un grand intérêt.

- **Si le PSA total est supérieur à 50,** il y a, en général, extension locale du cancer.
- **Si le PSA total est supérieur à 100,** il faut craindre des métastases.

Dans tous les cas il ne s'agit que d'un « risque statistique » : pour un patient donné, la concentration du PSA ne permet pas d›affirmer l›extension locale ou les métastases et des examens radiologiques sont toujours indispensables pour préciser l›extension.

Fiabilité des PSA contestée

Une étude a fait sensation dans le *British Médical Journal* (BMJ) mettant en cause la fiabilité des dosages sanguins PSA.

Cette étude a été suivie par une campagne médiatique exigeant la fin des campagnes massives de dépistage du cancer de la prostate par dosage PSA. La campagne a culminé avec un splendide article paru dans le *New York Times* du 3 mars 2010, signé du Docteur Richard Ablin.

Le Dr Ablin, découvreur du PSA en 1970, remet en question du « toute prévention », qui encourage les hommes à faire ces tests qui risquent de les attirer dans un engrenage d'examens dangereux, coûteux, et de traitements inutiles, mais aux effets potentiellement catastrophiques.

A l'origine de cette mobilisation aux Etats-Unis contre le dépistage massif du cancer de la prostate par le dosage sanguin de PSA, il y a la constatation que :la hausse du taux sanguin de PSA n›est pas spécifique au cancer : alors que la majorité des médecins et des urologues considèrent qu›un taux supérieur à 4 ng/ml est anormal, il faut savoir que 80 % des hommes qui ont entre 4 et 10 ng/ml ont en fait un élargissement bénin de la prostate, qui n›a rien à voir avec un cancer, et qu›un taux élevé est très souvent lié à d›autres causes, une inflammation ou la prise de médicaments (ibuprofène).

En France, les dosages de PSA continuent à leur rythme industriel. Chaque année, des centaines de milliers d›hommes continuent à être inutilement inquiétés. Beaucoup doivent subir de douloureuses biopsies, et parfois même subir de très douloureuses ablations de la prostate, alors que cela se révélait inutile.
Réciproquement, un cancer de la prostate peut aussi entraîner une baisse du taux sanguin de PSA.

Le test PSA ne permet de diagnostiquer que 3,8 % des cancers, autrement dit, il en manque 96, 2 %.
Lorsque le dosage PSA permet de détecter un cancer, il ne permet pas d›évaluer s›il s›agit d›une forme à évolution lente, peu .problématique surtout chez les hommes âgés, ou d›un type de cancer plus agressif.

80 % des malades de la prostate meurent d'une autre cause

Dans le cas du cancer de la prostate, ce sont exactement 82,25% des « malades » chez qui ont aura diagnostiqué un cancer de la prostate mais qui mourront d'*autre* cause. Cela doit donc nous alerter sur la notion de « cause » dans la médecine moderne.

Les dosages PSA sont toutefois utiles dans certaines circonstances

D'après le Dr Ablin, les dosages sanguins de PSA n'ont *aucun rôle à jouer dans la prévention* du cancer de la prostate. Ces tests n'ont d'utilité que pour surveiller les personnes qui ont été traitées pour un cancer de la prostate ou qui ont des antécédents familiaux. Dans ces deux cas, une augmentation forte et rapide du PSA sanguin peut signifier que le cancer est toujours présent.
Le dosage de PSA est fondamental chez les sujets traités pour cancer prostatique : un retour à la normale du PSA est un élément extrêmement favorable de la réponse thérapeutique et donc d'excellent pronostic à moyen et à long terme. Une fois le PSA normalisé, une récidive de la maladie se traduira d'abord par une élévation isolée du PSA, bien avant que n'apparaissent les manifestations cliniques ou radiologiques de la maladie.

Autres examens

Métabolites des œstrogènes urinaires. Ils permettent d'évaluer :

- le facteur de risque de cancer œstrogèno-sensible
- le marquage évolutif de la maladie cancéreuse
- le facteur du risque de cancer de la prostate
- les conséquences de la contraception et du traitement hormonal substitutif de la ménopause.

L'analyse de 20 métabolites d'œstrogènes évalue :
Les rapports de risque

- l'index de protection,
- l'index génotoxique,
- l'index prolifératif et,
- l'index de détoxication des catecholestrogènes.

Sur 10ml d'urine de réveil
(Examen réalisé au *labo Philippe Auguste)*

- Test unique PCA3

Ce nouveau test analyse les cellules provenant de la prostate et recueillies dans les urines, ce qui ferait disparaître le risque de dissémination.

Bilan rénal

Les reins ont une première fonction de filtration du sang : toutes les substances contenues dans le sang traversent le filtre, sauf les plus grosses protéines, les globules rouges et blancs et les plaquettes sanguines.
Tout ce qui a filtré constitue l'urine primitive, puis le rein récupère dans celle-ci un grand nombre de substances, y compris de l'eau : cette fonction est appelée réabsorption.
Explorer la fonction rénale consiste, par des épreuves appropriées, à tester la capacité du rein à effectuer ces opérations de filtration et de réabsorption.
La régulation rénale de l'équilibre hydro-électrolytique fait intervenir deux hormones : l'aldostérone et l'hormone antidiurétique (ADH ou vasopressine). L'aldostérone favorise la réabsorption du sodium au niveau du tube distal. Le sodium réabsorbé est échangé contre les ions K(+) ou H(+).

Les épreuves de concentration-dilution étudient la capacité du rein à réabsorber l'eau : pour cela on procède au test à l'hormone anti-diurétique (ADH)
L'ADH ou vasopressine permet de mesurer sans les contraintes d'un jeûne prolongé, le pouvoir de concentration rénale en quelques heures. L'ADH favorise au niveau du tube distal la réabsorption facultative d'ions sans réabsorption d'électrolytes… (ion 'libre').

On fait cnsuite inhaler par voie nasale 5 mg de DAVP (hormone antidiurétique de synthèse ou 1 desamino-8-D-arginine-vasopressine). Dans les minutes qui suivent, l'hormone exerce une antidiurèse dont les effets s'analysent sur la miction qui suit.
Celle-ci permet la réabsorption de l'eau : son absence ou son inefficacité au niveau rénal est à l'origine du diabète insipide : les sujets ne retiennent pas l'eau et sont obligés, pour survivre, d'en absorber de très grandes quantités.

Test du jeûne

On impose un jeûne hydrique total de 16h environ. Chaque miction est mesurée soigneusement de façon à tracer l'évolution du débit urinaire. Parallèlement, l'osmolalité urinaire est mesurée dans chaque échantillon. Une mesure osmométrique directe est plus précise que la mesure de la densité urinaire.
Une réponse normale est obtenue lorsque la concentration osmotique urinaire augmente alors que le débit urinaire diminue. Cette augmentation est d'autant plus appréciable que le test dure longtemps. Il est recommandé de le maintenir au moins 12h. Dans l'un des derniers échantillons urinaires l'osmolarité doit être supérieure à 800 mOsm/l (soit une densité urinaire supérieure à 1,024).

Variations pathologiques

Ces explorations s'appliquent en particulier à l'étude des polyuries ainsi qu'à l'estimation du retentissement rénal des hypokaliémies, des hypercalcémies et l'intoxication par des sels de lithium. Une réduction du pouvoir de concentration peut aussi être le seul signe d'atteinte rénale dans l'hypertension artérielle, le diabète sucré, les infections urinaires chroniques. Cette exploration perd tout intérêt lorsqu'il existe une insuffisance rénale évidente.
Le fonctionnement rénal peut être altéré par une lésion anatomique, il s'agit d'une néphropathie organique, ou perturbé par un déséquilibre hémodynamique, et quand le déséquilibre ou hydroélectrolytique du milieu intérieur : il s'agit alors de néphropathie fonctionnelle. La distinction essentielle entre ces deux catégories provient du fait que les atteintes fonctionnelles régressent toujours avec la correction de la perturbation causale sans laisser de séquelles, alors que les atteintes organiques peuvent réduire la capacité fonctionnelle rénale définitivement et entretenir la lente progression d'un processus de destruction irréversible.

Les explorations biochimiques de l'urine et du sang entreprises chez un malade, suspect de maladie rénale, permettront de répondre aux deux questions essentielles :

- Peut-on faire la preuve d'une lésion organique des reins ?
- Quelle est la conséquence de cette lésion sur la régulation du milieu intérieur ?

Afin de répondre à ces deux questions, le praticien dispose d'examens biochimiques spécifiques qui permettent de préciser les stigmates de l'atteinte rénale et leur retentissement fonctionnel. Ces explorations s'associent en règle à des investigations bactériologiques, immunologiques, radiologiques, échographitiques et radio-isotopiques.

Trois tests classiques

❶ Urée

L'urée est un déchet du métabolisme des protéines qui normalement est éliminé par les reins. Lorsqu'ils ne fonctionnent pas bien, l'urée augmente et s'accumule dans le sang.
Le terme urée sanguine est encore parfois utilisé à tort pour désigner l'urée du plasma sanguin.
L'urée est une substance de très petite taille, fabriquée par le foie pour pouvoir éliminer l'azote des protéines. L'élimination de l'urée s'effectue dans l'urine.
La concentration normale de l'urée dans le plasma se situe entre 2,5 et 10 millimoles par litre (2,5 à 10 mmol/l) ou si l'expression des résultats est encore faite comme autrefois, de 0,15 à 0,60 gramme par litre. Elle est élevée si elle est supérieure à 0,70 g/l. Elle s'accompagne souvent d'une prise de poids, une augmentation de tension artérielle et des dèmes aux jambes en particulier.

Cette concentration dépend de deux facteurs : l'apport alimentaire en protéines et la capacité du rein à éliminer ces différentes substances dans l'urine. La concentration de l'urée plasmatique augmente donc si l'apport de protéines dans l'alimentation est important, ou s'il existe une insuffisance rénale aiguë ou chronique.

On ne peut donc utiliser le dosage de l'urée plasmatique pour détecter une insuffisance rénale, le dosage de la créatinine est beaucoup plus utile dans ce cas. Par contre, la mesure de l'élimination journalière de l'urée dans l'urine (urée urinaire) permet d'évaluer l'observance d'un régime pauvre en protéines ou de mettre en évidence, en particulier dans les services de réanimation, une destruction des protéines corporelles (hypercatabolisme protéique).

❷ Créatinine plasmatique

La créatinine est une substance que l'on peut doser dans le sang et dans les urines. Elle permet d'étudier la fonction rénale, en particulier le pouvoir filtrant des riens. Elle est produite par les muscles.
En elle-même, cette substance présente peu d'intérêt, mais c'est un excellent témoin du fonctionnement des reins. Sa concentration dans le plasma augmente si la fonction rénale est déficitaire, mais diminue si les masses musculaires diminuent, ce qui se produit chez les sujets âgés.

Des formules plus ou moins complexes permettent d'obtenir une mesure du débit de filtration glomérulaire ou DFG à partir de la créatinine plasmatique.

- **Formule utilisée chez l'homme**
  140-âge X poids en kg X 1,23
  Créatinine plasmatique (en micromoles/litre)

- **Pour la femme, il faut remplacer 1,23 par 1,04.**
  Le DFG est le critère du fonctionnement rénal : normalement aux environs de 120 millilitres par minute. On peut définir 70 millilitres par minute comme limite inférieure de la normalité : au-dessous il y a insuffisance rénale modérée, puis sévère. A partir de 10 millilitres par minute, une hémodialyse devient obligatoire.

Le dosage de la créatinine plasmatique est soumis à plusieurs causes d'erreur : prise de médicaments à visée anti-épileptiques et de certains antibiotiques, effort musculaire intense précédant le prélèvement sanguin, alimentation extrêmement riche en viande.

Toutes ces considérations font que seules les limites supérieures de la créatinine plasmatique sont :

- Chez l'homme : 124 micromoles par litre (µmol/l) ou 14 mg par litre (mg/l).
- Chez la femme : 97 micromoles par litre (µmol/l) ou 11 mg par litre (mg/l

Si la créatininémie est normale : il s'agit d'une insuffisance rénale fonctionnelle, donc bénigne qui survient lors :

• D'un manque hydrique (on ne boit pas assez) : c'est la cause la plus fréquente. Rappelons que l'urée est un déchet qui stagne dans le sang s'il n'est pas éliminé par les reins... Cette accumulation de déchets dans le sang correspond à un encrassage qui débouche sur des pathologies... Il reste à boire environ un litre et demi par jour et plus s'il fait chaud.

- D'une infection.
- Des troubles hydroélectrolytiques secondaires à une diarrhée ou à des vomissements.
- D'un obstacle sur les voies urinaires.
- D'une insuffisance cardiaque.
- D'un apport excessif de protéines (viandes, poissons, caséines des laitages (80% de phosphoprotéines).

Si la créatininémie est supérieure à 12 mg/l : il s'agit d'une insuffisance rénale organique (altération des reins). On demande alors le taux d'urée et une clairance de la créatinine pour évaluer la gravité de cette insuffisance rénale :

- Si la clairance créatinine est inférieure à 30 ml/minute : hospitalisation urgente en service de néphrologie.
- Si la clairance est abaissée mais supérieure à 30 ml/minute, on complète le bilan par une batterie d'examens – HLM : Hématies Leucocytes Minutes – ECBU – recherche du sédiment urinaire – UIV – scanner – IRM.
- Si le diagnostic n'est pas évident, il faut se résoudre à pratiquer une ponction biopsie rénale.

❸ Mesure de la filtration glomérulaire

Mesure de la clairance de l'inuline. La concentration de l'inuline dans le plasma, dans l'urine, ainsi que la mesure du débit urinaire, sont les trois paramètres requis pour le calcul de la filtration glomérulaire. Cette valeur peut être aussi dénommée clairance de l'inuline. Le terme de clairance quand il est appliqué à une autre substance ayant un métabolisme intra-rénal différent de l'inuline, n'est pas synonyme de mesure de filtration glomérulaire. La filtration glomérulaire peut aussi se mesurer à l'aide d'un autre sucre non métabolisé dans l'organisme : le mannitol. Les conditions techniques de cette mesure sont identiques à celles de la mesure de clairance de l'inuline.

Mesure de la clairance de la créatinine endogène. Afin d'éviter l'introduction d'une substance étrangère dans l'organisme, la filtration glomérulaire est mesurée par la clairance de la créatinine endogène. La créatinine est partiellement réabsorbée dans le tube rénal, toutefois, ce transfert est limité, si bien que la clairance de la créatinine indique la filtration glomérulaire à quelques pourcents près. La filtration glomérulaire est de 120 ml/min/1,73m^2 de surface corporelle (surface moyenne d'un adulte normal).

- si inférieure à 60 : on parle d'insuffisance rénale chronique (IRC) débutante,
- si entre 30 et 60 : IRC modérée
- si entre 15 et 30 : IRC sévère,
- si inférieure à 15 : IRC évoluée.

Toute diminution de la filtration glomérulaire traduit une insuffisance rénale. En pratique, après avoir éliminé une erreur technique, comme le fait de calculer une clairance avec un débit urinaire insuffisant, la mesure de la filtration glomérulaire sera répétée à cours terme. La constance de sa diminution, voire son altération progressive, atteste d'une atteinte rénale organique.
En cas d'insuffisance rénale fonctionnelle, la correction des perturbations hémodynamiques ou hydroélectrolytiques responsables amène sa normalisation rapide en quelques heures.

Maladies rénales

Lithiases rénales

C'est la présence de calculs dans les voies urinaires. La première étape est la mesure de la cristallurie (recherche de cristaux dans les urines et la détermination de leur nature). Le recueil des urines est simple puisqu'il s'agit d'une unique miction, par contre, l'urine ne doit pas être conservée à une température inférieure à 20°C (afin d'éviter la précipitation à froid des cristaux) et l'examen doit être pratiqué dans les 2 heures qui suivent le recueil de l'urine.

Il est parfois utile de réaliser une épreuve de cristallurie provoquée, en instaurant un contrôle de la boisson et des recueils multiples d'urine dans la journée. Produits qui cristallisent :

- Les oxalates de calcium
- Les phosphates de calcium
- L'acide urique
- Les médicaments

Examens. Lorsque des calculs sont émis dans les urines ou prélevés dans la vessie par des sondes, l'analyse des calculs est très importante car le traitement de la lithiase dépend de la nature des calculs. Le dosage de l'oxalurie est souvent pratiqué en raison de la fréquence de la lithiase oxalique. L'augmentation de l'oxalurie peut être liée à un excès d'apport ou d'absorption intestinale de l'oxalate ; certains aliments en sont très riches : chocolat, betteraves, épinards, etc. La deuxième cause est celle d'un apport médicamenteux excessif (vitamine C) ou d'une intoxication par l'éthylène glycol contenu dans les antigels.

Syndrome néphrotique

Critères cliniques et biologiques s'associent pour définir le syndrome néphrotique. Quatre critères sont retenus :

- protéinurie supérieure à 3 mg/min ;
- hypoprotéinémie avec, hypoalbuminémie inférieure à 25 g/l ;
- syndrome œdémateux ;
- augmentation de toutes lipoprotéines plasmatiques.

Des quatre critères retenus dans la définition du syndrome néphrotique, les œdèmes diffus sous-cutanés et séreux sont maintenant toujours bien combattus par l'ingestion d'un régime désodé et l'usage de salidiurétiques puissants : ils ne sont plus nécessaires au diagnostic.
Un bref aperçu physio-pathologique permettra de retenir l'intensité de la protéinurie qui longtemps peut rester le seul stigmate du syndrome. Ainsi, l'intensité de cette fuite glomérulaire entraîne une protéinurie massive. Cette perte protéique et notamment albuminurique est compensée par une synthèse hépatique accrue. Cette augmentation ne peut dans certains cas suffire à compenser la fuite urinaire. Les stocks de l'organisme diminuent et apparaissent alors une hypoprotéinémie et l'hypoalbuminémie. Notons que la baisse de la pression oncotique ainsi que l'hyperaldostéronisme qui en résulte, favorisent l'apparition d'œdèmes. L'hyperaldostéronisme secondaire rend compte d'une natriurie extrêmement faible, de l'ordre de quelques millimoles par jour.

L'insuffisance rénale

L'insuffisance rénale se définit par la réduction du débit de filtration glomérulaire. Son appréciation se fait communément par la mesure de la rétention de molécules azotées. Historiquement, le dosage plasmatique dese l'urée fut le premier proposé d'où l'expression synonyme « d'urémie ». Ultérieurement, la concentration plasmatique d'une autre molécule azotée, témoin du catabolisme protidique, la créatinine, fut retenue comme critère plus précis d'altération fonctionnelle rénale. La mesure de la clairance de la créatinine endogène, et la relation de celle-ci avec la concentration plasmatique de la créatinine ont été précisées.
Lorsque l'atteinte rénale survient brutalement, notamment sous une forme anurique, (blocage de l'urine) on est en présence d'une insuffisance rénale aiguë. Lorsqu'elle se constitue lentement, sur plusieurs mois ou années, il s'agit d'une insuffisance rénale chronique.

L'insuffisance rénale chronique. Toute néphropathie chronique bilatérale se complique dans un délai plus ou moins long d'insuffisance rénale. C'est dire que les signes cliniques et biologiques propres à l'insuffisance rénale doivent être recherchés attentivement et périodiquement chez tout malade porteur de néphropatie. Ces signes sont initialement latents et ne sont découverts qu'à l'occasion de contrôles biologiques systématiques.

C'est pourquoi, la mesure de la concentration plasmatique de l'urée – ou mieux de la créatinine – doit faire partie de tout examen de santé. Ce n'est que lorsque les trois quarts des néphrons sont détruits que l'insuffisance rénale s'exprime par de nombreuses complications.
Le traitement de l'insuffisance rénale chronique a été bouleversé par l'apparition du rein artificiel et la greffe rénale.

Les analyses d'urines

ECBU

Ce terme est l'abréviation d'Examen Cyto Bactériologique des Urines : il a remplacé l'ancien terme de culot urinaire.
Il permet de rechercher la présence d'une infection et le germe en cause. Les urines sont normalement considérées comme étant stériles. On ne doit donc pas y retrouver de globules blancs (leucocytes) de globules rouges, ni aucun germe. Un taux faible (simples traces) est cependant toléré.
L'examen au microscope de l'urine permet de compter le nombre de globules rouges et de globules blancs par millilitre d'urine. On détermine aussi, par la mise en culture de l'urine, maintenant en 4 à 5 heures, le nombre de bactéries présentes dans l'urine.

Une infection urinaire se caractérise par un nombre de globules blancs supérieurs à 5000 par millilitre et plus de 1000 bactéries par millilitre.
En cas d'infection urinaire, le germe le plus fréquemment rencontré est l'Eschérichia Coli. Ce germe était si fréquent, qu'autrefois on ne parlait pas d'infection urinaire ou de cystite, mais de colibacillose !

On fait disparaître ce germe avec la canneberge (Cranberry pour les Anglo-saxons). La baie rouge de cette plante des marais « décolle » le germe de la muqueuse génitale infectée (effet mécanique). Si le colibacille est la bactérie le plus souvent à l'origine des infections urinaires, de nombreuses autres bactéries peuvent être responsables. Quand le nombre de leucocytes est élevé sans nombre anormal de bactéries, il faut rechercher l'agent responsable de la tuberculose (le bacille de Koch). On peut recourir aux huiles essentielles.

Cytologie

C'est l'étude des cellules contenues dans l'urine :

- globules blancs (leucocytes) inférieurs à 10000/ml, d'un taux élevé et la présence de leucocytes « altérés », oriente vers infection urinaire.
- Globules rouges (hématies) inférieurs à 10 000/ml.
- Absence de cellules épithéliales.
- Absence de cristaux (leur présence pourrait donner lieu à un calcul urinaire à rechercher).

En cas d'infection, on quantifie plus d'un million de germes par millimètres cubes d'urines. On procède ensuite à un antibiogramme, en testant différents antibiotiques pour identifier ceux qui sont efficaces contre le germe en cause. On dit alors que le germe est sensible ou résistant à l'antibiotique en question.
Toutefois à la place d'un antibiogramme, nous privilégions, selon le même principe, un « Aromatogramme », c'est-à-dire de rechercher les huiles essentielles efficaces contre le germe pathogène. C'est une bonne alternative pour enrayer les infections.

Glycosurie

Ce terme désigne la présence en quantités anormales de glucose dans l'urine : on utilise aussi le terme plus précis de glucosurie.
Du glucose en quantité mesurable apparaît dans les urines lorsque la concentration du glucose dans le sang dépasse le seuil de 1,20 gramme par litre ou 6,7 millimoles par litre = 6,7 mmol/l.
Des bandelettes de carton recouvertes de réactifs adaptés sont trempées dans l'urine et, suivant la modification de la couleur, on peut déduire une concentration approximative du glucose dans l'urine. Une glycosurie identifie un diabète sucré.

Protéinurie

Ce terme désigne la présence, en quantités anormales, de protéines dans les urines.
Normalement, le rein filtre le plasma qui contient une grande quantité de protéines. Un rein sain ne laisse passer que de très petites quantités de certaines protéines (les plus petites).
Le dépistage d'une protéinurie s'effectue sur des urines recueillies pendant 24 heures. Une bandelette de papier (ou plastique) imprégnée des réactifs convenables est trempée dans l'urine et immédiatement retirée. La présence de protéines entraîne le changement de couleur du réactif. La lecture s'effectue par comparaison avec des étalons colorés placés sur le flacon contenant les bandelettes. Les résultats sont souvent exprimés par 0, traces, +, ++, +++, ++++ en se référant à l'échelle colorée.
Ce dépistage est en fait souvent réalisé sur une simple miction, et non sur les urines de 24 heures ce qui en diminue la fiabilité.
Lorsqu'un résultat positif apparaît sur la bandelette, il faudra obligatoirement réaliser un dosage de la protéinurie sur urines recueillies pendant 24 heures.

a) **Une protéinurie dite intermittente** peut apparaître à l'occasion d'un exercice violent, d'un épisode de fièvre, d'un séjour en altitude, voire même sans cause apparente, puis disparaître pour réapparaître plus tard. Ce type d'anomalie est d'excellent pronostic, les sujets qui en sont atteints doivent en être prévenus (pour éviter des erreurs ultérieures d'interprétation), et il convient de les rassurer.

b) **La protéinurie orthostatique** est celle qui ne se manifeste que lorsque les patients sont en position debout ; ces sujets sont souvent de grande taille avec une forte courbure de leur colonne vertébrale à la partie inférieure du dos. Là encore, le pronostic est excellent mais il faut être un peu méfiant et explorer soigneusement le fonctionnement rénal car une authentique maladie rénale peut parfois débuter par une protéinurie de type orthostatique.

c) **Les protéinuries permanentes** sont signes de maladie rénale et donc d'une altération du filtre rénal, toujours présente si la protéinurie dépasse 2 grammes par joue. Si la protéinurie est inférieure à cette valeur, l'altération du filtre rénal n'est pas obligatoire. Si la protéinurie apparaît dans un

tableau aigu d'insuffisance rénale, la réversibilité des lésions est possible. La constatation d'une protéinurie permanente, dépassant, surtout 2 grammes par jour, impose la biopsie rénale (prélèvement à l'aiguille d'un fragment rénal étudié ensuite au microscope).
La recherche d'une protéinurie doit être systématique chez les sujets atteints d'hypertension artérielle, les sujets diabétiques et les sujets en insuffisance rénale. La surveillance d'un diabétique impose cet examen qui porte curieusement un autre nom de prescription : recherche d'une microalbuminurie. L'albumine est une protéine de petite taille du plasma où elle est très abondante.

Sa petite taille explique qu'elle soit la première à passer le filtre rénal si celui-ci est altéré, et à être retrouvée dans les urines.
Le terme utilisé microalbuminurie est un très mauvais choix car il ne s'agit de rien d'autre que d'un dosage de l'albumine, mais par une méthode très sensible qui permet ainsi de détecter de minimes altérations.
L'albuminurie normale est inférieure à 30 milligrammes éliminés par jour. Si cette élimination dépasse ce seuil, on dit que la microalbuminurie est positive.
Sur les urines de la nuit, on dit qu'elle est positive si l'élimination est supérieure à 20 microgrammes par minute (soit 1,2 milligramme par heure).
Sur un simple échantillon d'urine, on dit que la microalbuminurie est positive si le rapport albumine divisé par créatinine est supérieur à 30 milligrammes d'albumine par gramme de créatinine qui sert ici de marqueur.

À l'inverse de la microalbuminurie, on peut observer des protéinuries massives dans ce que l'on appelle des syndromes néphrotiques : la fuite d'albumine dans les urines devient si forte que la concentration de l'albumine dans le plasma s'abaisse au-dessous du seuil de 30 grammes par litre de plasma.
Le syndrome néphrotique s'accompagne d'œdèmes des membres inférieurs (gonflement des pieds et des jambes), et d'anomalies des lipides (graisses) du plasma.

Calciurie des 24 heures

Chez un adulte qui s'alimente normalement, on peut retenir 100 et 300 milligrammes par jour comme limite inférieure et supérieure de la calciurie totale.
La calciurie est plus élevée chez l'homme que chez la femme, et chez celle-ci 250 milligrammes par jour seraient la limite supérieure.

Chez les sujets atteints de lithiase urinaire (présence de calculs ; véritables cailloux, dans les voies urinaires), le dosage de la calciurie doit se faire en régime libre, le sujet vivant son régime habituel hors de l'hôpital. Il faudra alors effectuer au moins 2 fois la mesure de la calciurie.
Les apports alimentaires de calcium peuvent modifier la calciurie : les produits laitiers (lait, yaourts, crèmes glacées, etc.) sont responsables de la plus grande partie des apports calciques.
Les hypercalciuries diététiques peuvent être détectées en soumettant le sujet à un régime sans produits laitiers pour rechercher une normalisation de la calciurie chez les sujets lithiasiques.

Il est d'ailleurs possible de tester alors l'effet sur la calciurie de l'absorption de 1 g de calcium (test de Pak). Bon nombre d'hypercalciuries sont d'origine inconnue.

D'autres sont secondaires à diverses causes : augmentation de la destruction osseuse, dysfonctionnement rénal aboutissant à une fuite calcique, augmentation de l'absorption intestinale de calcium, etc.
L'hypocalciurie est plus rare et lié à diverses causes : réduction de l'absorption intestinale de calcium (diminution des apports, carence en vitamine D qui normalement régule le métabolisme du calcium), diminution de l'excrétion rénale du calcium.

Bilan thyroïdien

Les hormones thyroïdiennes jouent un rôle essentiel dans chacune de nos fonctions corporelles. Sans elles, la vie serait impossible.
La glande thyroïde est la principale réserve en iode de l'organisme : elle stocke environ 20 % de l'iode totale du corps. Les deux principales hormones sont la T3, également appelée « triiodothyronine », et la T4, la « thyroxine ». Elles contiennent respectivement trois et quatre molécules d'iode.

La production de T3 et de T4 est régulée par d'autres glandes endocrines, l'hypophyse et l'hypothalamus. L'hypophyse, située à la base du cerveau, sécrète la TSH, ou « thyréostimuline », qui stimule la fabrication des hormones par la glande thyroïde.
L'hypothalamus « supervise » ces sécrétions par le TRH (Thyroid Realising Hormon).

La thyroïde sécrète des hormones essentielles pour notre organisme car elles régularisent l'ensemble de ses fonctions.
La glande fabrique ces hormones à partir de l'iode alimentaire. Si les apports en iode sont insuffisants ou trop abondants, la machine se dérègle. Conséquence logique : si la glande thyroïde fonctionne mal, l'hypothalamus et l'hypophyse augmentent leurs sécrétions de TRH et de TSH pour stimuler la synthèse hormonale thyroïdienne.

À l'inverse, un excès de fabrication des hormones thyroïdiennes par une glande thyroïde « emballée » conduira à la mise au repos de l'hypophyse et de l'hypothalamus... Elles se retrouveront en chômage technique !

La thyréostimuline (TSH)

Le dosage de la TSH dans le plasma est donc le test le plus utile pour évaluer le fonctionnement de la thyroïde.

Chez un sujet normal la concentration de la TSH dans le plasma peut varier de 0,3 à 3,5 milliunités par litre (mul/l).
Son dosage est utilisé également dans la surveillance des traitements hormonaux thyroïdiens de substitution. Il existe aussi des hypothyroïdies congénitales chez l'enfant qu'il faut détecter à la naissance et traiter pour éviter une très sévère arriération mentale.
Ce dépistage est systématiquement effectué au 5ème jour après la naissance (dépistage néonatal) par un prélèvement de sang effectué au talon, les gouttes de sang étant recueillies sur un buvard.

Le dosage de la TSH permet :
• Le diagnostic des hyperthyroïdies et de la maladie de Basedow avec accélération du rythme cardiaque, exophtalmie (protrusion du globe oculaire).
• Le suivi thérapeutique par les hormones thyroïdiennes des hypothyroïdies spontanées ou induites par l'ablation totale de la thyroïde pour cancer thyroïdien (il faut attendre 4 à 8 semaines après toute modification de la quantité d'hormone utilisée pour refaire un dosage).
• Son dosage indique que la thyroïde est soit normale (euthyroïdie), soit en hyper ou en hypothyroïdie. La TSH est abaissée en présence d'une hyperthyroïdie, élevée dans l'hypothyroïdie.

La thyroxine libre (T4)

Elle est fabriquée exclusivement par la glande thyroïde. Sa concentration reflète le fonctionnement thyroïdien.

Le dosage dans le plasma de la T4 libre (non fixée à des protéines) est l'une des meilleures méthodes d'évaluation de la fonction thyroïdienne – bien que de nombreux médicaments ou produits soient susceptibles de modifier cette concentration : traitement hormonal de la ménopause, utilisation des bêta-bloquants comme anti-hypertenseurs, utilisation d'un anti-arythmique, l'amiodarone ou Cordarone® , antithyroïdiens, lithium, utilisation de produits de contraste en radiologie, traitement anticoagulant par héparine. L'interprétation des résultats de ce dosage est parfois difficile.

Cette hormone thyroïdienne est très peu active. Elle est considérée comme une prohormone. Valeur : « T4 libre de 9 à 25 pmol/l.

C'est sur le T4 qu'agit la bévothyroxine. Pour la rendre active, il faut la convertir en T3. Pour cela il faut un ensemble de cofacteurs (sélénium, cuivre, zinc, fer magnésium, vitamines B9 et B12) ce que réalise la formule Thyregul *(labo Phyto'Inov)*.
Pour être véhiculées dans le sang, les hormones thyroïdiennes ont besoin d'utiliser des 'transporteurs'. Ce rôle est joué par des protéines, telles la TBG *(Thyroxin Binding Globulin)* ou l'albumine. Mais seule la partie « libre » de l'hormone, celle qui n'est pas fixée sur les transporteurs, est active sur son récepteur. Cette fraction libre représente de très faibles quantités en regard de la fraction totale.

La triiodothyronine libre (T3)

Elle n'est fabriquée qu'en partie dans la glande thyroïde. C'est l'hormone thyroïdienne la plus active. Elle quantifie le niveau de sécrétion. Elle est obtenue par conversion de la T4 en T3.

- Valeur T3 libre : 3,5 à 8 pmol/l.

Les anticorps thyroïdiens

Les anti-corps, responsables de l'auto-immunité sont dirigés contre les propres constituants de l'individu. Il est habituel de posséder des auto-anticorps, mais en quantité trop faible pour porter à conséquence. Dans les maladies auto-immunes, la quantité d'auto-anticorps est telle qu'elle provoque la maladie.

La détermination sanguine des anticorps anti-thyroïdiens permet d'évoquer des causes de dérèglements thyroïdiens.
Dans la thyroïdite d'Hashimoto (hypothyroïdite) on identifie trois auto-anticorps qui bloquent le récepteur de la TSH (25%).
Dans la maladie de Basedow, on détecte des anticorps anti-microsome, anti-thyroglobuline et anti-récepteur de la TSH.
Par ailleurs le taux des deux hormones thyroïdiennes est très élevé et la TSH très abaissé.

❶ Les anticorps anti-TPO (anthyropéroxydase).
Comme les anticorps anti-microsomes, ils bloquent la thyropéroxydase, une enzyme nécessaire à la fabrication des hormones dans la glande thyroïde.

❷ Les anticorps anti-thyroglobuline.
Ils se fixent sur la thyroglobuline et empêchent son fonctionnement correct. En cas d'hypothyroïdie, ces deux types d'anticorps sont présents. Ils permettent d'évoquer le diagnostic d'hypothyroïdie et de maladies auto-immunes (thyroïdite d'Hashimoto).

❸ Les anticorps anti-récepteurs de la TSH.
Ils se fixent sur le récepteur cellulaire de l'hormone hypophysaire responsable de la stimulation glandulaire normale. Prenant sa place, ils activent le récepteur et induisent une fabrication anormalement excessive d'hormones (maladie de Basedow). Plus rarement, ce sont des anticorps « bloquant » le récepteur. Ils sont alors responsables d'une hypo-thyroïdie (maladie de Hashimoto). Sauf expérimentation, il est actuellement impossible de distinguer ces deux types d'anticorps. On est capable de détecter la présence d'un anticorps anti-récepteur de la TSH, mais il est impossible de dire si celui-ci stimule (cas le plus fréquent) ou s'il bloque la thyroïde. Le contexte clinique permettra de faire la distinction.

La thyroglobuline

Ce terme désigne la réserve d'hormones thyroïdiennes dans la thyroïde.
Le dosage de la thyroglobuline dans le plasma est important dans la mesure où le fait de la trouver témoigne de la présence de tissu thyroïdien ce dosage est donc important pour la surveillance des patients, après

élimination chirurgicale de la glande thyroïde en présence d'un cancer thyroïdien sécrétant des hormones.
La réapparition d'une concentration dosable de thyroglobuline, ou l'élévation d'une concentration résiduelle doit faire rechercher une récidive ou une métastase. On utilise éventuellement une épreuve de stimulation par la TSH pour sensibiliser ce test.

Le dosage de l'iode

Il peut se pratiquer dans le sang ou, mieux, dans les urines de 24 heures.
La thyroïde fabrique les hormones thyroïdiennes à partir de l'iode. En excès, cet oligo-élément peut être responsable de dérèglements de la fonction glandulaire, principalement en fonction du « statut iodé » de l'individu.
En cas d'une carence iodée relative, un apport excessif et brutal d'iode peut entraîner une hyperthyroïdie. La glande « s'emballe » et l'hyperthyroïdie se manifeste. Au contraire, s'il n'y a pas de carence, l'excès brutal d'iode peut bloquer la fonction thyroïdienne et provoquer une hypothyroïdie. Ces deux maladies sont généralement réversibles lorsque l'excès d'iode est éliminé. Cependant, cette élimination est longue et il est préférable de traiter le dérèglement sans attendre la guérison spontanée.

Le manque d'iode est responsable de goitres. On rencontre ce problème dans le monde entier y compris en France. La glande ne disposant pas d'iode en quantité suffisante pour fabriquer sa sécrétion hormonale, l'organisme l'hypertrophie. Le goitre diminuera donc par administration d'iode.
Les besoins en iode évoluent en fonction de l'âge et de la physiologie (grossesse, allaitement). Prendre entre 150 et 200 microgrammes pour la femme enceinte ou allaitante.

La mesure de l'iodurie, ou élimination urinaire de l'iode, est utilisée, soit pour diagnostiquer une saturation par l'iode de la thyroïde (traitement par amiodarone), soit, à l'inverse, pour le diagnostic de carence iodée rendu exceptionnelle par l'addition systématique, en France, d'iode au sel de cuisine.

→ Voir mon livre *Les pathologies de la thyroïde*, éd. du Dauphin.

Annexes

Annexe 1 : les conseils de base pour une bonne santé

Il est évident que le maintien d'une bonne santé passe par des règles d'hygiène de vie. Ce n'est pas en restant avachi devant la télé en centre-ville à se gaver de junk food que l'on va être au top de sa forme. Il faut, bien sûr, adopter de bonnes règles d'hygiène de vie.
Il faut savoir que certains peuples vivent – ou vivaient avant que le mode de vie occidental soit parvenu jusqu'à eux – sans cancer. Pour chacun de ces peuples, les règles sont les mêmes :

L'environnement

D'abord, il faut, autant que faire se peut, vivre dans un environnement le moins pollué possible… ce qui n'est vraiment pas évident de nos jours ! Les villes sont extrêmement polluées et chargées de micro-particules nocives ; à la campagne, on est souvent cerné par des champs abreuvés de produits phytosanitaires…

Il faut savoir que l'intérieur de nos maisons est souvent plus pollué que l'extérieur ! Il faut ventiler minimum dix minutes par jour chaque pièce de la maison. Autre astuce : accueillir dans son nid des plantes dépolluantes : certaines espèces et variétés éliminent certains polluants : composés organiques volatils (benzène, solvants, toluène, styrène, xylène, trichloréthylène, formaldéide…) ; mais il existe d'autres polluants de l'air intérieur : monoxyde de carbone, phtalates, biocides, certaines moisissures, fibres minérales artificielles…). Certaines plantes sont capables d'éliminer certains polluants ; il faut les choisir en fonction de la pièce et des polluants qu'elle recèle (cuisine et salle de bains pour produits ménagers, atelier pour solvants, chambre et salle/salon pour éradiquer les polluants contenus dans la peinture ou dans les meubles neufs…) Parmi les plus connues, citons le ficus, l'arbre de jade (qui absorbe les ondes : wifi, micro-ondes…), lierre (« dévoreur » de benzène, mais aussi capable d'absorber le formaldéhyde, le toluène, le xylène et le trichloréthylène, la fougère de Boston (qui absorbe le formaldéhyde et le xylène).

L'alimentation

La nature a fait, avant l'arrivée de l'homme, l'exploitation harmonieuse des éléments : eau, terre, air, végétal, animal. Chaque jour, la nature nous envoie les messages profonds de la grande communauté des espèces vivantes et des lois qui les régissent. La biologie découvre ces interactions (feed-back) et le jeu de l'adaptation. Ce sont des fenêtres ouvertes sur les grands équilibres biologiques et les mécanismes régulateurs.
Les médecins, qui devraient être les premiers protecteurs de la nature ne sont pas les derniers pollueurs dans cette course infernale. La iatrogenèse, nouveau concept lié à leur intention, cause 30 % de malades supplémentaires. Leurs prescriptions inconsidérées d'hormones, de cortisone, d'anti-inflammatoires, de neuroleptiques ne sont pas même compensées par des conseils en diététique ou en alimentation saine !
Les signaux s'allument de toutes parts : pollutions, radiations, effet de serre représentent des transgressions majeures. L'Occident s'offre de grands chercheurs et de grands pollueurs qui s'ignorent ; les uns courent après le cancer, les autres introduisent les insecticides, les pesticides, les organo-chlorés, les nitrates, les hormones, toute une litanie de polluants chimiques, générateurs de cancers. Plus de 60 000 produits chimiques sont utilisés sur le globe. On se fabrique des générations de maladifs, de souffreteux ou de mal adaptés.

La culture d'une pomme subit l'aspersion de 35 produits phyto-sanitaires. Ce sont des mutagènes et des perturbateurs endocriniens.
Le langage nous a transmis la nature profonde de cette compréhension première, en donnant la même racine aux termes : homme, humus, humanité établissant ainsi qu'il y a bien une communauté de destin entre l'humus et l'homme. Or, les taux d'humus en France ont chuté de 5 % à 1.8 %. Lorsqu'on sait qu'en dessous de 1.5 % commence le processus irréversible de désertification, la cote d'alerte est atteinte !

Ces sombres pronostics corroborent les conclusions du « Global report » remises en 1980 au président Carter qui annoncent pour demain une

pénurie alimentaire grave sur l'ensemble du globe. Les effets néfastes sont déjà là en Afrique et dans les pays de l'Est !
Depuis 2008, la pénurie gagne l'ensemble des continents, on assiste à un emballement des prix des aliments de base. Le mondialisme a montré ses limites.

L'idéal serait que les agriculteurs et les maraîchers reviennent à la culture sur fumier de ferme. Dans le système agrobiologique, l'homme doit rechercher l'équilibre biologique idéal de ses terres pour que ses récoltes et ses animaux se développent harmonieusement, selon un mode de culture qui interdit l'emploi des produits chimiques de synthèse.
Depuis quelques années, l'agriculture biologique s'est organisée et a même obtenu un label officiel du ministère de l'Agriculture. Elle n'est en rien un retour vers un passé révolu. Les agriculteurs biologiques ont une connaissance plus approfondie des processus vitaux que leurs collègues conventionnels ; leur démarche est authentiquement écologique.
L'agriculture biologique s'intéresse d'abord à la vie du sol qui est d'une richesse extrême. C'est cette vie qu'elle va s'attacher à développer en nourrissant, non pas la plante, mais le sol. On a découvert que pour transformer les minéraux et nutriments divers qu'il contient, la plante se sert des bactéries, présentes au niveau de ses racines, qui « savent » transformer le minéral en éléments assimilables et l'azote de l'air en protéines utilisables par l'homme.

L'agriculture biologique est une pratique récente. Elle répond à une demande croissante des consommateurs qui réclament :

- Une moindre pollution et le respect de la chaîne écologique ;
- Des produits de la terre mieux équilibrés, plus riches en nutriments, d'où une meilleure santé pour les utilisateurs ;
- Une gastronomie différente : ces nouveaux consommateurs disent qu'ils ont retrouvé le plaisir de manger, qu'une alimentation industrialisée et standardisée leur avait fait perdre.

L'alimentation biologique est un peu plus chère (environ 30 %) mais elle contient 30 % de matière sèches en plus, autrement dit, elle est plus concentrée en nutriments. La quantité moindre compense son prix élevé. Par ailleurs, il est conseillé de consommer une alimentation de son pays, voire mieux, locale, et de saison.

Les aliments santé anticancer

À juste titre, on peut parler d'alicaments. On peut aujourd'hui évoquer la prévention du cancer par l'alimentation. La majorité des cancers attribués à l'alimentation occidentale dégradée matérialise la disparition des habitudes alimentaires d'une société qui a perdu contact avec la notion même de l'alimentation et qui ne perçoit l'action de se nourrir que comme un rituel quotidien destiné à apporter de l'énergie à l'organisme, en oubliant son rôle sur la santé.
Il est habituel de considérer le progrès comme synonyme de bienfait, mais en ce qui concerne l'hygiène alimentaire, cette relation n'est pas valable. Pire, l'industrialisation s'ingénie à détruire les fondements mêmes de notre culture alimentaire (pollution, hormones, pesticides, antibiotiques, acides gras modifiés, lipides industriels...)

Citons les principaux aliments qui vous permettront de rester en bonne santé et de mettre toutes les chances de votre côté pour éviter l'apparition d'un cancer :
❶ ***Les oméga 3, 6, 9***. Voir Annexe 2.

❷ ***Les crucifères.*** Le chou est le prototype d'une famille de légumes appelés crucifères. Les principales espèces de choux existant aujourd'hui sont le brocoli, le chou-fleur, le chou de Bruxelles, le chou frisé... descendant toutes directement du chou sauvage.
Les effets spectaculaires des légumes de la famille du chou sur la diminution du risque de développer plusieurs cancers suggèrent qu ces légumes constituent une source importante de composés phytochimiques. Effectivement, de tous les végétaux comestibles pour l'homme, les crucifères sont probablement ceux qui contiennent la plus grande variété de molécules phytochimiques aux propriétés anticancéreuses.

Une étude réalisée auprès de 5 000 Suédoises indique que la consommation quotidienne de crucifères est associée à une baisse de 40 % du risque de développer un cancer du sein. Leur consommation a également été associée à une baisse d'autres cancers (poumon, système gastro-intestinal, prostate).
Une cuisson légère ainsi qu'une bonne mastication est nécessaire pour profiter pleinement de leur pouvoir anticancéreux.

❸ ***L'ail et l'oignon.*** Les légumes de la famille de l'ail laisseraient supposer leur rôle important dans la prévention des cancers du système digestif, en particulier les cancers de l'œsophage, de l'estomac, du côlon et de la prostate.
Lors d'une étude menée auprès des habitants de la ville de Shanghai, on a découvert que les personnes qui consommaient plus de 10 g de légumes de la famille Allium par jour présentaient 50 % moins de cancers de la prostate que ceux en consommaient moins de 2g/jour. Cet effet protecteur semble être beaucoup plus prononcé pour l'ail que pour les autres légumes de la famille Allium.
Des chercheurs français ont mis en évidence que la consommation d'ail et d'oignon par des femmes du nord-est de la France, les mettraient à l'abri d'un cancer du sein.
Les propriétés anticancéreuses de l'ail semblent liées à leur contenu en composés sulfurés. Néanmoins, dans le cas de l'oignon notamment, il ne faut pas négliger l'apport important en certains polyphénols, comme la quercétine, une molécule pouvant empêcher la croissance d'un très grand nombre de cellules cancéreuses cultivées en laboratoire et qui interfère avec le développement de cancers chez les animaux. Il est de plus en plus prouvé que les composés de l'ail et de l'oignon se révèlent comme de puissants inhibiteurs du développement du cancer, en ciblant au moins deux processus impliqués dans le développement des tumeurs ; d'une part, ces composés pourraient bloquer l'activation des cellules cancérigènes, en diminuant leur réactivité et en accélérant leur élimination, ces deux effets contribuant à réduire les dommages causés par ces substances à l'ADN, principale cible visée par ces cancérigènes. D'autre part, ces molécules empêchent la propagation des tumeurs en interférant avec le processus de croissance des cellules cancéreuses, ce qui provoque la mort des cellules par apoptose.
L'ail fraîchement écrasé est de loin la meilleure source de composés anticancéreux (une à deux gousses par jour)
❹ ***Le thé vert.*** Le Japon a grandement contribué à l'essor du thé et c'est dans ce pays que sont aujourd'hui fabriqués les meilleurs thés verts.
Les thés verts sont ceux qui subissent le moins de transformations et dont la fabrication demeure encore aujourd'hui en grande partie artisanale. Seulement trois étapes sont nécessaires à la fabrication de ces thés, chacune d'entre elles étant cruciale pour la qualité du produit final.
La fabrication du thé noir ressemble à celle du thé vert, sauf que l'étape de torréfaction est effectuée à la fin du procédé plutôt qu'au début. Le thé

Darjeeling, un des thés noirs les plus célèbres, est également l'un des rares thés noirs à contenir encore des taux significatifs de catéchines, les molécules anticancéreuses associées au thé.

La composition chimique des thés vert et noir est complètement différente. En effet, lors de l'étape de fermentation utilisée pour la fabrication du thé noir, les polyphénols initialement présents dans la feuille de thé subissent une oxydation et produisent des pigments noirs, les théaflavines. Cette transformation a des conséquences négatives du fait de l'oxydation des polyphénols présents dans la feuille de thé fraîche ; ils perdent leurs propriétés anticancéreuses, leur oxydation les rend inactifs.
Le thé est une boisson complexe, constituéede plusieurs centaines demolécules différentes qui lui donnent son arôme, son goût et son astringence si particulière. Un tiers du poids des feuilles de thé renferme une classe de polyphénols nommés *flavanols* ou plus communément catéchines, qui sont responsables du potentiel anticancéreux du thé vert. Comme tous les autres polyphénols, les catéchines sont des molécules complexes qui jouent un rôle très important dans la physiologie de la plante, elles possèdent des propriétés antifongiques et antibactériennes utiles pour résister à l'invasion d'un grand nombre d'agents pathogènes. Le thé vert contient plusieurs catéchines dont l'épigallocatéchine (EGCG) qui possède le potentiel anticancéreux le plus élevé.

Le temps d'infusion des feuilles est également un facteur très important pour le contenu du thé en polyphénols, ainsi une infusion de moins de 5 minutes ne parvient à extraire que 20 % des catéchines qui pourraient être présentes après une infusion de 8/10 minutes. Un thé de qualité médiocre, infusé peu de temps, peut donc contenir presque 60 fois moins de polyphénols qu'un thé d'excellente qualité infusé dans de bonnes conditions. D'où l'intérêt de se plier au rituel japonais.
Par ailleurs, le thé vert présente une action très puissante sur le processus d'angiogénèse. Les travaux de Beliveau ont montré que, de toutes les molécules d'origine nutritionnelle identifiées jusqu'à maintenant, l'EGCG estla plus puissante pour bloquer l'activité du récepteur au VEGF, un élément clé dans l'initiation de l'angiogénèse.
Cette inhibition du récepteur est très rapide et ne nécessite que de faibles concentrations de la molécule, facilement atteignables par la consommation de quelques tasses de thé vert par jour.

Préérez les thés verts japonais, plus riches en molécules anticancéreuses, et infusez 8 à 10 minutes pour obtenir une bonne extraction des molécules. Buvez le thé fraîchement infusé (pas de Thermos) et espacez dans la journée la consommation des 3 tasses nécessaires.
Les thés verts japonais contenant le plus de EGCG sont le matcha, le gyokuro, le sencha et le Sencha-Uchiyama, le plus concentré de tous.

❺ ***Le curcuma.*** Le curcuma est une épice d'un jaune éclatant que l'on trouve principalement en Inde et à Java.
Les Indiens en consomment en moyenne 1,5 à 2 g par jour. C'est la principale épice du curry auquel il donne sa couleur. C'est aussi un des ingrédients les plus couramment utilisés dans la médecine ayurvédique pour ses propriétés anti-inflammatoires. La principale molécule responsable de cet effet est la *curcumine.*
Ce qui explique qu'à âge égal, les Indiens aient 8 fois moins de cancers du poumon que les Occidentaux, 9 fois moins de cancers du côlon, 5 fois moins de cancers du sein, et 10 fois moins de cancer du rein.
Le curry contient également du poivre noir et du poivre enragé, qui permettent à la curcumine de pénétrer dans la muqueuse intestinale. Ce qui explique que le cancer du côlon est un des cancers sur lequel la curcumine pourrait avoir le plus d'influence positive. Par ailleurs, ce composé réduirait les taux d'une enzyme appelée cyclooxygénase-2 (COX-2), responsable de la production de molécules qui provoquent l'inflammation.
Bien que la biodisponibilité de la curcumine soit relativement faible, celle-ci peut être grandement augmentée par la présence de poivre, qui potentialise considérablement l'absorption du curcuma par l'organisme.
Le labo Phyt'inov a mis au point la curcupérine qui comprend du curcuma et de la pipérine, un alcaloïde du poivre noir. Sa biodisponibilité est maximale.

❻ ***Les fruits rouges.*** L'Europe représente un magnifique jadin où poussent airelles, bleuets, canneberges, fraises, framboises, mûres, myrtilles : leur composition leur confère des vertus thérapeutiques. Ils renferment en quantité variable de multiples polyphénols dont le plus intéressant est l'acide ellagique, des anthocyanides dont les pigments leur confèrent une palette de couleurs, des pro anthocyanidines présents en abondance dans la cannelle, les canneberges et les myrtilles ce qui leur confère des propriétés antioxydantes.

Si on étudie l'impact des polyphénols, classiquement considérés comme des antioxydants aux côtés des flavonoïdes, dans la prévention du cancer, les chercheurs ont découvert que l'acide ellagique est sans conteste celui qui est plus susceptible d'interférer sur le développement du cancer. Cette molécule est un polyphénol d'un aspect peu haituel qui se trouve principalement dans les framboises, les fraises, ainsi que dans certains fruits à coque, comme les noisettes. Le potentiel anticancéreux des principales sources alimentaires d'acide ellagique a été étudié sur des cellules cancéreuses cultivées en laboratoire ainsi que sur des animaux de laboratoire soumis à un traitement provoquant la formation de cancers.
L'acide ellagique prévient l'activation des substances cancérigènes en toxiques cellulaires, ceux-ci perdant alors leur capacité de réagir avec l'ADN et d'induire des mutations susceptibles de déclencher un cancer. L'acide ellagique augmenterait aussi la capacité de défense des cellules contre l'agression toxique en stimulant leurs mécanismes d'élimination des substances cancérigènes.

Les anthocyanides sont une classe de polyphénols responsables de la très grande majorité des couleurs rouge, rose, mauve, orange et bleue de plusieurs fleurs et fruits. Les pigments sont particulièrement abondants dans les petits fruits, surtout dans les framboises et les bleuets.
Si les proanthocyanides sont retrouvées en abondance dans les graines, fleurs et écorces de plusieurs végétaux, en revanche leur présence dans les aliments comestibles est plutôt restreinte.
Ces petits fruits représentent donc une source importante de composés phytochimiques anticancéreux et méritent une place de choix dans un régime alimentaire destiné à prévenir un grand nombre de cancers.

❼ ***Les agrumes.*** Les agrumes sont les seuls végétaux qui contiennent des quantités importantes d'un groupe de polyphénols appelé flavonones, molécules qui participent activement aux effets antiascorbutiques associés depuis longtemps à ces fruits. Une de ces molécules, l'*hespéridine*, a été appelée vitamine P parce qu'elle protégeait l'intégrité des vaisseaux sanguins en augmentant leur tonus et en réduisant leur perméabilité. Dès lors que les processus inflammatoires sont caractérisés par une augmentation de la perméabilité des vaisseaux sanguins, cet effet des polyphénols associés aux agrumes diminue l'état anti-inflammatoire de l'organisme, une propriété qui peut contribuer à la prévention du cancer.

Ils jouent le rôle de pompier en éteignant le feu qui fait flamber le cancer. Des études réalisées dans différentes parties du monde ont réussi à mettre en évidence un lien entre la consommation d'agrumes et la diminution du risque de développer certains cancers, cette relation étant surtout convaincante dans le cas des cancers touchant le tractus digestif c'est-à-dire l'œsophage, la bouche, le larynx et le pharynx ainsi que l'estomac, où des réductions de 40/50 % du risque ont été observées. D'autres cancers pourraient bénéricier de ces effets, comme en témoignent des résultats récents montrant que les enfants qui consomment régulièrement du jus d'orange, de pamplemousse ou de citron au cours des deux premières années de leur vie pourraient être à l'abri d'une éventuelle leucémie.
Un des principaux effets anticancéreux des agrumes serait lié à un processus de détoxification des substances cancérigènes. L'interaction des agrumes avec ces systèmes est bien illustrée par l'effet que peut avoir le jus de pamplemousse sur certains médicaments (statines par exemple).
Les agrumes sont des aliments essentiels à la prévention du cancer, pour leur capacité d'action sur les cellules cancéreuses et pour leur capacité d'augmenter le potentiel anticancéreux d'autres composés phytochimiques. La consommation d'agrumes entiers ou en jus permet donc l'apport incomparable de molécules anticancéreuses tout en procurant les doses quotidiennes nécessaires en plusieurs vitamines ou minéraux.

❽ ***La tomate.*** Le lycopène est le pigment qui donne sa couleur rouge à la tomate et ce fruit légume en est de loin la meilleure source alimentaire. Tous les produits à base de tomates (ketchup…) constituent environ 85 % de l'apport en lycopène.
Les pays dont les habitants consomment beaucoup de tomates (Italie, Espagne, Mexique…) ont des taux de cancers de la prostate moins élevés qu'en Amérique du Nord.
La tomate aurait une action plus prononcée chez les hommes de 65 ans et plus, ce qui supposerait que le lycopène serait plus apte à contrer le développement du cancer de la prostate associé au vieillissement que celui se produisant plus tôt, vers 50 ans, mettant ainsi l'accent d'origine génétique.
Le lycopène aurait une action directe sur le développement du cancer de la prostate, par la présence de certains enzymes responsables de la croissance de ce tissu, notamment en interférant avec les signaux des androgènes, les hormones souvent impliquées dans l'excès de croissance du tissu prostatique, de même qu'en perturbant la croissance des cellules du tissu. Puisque le lycopène absorbé s'accumule préférentiellement au

niveau de la prostate, la molécule agirait d'une façon ciblée pour bloquer tout départ de carcinogénèse de la prostate.
Les résultats obtenus jusqu'à présent indiquent que la quantité de lycopène requise pour diminuer le risque est relativement élevée. D'où la nécessité de consommer des produits riches en lycopène associés à des aliments riches en protéines (tomates farcies avec de la viande maigre bio par exemple).

Les aliments à proscrire

De nombreux aliments couramment consommés sont de véritables poisons qu'il convient d'éviter :
❶ ***Le sucre blanc raffiné,*** qui est métabolisé de façon incomplète, ce qui a pour résultat de créer des dérivés toxiques qui s'accumulent au niveau des vaisseaux, du cerveau et des globules rouges. Il provoque un déséquilibre cellulaire et sensibilise nos cellules vis-à-vis des agents cancérigènes. La cellule cancéreuse raffole du sucre ! Préférez le sucre de canne complet, le rapadura, le sirop d'agave et le sirop d'érable, le miel non chauffé, la stévia entière et non l'extrait, la mélasse, bio bien sûr, bien moins nocifs.
❷ ***Les édulcorants de synthèse :*** saccharine, sucralose, acésulfame-K, cyclamate, aspartame.
❸ ***L'alcool,*** qui n'est pas un aliment, mais dont de nombreuses études ont prouvé ses propriétés cancérigènes.
❹ ***Tous les aliments industrialisés :*** retournez à vos fourneaux, cuisinez et savourez légumes et fruits bio , céréales et légumineuses, et mettez la pédale douce sur la viande, consommez de poissons gras en quantité modérée, idem pour les produits laitiers (que vous choisirez bio). On trouve du calcium largement bio disponible dans de nombreux oléagineux, dont le sésame (optez pour la purée de sésame bio, le tahin, à rajouter dans tous les plats cuisinés)

La cuisson des aliments

Le mode de cuisson est extrêmement important pour rester en bonne santé. Pourtant, il faut savoir qu'il y a autant de toxiques dans son steak grillé que dans plusieurs dizaines de cigarettes.

Au-delà de 110°C, les aliments présentent un danger potentiel. Il y a formation de substances inassimilables qu'on appelle les corps de Maillard, qui encrassent notre organisme. Or, le pain est cuit à 220°. La température de la poêle atteint 200° C, le four 250 à 350° C et le grille-pain dépasse les 500° C !

Le four à pyrolyse (autonettoyant) contribue à former des corps cancérigènes. Les résidus alimentaires qui se déposent sur la paroi se trouvent portés à une température de plus de 300° C.

Le feu de bois est à l'origine de la formation de goudrons (benzopyrènes) qui se déposent à la surface des aliments fumés et grillés.

La poêle en Téflon « qui n'attache pas » s'est vue condamnée parce que le revêtement disparaît, passant directement dans les aliments.

Mais manger cuit et sain n' est pas incompatible. Il suffit de connaître les modes de cuisson, d'adapter ceux qui présentent un risque. C'est la diversité qui fait les grandes cuisines. Il existe des modes de cuisson à privilégier pour mieux conserver vitamines et minéraux.

Dans tous les cas, la cuisine à la vapeur est la moins sujette à risque. L'idéal est une cuisine à l'étouffée, non seulement pour les légumes mais pour la viande et le poisson.

La cuisson à l'eau pointée du doigt à cause de la perte de certains micronutriments est possible si l'on n'utilise que la quantité d'eau nécessaire, que l'on divise le moins possible l'aliment, que l'on conserve sa peau, qu'on le plonge dans de l'eau bouillante salée, et que l'on cuise le temps utile et pas plus, puis que l'on égoutte l'aliment dès qu'il est cuit, et qu'on le consomme aussitôt. Cette cuisson convient aux gros légumes durs, à ceux au goût fort comme le chou, aux aliments secs nécessitant une hydratation maximale pour être comestibles : riz, pâtes, céréales et légumineuses ; elle convient aux viandes de deuxième et troisième catégories fibreuses (pot-au-feu, blanquette), dont le collagène non assimilable s'hydrolyse en gélatine pendant la cuisson prolongée ; aux œufs coque, durs, mollets ; à certains abats (cervelle, langue) et aux gros poissons que l'on parfume d'un court-bouillon.

La cuisine à la vapeur, à la mode depuis l'essor de la « nouvelle cuisine », préserve davantage les propriétés nutritives des aliments et resitue intégralement leurs qualités organoleptiques : odeur, saveur, texture. Pour réaliser cette cuisson, on verse deux verres d'eau, agrémentée d'herbes, de légumes émincés : carottes, fenouil, poireaux, céleri, algues, épices ; par-dessus, on dispose un panier perforé dans lequel on dépose l'aliment à cuire qu'on recouvre d'un couvercle. Sous l'influence de la chaleur,

l'eau située au fond de l'ustensile se vaporise, permettant à l'aliment de s'hydrater et de cuire. Il y a très peu d'échanges ce qui permet de conserver les sels minéraux et les arômes.
La vapeur du couscoussier et la technique chinoise des petits paniers de bois superposés au-dessus de l'eau en ébullition (wok) permettent la conservation des vitamines et des minéraux qui restent dans les aliments.
La cuisson à l'étouffée ou à l'étuvée n'exige aucune eau de cuisson ; elle est réservée aux aliments aqueux, en particulier aux légumes qui se contentent de leur eau de constitution (tomates, poireaux, champignons, endives…). Si l'on n'atteint pas 80° C, on protège une bonne partie des vitamines et la saveur est garantie.
Marion Kaplan, bio nutritionniste, confirme : « on ne se soucie jamais du milieu dans lequel on place un aliment ; or, si dans l'eau la vitamine C est détruite à 40° C, elle est en revanche préservée jusqu'à plus de 95 ° C à la vapeur d'eau douce. »

L'eau

Notre corps est composé pour plus de deux tiers, d'eau qui est constamment renouvelée, d'où le soin à surveiller sa qualité. Mais quelle eau choisir ?
❶ ***L'eau du robinet :*** elle est hélas fréquemment chargée en produits toxiques (métaux lourds, résidus de médicaments – hormones, antibiotiques, antidépresseurs… - On peut investir dans une carafe filtrante type Brita, qui n'élimine toutefois pas tous les toxiques.
On peut également investir dans un osmoseur, permettant de produire de l'eau la plus pure possible, en suivant le principe de l'osmose inverse. Il s'agit d'un système de purification extrême de l'eau, par système de filtrage, afin de ne laisser passer que les molécules d'eau. On peut faire installer chez soi un osmoseur pour obtenir une eau très pure.
❷ ***L'eau minérale et l'eau de source.*** L'eau minérale a été reconnue analytiquement comme ayant la possibilité de traiter telle ou telle affection. C'est un argument purement commercial. On peut même avancer que l'eau du robinet, sans chlore peut, dans certaines conditions, se révéler moins dangereuse que certaines de ces eaux minérales !
Le Professeur Henri Schroeder, spécialiste mondial en matière de minéraux affirme que nous ne pouvons assimiler au plus qu'1 % des minéraux contenus dans l'eau, et que des minéraux inassimilables encrassent notre organisme, faits confirmés par le Dr Degrez selon lequel le calcium de l'eau ne peut être absorbé

par l'intestin. Des recherches scientifiques sont confirmées par l'observation que chacun peut faire dans les régions où l'eau du robinet est très calcaire, de très nombreuses personnes souffrent malgré tout de décalcification.
Les minéraux contenus dans les eaux ne sont pas assimilables par notre organisme et ne font que l'encrasser, contribuant ainsi que l'a démontré le prix Nobel Otto Warburg, à l'apparition du cancer, par perturbation de la pression osmotique extra-cellulaire.
Le Dr Damoor a démontré dès 1917 que lorsqu'on perfuse un rein avec de l'eau cchargée en minéraux, le rein gonfle et la membrane rénale se ferme. En revanche, si on le perfuse ensuite avec de l'eau pure, le rein dégonfle et la membrane rénale s'ouvre, permettant ainsi l'élimination des toxines.
Il est conseillé de boire les eaux minérales et de source ou de table les plus déminéralisées possible. Le coefficient de résistivité permet une mesure objective de cette déminéralisation qui implique des propriétés de drainage de l'organisme, des qualités antitoxiques et des facultés de conservation même en emballage de synthèse.
Il existe en France de telles eaux minérales présentant un pH acide, peu minéralisées, dépourvues de nitrites (Mont Roucous, Fiée des lois)

Le jeûne hydrique

Le jeûne hydrique est, sans doute, un excellent moyen de purification. Une littérature très documentée existe, il faut s'y référer. Nous nous limiterons ici, à examiner le jeûne hydrique sous l'aspect de la biologie électronique.
Le jeûne hydrique, à l'eau de Mont Roucous pendant deux jours donne ces résultats :

❶ Baisse le pH du sang veineux (légèrement acide)
❷ Abaisse le rH2 du sang veineux, franchement réducteur
❸ Augmente la résistivité du sang veineux.

Ce même jeûne hydrique, prolongé pendant 7 jours donne le résultat suivant :

❶ Le pH et le rH2 du sang veineux diminuent encore
❷ Le pH devient plus acide
❸ Le rH2 devient plus réducteur
❹ La résistivité du sang veineux augmente au-delà de la valeur de la dite Parfaite Santé (210 ohms cm.) se situant à 225 ohms/cm

On pourrait donc en déduire que le jeûne hydrique de deux jours est donc très favorable. La limite du jeûne se situerait à un maximum de 7 jours.

L'activité physique

Le corps est, à l'origine, fait pour être en mouvement. Or, nous avons adopté des modes de vie sédentaires, souvent couplés à des modes de vie stressants et à une alimentation un peu anarchique...

Il ne s'agit pas de pratiquer des activités sportives intenses, qui peuvent, à la longue provoquer de microtraumatismes. Le « minimum syndical » consiste à pratiquer une demi-heure de marche (rapide de préférence) par jour. En parallèle, on boude le modernisme : escalators, ascenseurs...

Quand on a un peu de temps, on peut pratiquer la marche suédoise (avec bâtons) qui a l'avantage de muscler également le haut du corps et la randonnée (on peut également se munir de bâtons. Le vélo est un excellent moyen de se déplacer, et la natation est un sport complet qui délasse et muscle harmonieusement. La mer est l'endroit idéal pour pratiquer, toutefois tout le monde n'a pas la chance de vivre au bord de l'eau...

Le tai chi et le chi gong sont deux disciplines ancestrales ; elles permettent d'accéder à la sérénité, de se muscler en profondeur, et surtout de faire circuler l'énergie vitale, le chi.

Quant au yoga, il apaise, détend, tonifie et muscle en même temps. Plus qu'un sport ces trois dernières disciplines s'apparentent plus à une philosophie d'entretien et de respect du corps plutôt qu'à une réelle « activité physique ».

Conclusion

Nous vous avons donné les clés pour vous permettre de connaître les incontournables d'une bonne santé. A vous de mettre ces clés dans les serrures correspondantes, c'est-à-dire de devenir acteur de votre longévité et de votre bien-être en appliquant autant que faire se peut ces principes. Le corps et l'esprit forment un tout ; manger correctement ne sert à rien si l'esprit est sans cesse en stress. A vous de vous accorder le droit de prendre une pause dans ce monde qui va toujours de plus en plus vite. A vous de prendre le temps de vivre, vivre bien, vivre sain.

Annexe 2 : les lipides (oméga 3, 6, 9)

Les lipides se partagent en deux grandes familles : les acides gras saturés (AGS) et les acides gras insaturés (AGI). Les acides gras insaturés se décomposent en deux catégories : les acides gras mono- insaturés ou acides gras oméga-9 et les acides gras polyinsaturés. Les acides gras polyinsaturés se divisent en deux sous-groupes : les oméga 6 et les oméga-3. Ainsi nous pouvons dire qu'il existe trois grands groupes chimiques d'acides gras : les saturés, les mono- insaturés (oméga-9), les polyinsaturés (oméga 6 et oméga-3).
La majeure partie des acides gras qui composent les différentes familles peut être synthétisée par l'organisme, sauf deux d'entre eux : l'acide linoléique (oméga 6) et l'acide alpha-linolénique (oméga-3). Ces deux acides gras sont dits « essentiels », car l'organisme ne peut pas les synthétiser. Ils devront être impérativement présents dans votre assiette, de façon régulière. Le premier, l'acide linoléique, est le chef de file de la famille des oméga 6, le second, l'acide alpha-linolénique, est le chef de file de la famille des oméga-3.

Les acides gras saturés

Les acides gras saturés ont tous leurs carbones combinés à deux atomes d'hydrogène. Toutes les liaisons sont chimiquement saturées. Il s'agit des graisses invisibles que l'on trouve dans les viandes et les produits laitiers graisses de bœuf, de mouton, charcuteries, fromages, beurre, margarines, corps gras industriels (shortenings)... L'excès de graisses saturées favorise les phénomènes inflammatoires, la majorité des pathologies cardio-vasculaires, digestives, rhumatismales, et certains cancers. Ces acides gras saturés forment une structure membranaire dense et rigide qui limite la communication et les échanges cellulaires. Les cellules souffrent de malnutrition, ce qui entraîne de multiples pathologies.

Les acides gras insaturés

Les acides gras mono-insaturés ou oméga-9

Les AG mono-insaturés non essentiels présentent une seule double liaison et sont intermédiaires entre les AG saturés et les AG polyinsaturés. Présent surtout dans l'huile d'olive. L'acide oléique se trouve également dans l'huile de colza et de sésame ainsi que dans les confits d'oie et de canard. Ces oméga-9 possèdent des propriétés protectrices au niveau cardio-vasculaire car ils ont une action antithrombogène. Leur consommation entraîne une diminution du LDL cholestérol (mauvais cholestérol) et une augmentation du HDL cholestérol (bon cholestérol).
Ils stimulent aussi la sécrétion biliaire, facilitant ainsi la digestion et diminuant le risque de calculs biliaires.

Les acides gras polyinsaturés

Ils présentent plusieurs doubles liaisons. Ce sont justement ces doubles liaisons qui constituent les atouts santé de ce type d'AG.
Les AG gras polyinsaturés sont les constituants majeurs de toutes les membranes cellulaires (phospholipides) et particulièrement de la substance grise du cerveau, ils sont absolument indispensables pour en maintenir l'intégrité et le bon fonctionnement.
Toute la problématique se situe à ce niveau puisqu'il existe 2 types d'acides gras polyinsaturés dont les effets sur la santé s'opposent.

Il faut distinguer :
Les acides gras polyinsaturés de la série des oméga 6 (oméga 6) dont le chef de file est l'acide linoléique (acides gras essentiels) se trouvent en abondance dans notre alimentation courante et en particulier dans la plupart des huiles végétales à l'exception de l'huile d'olive (oméga-9).
On trouve des oméga 6 dans l'huile de carthame (79 %), de tournesol (69 %), de pépins de raisin, de soja, de noix (60 %), de maïs (61 %), de colza mais également dans l'huile de bourrache et d'onagre, de tournesol, de soja, de maïs, les viandes et les œufs. Ces graisses, consommées en excès (tel que c'est le cas dans notre alimentation actuelle), sont à l'origine de la fabrication des protaglandines pro-inflammatoires.

Ils sont essentiels à la structure de la peau, jouent un rôle anti-inflammatoire. L'acide alpha linolénique (huile d'onagre) réduit les symptômes du syndrome prémenstruel.
Malheureusement, les acides gras oméga 6 sont très sensibles à l'oxydation et génèrent beaucoup de radicaux libres qui s'attaquent aux membranes cellulaires, au matériel génétique (ADN), et accentuent les réactions inflammatoires. C'est pourquoi les oméga 6 deviennent NOCIFS s'ils sont absorbés en trop grande quantité.

Les acides gras TRANS. D'un point de vue organique et cellulaire, les acides gras sous forme « trans » jouent un rôle similaire aux acides gras saturés et doivent donc absolument être évités.
Ce sont des graisses végétales hydrogénées ou isomérisées : margarine, biscottes, viennoiseries, pain de mie, produits laitiers, nutella (huile de palme), plats préparés, viande de bœuf et de mouton, et dans de nombreux produits industriels dénaturés et transformés.
Les études les plus récentes démontrent que ces acides gras de forme TRANS :

- Augmentent la viscosité du sang (effet thrombogène),
- Diminuent le HDL cholestérol (bon cholestérol),
- Perturbent le rythme cardiaque,
- Affaiblissent le système immunitaire (augmentation du risque de cancer du sein et de la prostate),
- Augmentent le nombre de spermatozoïdes anormaux.

Le raffinage fait non seulement pivoter les molécules de la forme « cis » (physiologique) vers la forme « trans » (non physiologique), mais donne aussi lieu à la suppression ou à la transformation des éléments à haute valeur nutritionnelle tels que : protéines, acides gras, vitamines (surtout E et F), minéraux, oligoéléments et fibres.
Par contre, la forme CIS est la forme biologique la plus abondante dans la nature, elle constitue la seule forme assimilable par l'organisme et donc essentielle pour l'homme. Plus les membranes cellulaires sont riches en acides gras CIS polyinsaturés à longue chaîne (Acide arachidonique, EPA et DHA), plus elles sont souples et favoriseront les échanges physiologiques optimaux.

Les acides gras polyinsaturés de la série des oméga-3 pour conserver ou pour retrouver une bonne fluidité membranaire, il faut privilégier les acides gras polyinsaturés non modifiés sous forme liquide : les huiles végétales et les huiles de poissons. Ils doivent représenter le tiers des apports lipidiques.

- Elles sont la seule source d'acides gras à longue chaîne de 20 à 22 carbones (rôle structural membranaire),
- Elles procurent des acides gras de la série oméga 3 précurseurs de médiateurs cellulaires aux effets bénéfiques sur la santé.

En effet, les poissons à peau bleue, tels les saumons et les morues, contiennent deux acides gras polyinsaturés à longue chaîne carbonée :
- l'acide eïcosapentaénoïque EPA : C 20.
- l'acide docosahexaénoïque : DHA : C 22

Ces deux acides gras sont pratiquement absents des huiles végétales.
Les huiles de poissons comme toutes les huiles riches en oméga sont particulièrement intéressantes pour l'organisme, car elles sont une source directe d'A.G.I. à longue chaîne, sans avoir à solliciter son matériel enzymatique (désaturase et élongase) qui est souvent affaibli (vieillissement).

L'acide alpha linolénique et l'acide linoléique. Pour fonctionner harmonieusement, le corps a besoin d'acides gras polyinsaturés non essentiels, car ce sont eux qui donneront naissance aux acides gras polyinsaturés essentiels.
Ils peuvent se trouver tels quels dans notre alimentation, mais ils y sont très rarement présents. Ces deux chefs de file de cette catégorie seront normalement transformés par notre organisme en acide eicosapentaoïque (EPA).
L'acide gras alpha linolénique est présent dans quelques rares huiles végétales (lin, perilla, rose musquée) dont la consommation n'est pas très courante.
L'huile de noix et de colza en recèlent également en très petite quantité.
Ce qui complique les choses, c'est que ce sont les mêmes enzymes, les mêmes vitamines (vitamine B3, B6, C, E) et les mêmes minéraux (magnésium et zinc) qui régissent le métabolisme des oméga-3 et des oméga 6. Or l'excès alimentaire d'oméga 6 accapare enzymes, vitamines et minéraux à son seul profit, empêchant ainsi la transformation de l'acide alpha linolénique en EPA puis en DHA.

L'acide eicosapentaoïque (EPA). Au sein de l'alimentation, il est uniquement présent dans certains poissons gras. Le poisson le plus riche en EPA et DHA est le maquereau, viennent ensuite le hareng, l'anchois, la sardine, le saumon, le thon et le rouget. Le maquereau en est presque deux fois plus riche que le saumon et le flétan. Le krill, population de petits crustacés des mers arctiques en concentre énormément. En plus, il est dépourvu de métaux lourds.

L'acide docosahexanoïque (DHA). Également présent tel quel dans les poissons gras, il peut aussi résulter de la conversion de l'EPA, mais encore faut-il que celui-ci soit présent en quantité suffisante au sein de notre organisme. Le DHA est indispensable au bon développement du cerveau et de la rétine. Il sera surtout utile chez la femme enceinte.
De plus E.P.A. et D.H.A, les deux de la série oméga 3, sont précurseurs de médiateurs cellulaires de la série oméga 3. Les prostaglandines, les thromboxanes et les leucotriènes issus des oméga 3 ont des effets biologiques favorables sur la régulation de la tension artérielle, de la vasodilatation, de l'agrégabilité plaquettaire et de l'inflammation.
Sous peine de développer une carence en vitamine E, toute supplémentation en acides gras polyinsaturés devrait être accompagnée d'une prise supplémentaire de vitamine E ou d'un complexe d'antioxydant qui en empêchera l'oxydation.

Équilibre oméga 3 - oméga 6

Notre alimentation de type occidental est pauvre en acides gras à longue chaîne et en acides gras de la série oméga 3. Il y a donc déséquilibre entre la synthèse des deux séries de médiateurs, avec un excès de la série oméga 6, dont on commence à penser qu'il pourrait être préjudiciable à la santé. Notre alimentation est carencée en acides gras oméga 3. L'équilibre entre les huiles oméga 3 et oméga 6 est important à respecter pour ne pas favoriser la voie de synthèse des médiateurs oméga 6. Il faudrait théoriquement assurer une proportion de 1/5 entre les oméga 3 et les oméga 6. Trop souvent le rapport oméga 3 / oméga 6 est de 1/10, à cause d'un excès d'huiles végétales.

Actuellement, le régime alimentaire occidental se caractérise par des ratios allant de 10/1, 25/1 à 40/1, d'où une litanie de pathologies qui atteint tous les organes.

Quels sont les rôles et les actions des oméga 3 ?

- Prévention des maladies cardio-vasculaires
- Prévention du cancer
- Prévention du diabète

La santé mentale

De très nombreuses études cliniques ont permis de démontrer que les oméga-3 augmentent les facultés d'apprentissage et la mémoire. Ils permettent de diminuer le nombre et la gravité des dépressions, atténuent les symptômes de la schizophrénie et diminuent les risques de maladie d'Alzheimer. On a également constaté un effet très bénéfique d'une supplémentation en oméga-3 chez les enfants dits « hyperactifs ».

Les maladies inflammatoires, allergiques et auto-immunes

Une augmentation de la consommation d'oméga-3 associée à une réduction des omégas-6 diminue le risque et/ou réduit la sévérité de nombreuses maladies inflammatoires, allergiques ou auto-immunes comme les arthrites, les maladies pulmonaires chroniques, l'asthme, le psoriasis, la maladie de Crohn, le lupus érythémateux...
Un apport en oméga 3 stimule le système immunitaire tout en réduisant les facteurs inflammatoires.

Effet global sur le corps

Les oméga-3 freinent l'action nocive des radicaux libres sur les cellules et améliorent les performances physiques et intellectuelles.

Les oméga-3 ne font pas grossir et favorisent même la perte de poids. En effet, ils améliorent l'utilisation des sucres par les cellules, ils freinent la fabrication des graisses par l'organisme tout en contribuant à leur combustion.

Produits conseillés (à base d'oméga 3):

- Au choix : EPA-Krill : 2 fois 2 gélules, 2 mois
  ou Lyprinol (huiles de poissons enrichies de moules fraîches) : 2 fois 2 gélules
- Bioline (huile de lin biologique) : 2 fois 2 gélules
  (labo Phyt'Inov)

Faire régulièrement des cures d'oméga 3 (1 mois par trimestre)

Annexe 3 : liste des laboratoires

LABORATOIRE DE COMPLÉMENTS ALIMENTAIRES

Laboratoire Phyt'Inov
Au village 72
CH -2904 Bressaucourt (Suisse)
Tél : 00 41(0) 32 4 66 8 9 14
Afalg, Asiatonic, Brocolinum, EPA-Krill, Lyprinol
Lysovir, Orthoflore, Oxyolyse, Pipercumine, Immunoregul, Candi-regul, Osteoregul, Propolis pure, Quiet Full, Silydium, Thyregul, Topagyl, Stimu +, Enzy 20, Bioline

Laboratoire Le Stum
4 impasse de Kerhoas
56260 Larmor Plage
Tél : 02 97 88 15 88
Xenosulf, Curminal, Tricatione, CO Qtion 10, Veino Lymphax, Salvitium, Karoshil, Lactospectrum

Laboratoire Aromalia
Dépôt 39
33 Rue de la gare
35120 La Boussac
Tél : 02 99 80 00 16

Laboratoire Longevie
Rue du Progrès
7503 Foyennes (Belgique)
Tél : 00 32(0) 69 76 50 60

Laboratoire Han Biotech
16 A Rue des Ecrivains
67170 Bilwisheim
Tél : 03 88 23 58 31/ 03 88 29 42 17

Laboratoire Bio Champi
Z.A Talvois 37800 Nouâtre
Tél : 02 47 65 37 59

Laboratoire La Royale
PAE Gadderscheier
L-4984 Sanem
Grand-Duché de Luxembourg
Tél : 08 00 90 93 23

LABORATOIRE DE TESTS ET ANALYSES BIOLOGIQUES

Laboratoire Philippe Auguste
119-121, avenue Philippe Auguste
75011 Paris
Tél : 01 43 67 57 00

Laboratoire de biologie médicale Zamaria
49, avenue de Versailles
75116 Paris
Tél : 01 46 47 71 33

LABORATOIRES PHARMACEUTIQUES

Expanpharm
60 rue Fessard
92 100 Boulogne-Billancourt
France
Tél : 01 41 31 75 20

Laboratoire Biomag
1 rue Louis Blanc
95 260 Beaumont-sur-Oise
Tél : 01 30 28 68 20

Arkopharma
BP 28 – 06511 Carros CEDEX – France
Tél : 04 93 29 11 28

PhytoQuant
6, Boulevard des Moulins
98 000 MC Monaco
Tél : 08 05 11 03 27

Dépôt légal : novembre 2013
IMPRIMÉ EN FRANCE

Achevé d'imprimer le 22 novembre 2013
sur les presses de l'imprimerie « La Source d'Or »
63039 Clermont-Ferrand
Imprimeur n° 16740

PEFC
PEFC/10-31-2008

*Dans le cadre de sa politique de développement durable, La Source d'Or a été référencée IMPRIM'VERT® par son organisme consulaire de tutelle.
Cet ouvrage est imprimé - pour l'intérieur - sur papier offset 80 g provenant de la gestion durable des forêts, produit par des papetiers dont les usines ont obtenu les certifications environnementales ISO 14001 et E.M.A.S.*